# O paradoxo
# dos vegetais

## Dr. STEVEN R. GUNDRY

com Olivia Bell Buehl

# O paradoxo dos vegetais

Os perigos ocultos em alimentos "saudáveis"
que causam doenças e ganho de peso

Tradução
GUILHERME MIRANDA

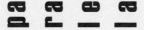

Copyright © 2017 by Steven R. Gundry
Todos os direitos reservados.
Publicado mediante acordo com HarperWave, um selo da Harper Collins Publishers.

A Editora Paralela é uma divisão da Editora Schwarcz S.A.

*Grafia atualizada segundo o Acordo Ortográfico da Língua Portuguesa de 1990,*
*que entrou em vigor no Brasil em 2009.*

TÍTULO ORIGINAL The Plant Paradox: The Hidden Dangers in "Healthy" Foods that Cause Disease and Weight Gain

CAPA Eduardo Foresti e Helena Hennemann

FOTO DE CAPA StudioPhotoDFlorez/ Shutterstock

PREPARAÇÃO Paula Carvalho

REVISÃO Márcia Moura e Valquíria Della Pozza

ÍNDICE REMISSIVO Luciano Marchiori

Dados Internacionais de Catalogação na Publicação (CIP)
(Câmara Brasileira do Livro, SP, Brasil)

Gundry, Dr. Steven R.
　O paradoxo dos vegetais : os perigos ocultos em alimentos "saudáveis" que causam doenças e ganho de peso / Steven R. Gundry, com Olivia Bell Buehl ; tradução Guilherme Miranda — 1ª ed. — São Paulo : Paralela, 2019.

　Título original: The Plant Paradox : The Hidden Dangers in "Healthy" Foods that Cause Disease and Weight Gain.
　ISBN 978-85-8439-134-9

　1. Lectinas vegetais　2. Plantas – Nutrição　3. Toxinas vegetais I. Buehl, Olivia Bell. II. Título.

18-23170　　　　　　　　　　CDD-582.13

Índice para catálogo sistemático:
1. Plantas : Ciências da vida　582.13

Cibele Maria Dias – Bibliotecária – CRB-8/9427

*2ª reimpressão*

Todos os direitos desta edição reservados à
EDITORA SCHWARCZ S.A.
Rua Bandeira Paulista, 702, cj. 32
04532-002 — São Paulo — SP
Telefone: (11) 3707-3500
www.editoraparalela.com.br
atendimentoaoleitor@editoraparalela.com.br
facebook.com/editoraparalela
instagram.com/editoraparalela
twitter.com/editoraparalela

*Aos meus pacientes:*
*Tudo que está neste livro eu aprendi com vocês ou descobri porque se*
*mostraram dispostos a participar dessa jornada comigo. Se as pessoas*
*conseguem me ver, é porque vocês me carregam nos ombros!*

# Sumário

Introdução: *Não é culpa sua*............................................. 9

PARTE I: O DILEMA ALIMENTAR

1. A guerra entre plantas e animais ............................. 19
2. Lectinas à solta ................................................. 42
3. Seu intestino sob ataque ...................................... 84
4. Conhece teu inimigo: Os Sete Desreguladores Letais ......... 104
5. Como a dieta moderna engorda (e adoece).................... 139

PARTE II: APRESENTANDO O PROGRAMA DO PARADOXO VEGETAL

6. Reveja seus hábitos ........................................... 173
7. Fase 1: Comece com uma desintoxicação de três dias ........ 193
8. Fase 2: Repare e restaure ..................................... 202
9. Fase 3: Colha as recompensas................................. 231
10. Programa de Tratamento Intensivo do Paradoxo Vegetal Cetogênico.................................................... 250
11. Recomendações de suplementos do Paradoxo Vegetal ........ 272

PARTE III: CARDÁPIOS E RECEITAS

Exemplos de cardápios ........................................ 285
Receitas do Programa do Paradoxo Vegetal .................... 303

Agradecimentos ............................................... 363
Notas ........................................................ 367
Índice remissivo.............................................. 385
Sobre o autor ................................................ 401

# Introdução
## *Não é culpa sua*

É provável que, nas próximas páginas, eu fale que tudo que você pensava saber sobre alimentação, saúde e peso está errado. Durante décadas, eu também acreditei nessas mesmas mentiras. Seguia uma alimentação "saudável" (afinal, sou um cirurgião cardíaco). Quase nunca comia fast-food e consumia laticínios desnatados e grãos integrais. (Tudo bem, confesso ter uma queda por Coca Zero, mas é melhor do que beber a original, cheia de açúcar, certo?) Também fazia muitos exercícios físicos. Corria quase cinquenta quilômetros por semana e ia à academia todos os dias. Apesar disso, eu estava com vários quilinhos a mais, tinha pressão alta, enxaqueca, artrite, colesterol elevado e resistência à insulina. Ainda assim, achava que estava fazendo tudo do jeito certo. (*Spoiler*: hoje estou trinta quilos mais magro e não tenho mais nenhum desses problemas de saúde.) Por isso, eu não parava de me perguntar: "Se estou fazendo tudo certo, por que isso está acontecendo comigo?".

Não soa estranhamente familiar?

Se você está lendo este livro, também deve saber que tem algo de errado, mas não sabe o quê. Talvez simplesmente não consiga controlar seu apetite voraz ou seus desejos por determinados alimentos. Dietas como a paleolítica, de baixo carboidrato, de baixa gordura e de baixo índice glicêmico não foram úteis e eram insustentáveis — ou, depois do sucesso inicial, o peso perdido logo voltou. Ao mesmo tempo, praticar corrida, caminhada, musculação, aeróbica, CrossFit, ioga, *core training*, spinning, treino intervalado de alta intensidade ou qualquer outro programa de exercícios também não era suficiente para fazer com que aqueles quilinhos a mais sumissem.

O excesso de peso (ou o subpeso significativo) é um problema grave, mas talvez sua principal preocupação esteja ligada a intolerância alimentar, desejos intensos por comida, problemas digestivos, dores de cabeça, confusão mental, falta de energia, dores articulares, rigidez matinal, acne na idade adulta ou uma série de outras condições de que não consegue se livrar. Você pode sofrer de alguma doença autoimune, de um transtorno como diabetes tipo 1 ou 2, síndrome metabólica, um problema de tireoide ou outra doença hormonal. Talvez tenha asma ou alergia. Você pode sentir que, de alguma forma, é responsável por ter uma saúde mais frágil ou pelo acúmulo de peso, aumentando seu sentimento de culpa. Se serve de consolo, você não está sozinho.

Só que tudo isso está prestes a mudar. Seja bem-vindo ao *Paradoxo vegetal*!

Primeiro, repita comigo: "A culpa não é minha". Isso mesmo: você não tem culpa pelos seus problemas de saúde.

Sei como resolver essas complicações, mas se prepare para rever seus conhecimentos sobre levar uma vida saudável. Essas informações vão quebrar alguns mitos arraigados na nossa cultura e introduzir conceitos, a princípio, surpreendentes. Mas a boa notícia é a seguinte: vou contar segredos que vão revelar o que está deixando você doente, cansado, esgotado, com sobrepeso (ou subpeso), com a mente confusa ou com dor. E, quando descobrir — e eliminar — os empecilhos que estão obstruindo seu caminho para atingir uma saúde vibrante e um corpo esbelto, sua vida vai mudar.

Descobri que existe uma causa comum para a maioria dos problemas de saúde. Essa afirmação se baseia em pesquisas amplas, incluindo artigos de minha autoria, publicadas em periódicos de renome, mas ninguém ainda tinha juntado essas informações. Embora "especialistas" em saúde tenham apontado como os principais causadores das doenças atuais o nosso vício em fast-food, nosso consumo de bebidas cheias de xarope de milho com alto teor de frutose e a legião de toxinas no ambiente, infelizmente, eles estão errados. (Não que essas coisas não *contribuam* para piorar o estado da nossa saúde!) A verdadeira causa está tão bem escondida que você nunca teria notado. Mas estou me adiantando aqui.

Desde meados da década de 1960, vemos um aumento desenfreado nos índices de obesidade, diabetes tipo 1 e 2, doenças autoimunes, asma, alergias e sinusite, artrite, câncer, doença cardíaca, osteoporose, doença de Parkinson e demência. Não por coincidência, no mesmo período, houve muitas mudanças aparentemente imperceptíveis em nossa dieta e nos produtos que usamos para nossa higiene pessoal. Em parte, descobri por que nossa saúde coletiva decaiu, ao mesmo tempo que o peso coletivo subiu de forma tão acentuada em poucas décadas: o início desse processo envolve proteínas vegetais chamadas lectinas.

Você provavelmente nunca ouviu falar das lectinas, mas com certeza está familiarizado com o glúten, que é apenas uma dentre os milhares de proteínas desse tipo. As lectinas são encontradas em quase todas as plantas, bem como em outros alimentos. Na verdade, as lectinas estão presentes na grande maioria dos alimentos consumidos atualmente pelos norte-americanos, incluindo carne, frango e peixe. Entre outras funções, ela nivela as disputas entre plantas e animais. Como? Muito antes de os humanos caminharem no planeta, as plantas se protegiam de insetos famintos produzindo toxinas, incluindo lectinas, nas sementes e em outras partes do organismo.

O que se descobriu é que as mesmas toxinas vegetais que podem matar ou imobilizar um inseto também podem destruir silenciosamente a saúde humana e impactar o peso do nosso corpo. Dei o título de *O paradoxo vegetal* a este livro porque, embora muitos vegetais façam bem — e formem a base do meu plano alimentar —, outros, considerados como "alimentos saudáveis", são na verdade os responsáveis por causar doenças e sobrepeso. Isso mesmo, a maioria dos vegetais pode deixar você doente. Outro paradoxo: pequenas porções de algumas plantas fazem bem, mas porções muito grandes fazem mal.

Vamos tratar de tudo isso de forma detalhada mais à frente.

Já lhe disseram: "Você não é mais o mesmo"? Vou mostrar que, graças a mudanças sutis nos alimentos que consumimos com frequência, na maneira como a comida é preparada, no uso de certos produtos de cuidado pessoal e nos remédios que em tese melhorariam nossa saúde, você realmente não é mais o mesmo. Para usar um termo do mundo da computação, você foi hackeado. Todo o grupo de células, as coisas que entram e saem do corpo e a maneira como as células se comunicam entre si foram alterados.

Mas não se preocupe. É possível reverter essa alteração, levando o seu corpo a se curar e a atingir um peso saudável. Para começar a recuperar nossa saúde coletiva, precisamos dar um passo para trás — na verdade, vários — a fim de avançar. O primeiro percurso errado foi trilhado há milhares de anos e, desde então, continuamos a seguir por caminhos equivocados. (Só para deixar claro, não estou falando da chamada "dieta paleolítica".) Este livro vai mostrar o mapa que vai fazer você voltar aos eixos, começando por eliminar a dependência excessiva de determinados alimentos como nossa principal fonte de energia.

O que você acabou de ler pode parecer tão inacreditável que talvez esteja questionando quais experiências eu tive para fazer tais afirmações, ou se tenho mesmo formação em medicina. Juro que sou médico. Eu me formei com honras pela Universidade Yale, obtive meu diploma de doutor em medicina pelo Medical College of Georgia e, depois, entrei no programa de cirurgia cardiotorácica na Universidade de Michigan. Mais adiante, ganhei uma prestigiosa bolsa de pesquisa nos Institutos Nacionais de Saúde. Passei dezesseis anos como professor de cirurgia e pediatria em cirurgia cardiotorácica e diretor de cirurgia cardiotorácica na Faculdade de Medicina da Universidade de Loma Linda, onde vi dezenas de milhares de pacientes com uma ampla gama de problemas de saúde, incluindo doença cardiovascular, câncer, doenças autoimunes, diabetes e obesidade. Depois, numa mudança que chocou meus colegas, saí de Loma Linda.

Por que um profissional bem-sucedido de medicina convencional deixaria um cargo tão importante em um centro médico de prestígio? Quando mudei a forma como cuidava da minha própria saúde e passei de obeso a magro, algo mudou em mim: percebi que poderia reverter a doença cardíaca com dieta em vez de cirurgia. Para tanto, fundei o International Heart and Lung Institute [Instituto Internacional do Coração e do Pulmão] — e, dentro dele, o Center for Restorative Medicine [Centro de Medicina Restaurativa] — em Palm Springs e Santa Bárbara, na Califórnia. Publiquei meu primeiro livro, *Dr. Gundry's Diet Evolution: Turn Off the Genes That Are Killing You and Your Waistline* [A evolução da dieta do dr. Gundry: Desligue os genes que estão acabando com você e com sua cintura], que descreve as mudanças pelas quais meus pacientes cardíacos, diabéticos, obesos, entre outros, passaram ao adotar meu plano de dieta — e que revolucionou a minha prática médica e mudou a vida dos leitores. Também ajudou a me impulsionar para o caminho que, finalmente, levaria a *este* livro.

Além de médico, sou pesquisador e inventei vários aparelhos para proteger o coração durante a cirurgia cardíaca. Com meu antigo sócio, Leonard Bailey, realizei o maior número de transplantes cardíacos pediátricos já feitos no mundo. Detenho várias patentes em aparelhos médicos e escrevi extensamente sobre imunologia de transplantes e xenotransplante. Essa palavra feia se refere ao processo de fazer com que o sistema imunológico de uma espécie aceite um órgão vindo de outra espécie. Aliás, fui o responsável pelo transplante cardíaco interespécies mais longevo da história, realizado de um porco para um babuíno. Então, sim, sei como enganar o sistema imunológico — e sei quando o sistema imunológico está sendo enganado. Sei também como consertá-lo.

Ao contrário de muitos autores e supostos especialistas em saúde, não estou começando agora. Escrevi meu trabalho de conclusão de curso na Universidade Yale sobre como a disponibilidade de alimentos em diferentes épocas do ano impulsionou a evolução dos hominídeos para os humanos modernos. Na posição de cirurgião cardíaco, cardiologista e imunologista, toda a minha carreira foi dedicada a estudar quais substâncias o sistema imunológico decide serem nocivas ou não ao corpo humano. A riqueza trazida por essas experiências me torna bastante qualificado para resolver problemas ligados a sua saúde e a seu peso.

No meu papel como detetive da saúde, descobri que muitos dos pacientes que haviam seguido meu plano de dieta para reverter a doença arterial coronariana, a hipertensão ou o diabetes (ou uma combinação delas) relataram que sua artrite também começou a diminuir rapidamente e sua azia desapareceu. Meus pacientes também notaram melhoras no humor e a resolução de problemas intestinais crônicos. O excesso de peso sumiu sem esforço, assim como os desejos por certas comidas. Enquanto estudava os resultados dos complexos testes laboratoriais que desenvolvi para cada paciente e fazia experiências com os alimentos permitidos, certos padrões surpreendentes foram surgindo, o que me incentivou a fazer alguns ajustes no programa alimentar original.

Por mais gratificantes que fossem os resultados, não me contentava em apenas ver essas melhoras profundas em meus pacientes. Precisava saber os quês e os porquês. (Lembre-se, sou pesquisador além de médico.) Qual foi o fator que parou de deixá-los doentes e obesos? Quais itens das listas de alimentos "bons" e "ruins" que dei a todos os meus pacientes restauraram sua saúde? Ou, mais importante, quais alimentos eliminados faziam parte do problema? Havia outros fatores, além das mudanças alimentares, que influenciava a manutenção desse quadro?

Uma análise meticulosa dos históricos dos meus pacientes, das suas condições físicas, dos seus testes laboratoriais especializados e testes sobre a flexibilidade dos vasos sanguíneos me convenceu de que a maioria deles (e é muito provável que você também) estava literalmente em guerra consigo mesmo, graças a "disruptores" comuns que interferem na capacidade natural do corpo de curar a si próprio. Esses disruptores estão relacionados a mudanças na forma como os animais que comemos são alimentados, assim como em alguns alimentos considerados saudáveis — grãos integrais, lentilhas e outras leguminosas, por exemplo —, além de uma série de produtos químicos, incluindo herbicidas como o Roundup, e o uso de antibióticos de amplo espectro. Também descobri que antiácidos, aspirina e outros medicamentos anti-inflamatórios não esteroides (AINES) mudaram drasticamente a microbiota (ou flora) intestinal desses pacientes.

Nos últimos quinze anos, apresentei minhas descobertas em conferências médicas acadêmicas de prestígio, como a da Associação Americana do Coração, e publiquei esses resultados em periódicos de medicina, ao mesmo tempo que aperfeiçoava meu programa.[1] Como resultado desse trabalho, eu me tornei um especialista reconhecido em microbioma humano, que são as bactérias e outros organismos que vivem dentro do seu corpo e em torno dele.

Em seu estado atual, o Programa do Paradoxo Vegetal consiste em uma grande variedade de verduras e legumes, porções limitadas de fontes de proteína de alta qualidade, bem como determinadas frutas (mas apenas em suas respectivas estações), nozes, determinados laticínios e óleos. Igualmente importantes são os alimentos que deixo de lado, pelo menos a princípio — isto é, grãos e as farinhas feitas deles, pseudogrãos, lentilhas e outras leguminosas (incluindo todos os produtos à base de soja), frutos que chamamos de legumes (tomates, pimentões e outros da mesma família) e óleos refinados.

Você deve estar com pressa para começar o Programa do Paradoxo Vegetal quanto antes, mas descobri que meus pacientes têm muito mais chances de serem curados quando entendem as causas básicas de sua saúde fraca. Por isso, antes de chegarmos à "solução", a parte I vai explicar a história quase sempre chocante dessas causas e como elas nos afetaram nas últimas décadas. Na parte II, você vai descobrir como iniciar o programa com uma desintoxicação de três dias. Depois, vai aprender a reparar seu intestino danificado e alimentar sua microbiota intestinal com os alimentos necessários para fazê-la crescer, incluindo um grupo chamado de amidos resistentes, que, convenientemente, também ajudam você a ter uma sensação de saciedade e eliminar quilos indesejados. Depois de estabilizar sua saúde, você vai passar para a Fase 3 do Programa do Paradoxo Vegetal, que vai se tornar seu mapa para a longevidade. O programa inclui jejuns regulares para dar uma pausa ao seu intestino do trabalho árduo da digestão. Ao mesmo tempo, oferece uma oportunidade para as suas células e mitocôndrias produtoras de energia de seu cérebro descansarem. Para aqueles com problemas de saúde mais graves, há um capítulo sobre o Programa de Tratamento Intensivo do Paradoxo Vegetal. Na parte III, vou apresentar cardápios e receitas simples e deliciosas para todas as três fases do Programa do Paradoxo Vegetal. Elas vão fazer você se esquecer daquelas comidas problemáticas que o deixavam gordo, doente e com dor.

Embora uma mudança nos seus hábitos alimentares seja um componente significativo do programa, também vou recomendar outras modificações, como parar de comprar determinados remédios que não precisam de receita e alguns produtos de cuidado pessoal. Se seguir o programa completo, prometo que a maioria dos seus problemas de saúde (se não todos) vai sumir, e, da mesma forma, você vai atingir um peso saudável, restaurar seu nível de energia e melhorar seu humor. Depois que começar a sentir os efeitos dessa nova dieta e desse novo estilo de vida — em questão de dias meus pacientes começaram a se sentir melhor e a perder peso —, você vai entender como são fenomenais as mudanças que ocorrem quando seu corpo (e seu microbioma) é nutrido com alimentos que o fortalecem. De quebra, também vai parar de consumir ingredientes e outros agentes que o impedem de aproveitar uma vida longa e saudável.

PARTE I

O DILEMA ALIMENTAR

# 1. A guerra entre plantas e animais

Não se preocupe com o título deste capítulo. Você não está lendo um livro de botânica por engano nem caiu de paraquedas no set de *Avatar*. Garanto que este livro vai ajudá-lo a aprender como ficar magro e com energia, além de criar as bases para uma saúde forte e longeva. Se está se perguntando o que você tem a ver com o funcionamento das plantas — isso para não dizer que algumas atividades delas são intencionais —, aperte o cinto e se prepare para se surpreender com este breve passeio pelos últimos 400 milhões de anos. Ao longo do caminho, você vai compreender que folhas, frutas, grãos e outros alimentos vegetais não estão esperando de modo passivo pelo destino de fazer parte do seu jantar. Eles têm meios sofisticados para se defender de predadores como você, incluindo o uso de substâncias tóxicas.

Mas, primeiro, preciso deixar uma coisa bastante clara. Não há dúvida de que o consumo de certas plantas é essencial para uma saúde boa — e aí está o paradoxo. Elas alimentam seu corpo e são a principal fonte da maior parte de vitaminas, minerais, antioxidantes e outros nutrientes de que necessitamos não apenas para viver, mas também para ter uma vida saudável. O meu Programa do Paradoxo Vegetal resulta em perda de peso e reversões incríveis de diversos problemas de saúde. Ao mesmo tempo, as pessoas que não conseguiam ganhar peso devido a problemas digestivos finalmente atingem um peso saudável e possível de ser mantido. Ao contrário da dieta paleolítica e de outras dietas de baixo carboidrato, ou até mesmo das cetogênicas, todas elas baseadas em um alto consumo de carne, você vai comer certos alimentos de origem vegetal, bem como uma pequena quantidade de peixes e crustáceos selvagens, e uma porção ocasional de carne de animais alimentados em regime de pasto. Também apresento variações veganas e vegetarianas.

Aqui vai uma surpresa para começar sua reeducação alimentar: à medida que eu retirava frutas da dieta de uma pessoa, mais saudável ela ficava e melhores seus níveis de colesterol e marcadores de função renal se tornavam. Quanto mais eu removia vegetais com muitas sementes, como pepinos e abóbora, melhor meus pacientes se sentiam, mais peso perdiam e mais seus índices de colesterol melhoravam! (A propósito, qualquer vegetal que tenha sementes, como tomate, pepino, abóbora e até vagem, é classificado como um fruto do ponto de vista botânico.) Além disso, quanto mais crustáceos e gemas de ovo os pacientes comiam, menores eram seus níveis de colesterol. Sim, é isso mesmo. Comer mariscos e gemas de ovo reduz drasticamente o colesterol total.[1] Como eu disse na Introdução, esqueça tudo que pensava ser verdade.

### É TUDO SOBRE SOBREVIVÊNCIA

Todo ser vivo possui o impulso de sobreviver e passar seus genes para as gerações seguintes. Consideramos as plantas nossas amigas porque fazem parte da nossa alimentação, mas elas veem seus predadores, incluindo os seres humanos, como inimigos. No entanto, até os inimigos têm suas utilidades. Aí está o dilema que enfrentamos como comedores de vegetais: os próprios alimentos que precisamos comer apresentam meios de nos dissuadir de consumi-los. O resultado é uma batalha contínua entre o reino animal e o vegetal.

Mas nem todas as plantas são iguais. Algumas verduras, legumes e frutas que nos sustentam também contêm substâncias que nos prejudicam. Estamos evitando falar sobre esse paradoxo há literalmente dez mil anos. O glúten, claro, é um exemplo de componente vegetal problemático para algumas pessoas, como a recente onda antiglúten mostrou. Mas os glutens são apenas um dos muitos tipos de uma proteína conhecida como lectina, além de serem um dos fatores no Paradoxo Vegetal. Essa proteína pode muito bem ter nos colocado numa busca inútil. Mais adiante neste capítulo, vou apresentar-lhe o mundo das lectinas.

O objetivo do Programa do Paradoxo Vegetal é oferecer uma visão mais ampla, nuançada e abrangente de como as plantas podem nos prejudicar, bem como revelar a relação entre lectinas (e outras substâncias vegetais de defesa), doenças e ganho de peso. Os humanos e outros seres vivos que comem vegetais não são os únicos com intenções ocultas. Em termos muito simples, as plantas não querem ser comidas — e quem pode culpá-las? Assim como qualquer ser vivo, o instinto delas é a propagação da sua espécie. Para tanto, as plantas desenvolveram mecanismos de defesa muito espertos para evitar a ação de predadores. Mais uma vez, quero deixar claro que não sou contra esse tipo de alimento. Se um dia almoçar comigo, você vai ver que sou um predador de vegetais dedicado! Dito isso, vou guiar você através do confuso jardim de opções vegetais para mostrar quais são amigas, quais são inimigas e quais podem ser domesticadas de uma forma ou de outra, talvez seguindo determinados métodos de preparação ou apenas comendo-as durante a sua estação.

No jogo mortal de predador contra presa, uma gazela adulta muitas vezes pode correr mais do que uma leoa faminta, um pardal esperto pode alçar voo ao ser caçado por um gato doméstico e um gambá pode soltar um jato de uma substância nociva para cegar temporariamente uma raposa. As chances nem sempre estão contra as presas. Mas, quando esta é uma planta, a coitadinha não tem como se defender, certo? Errado!

As plantas surgiram na Terra cerca de 450 milhões de anos atrás,[2] muito antes da chegada dos primeiros insetos há 90 milhões de anos. Até esses predadores surgirem, as plantas deviam viver em um verdadeiro Jardim do Éden. Não havia por que correr, se esconder ou lutar. Elas podiam crescer e se desenvolver em paz, sem nenhum impedimento à produção das sementes que dariam continuidade a essas espécies. Mas, quando os insetos e outros animais (e, depois de um tempo, nossos ancestrais primatas) chegaram, a guerra começou. Pois essas espécies passaram a se alimentar daquelas folhas e sementes saborosas. E, embora as plantas não quisessem virar refeição de ninguém, os animais pareciam ter vantagem nessa relação pelo fato de possuírem asas e/ou patas que os levavam até aqueles grupos de folhas imóveis com o intuito de devorá-las.

Mas, calma, não vamos tirar conclusões precipitadas. Na verdade, as plantas desenvolveram uma variedade incrível de estratégias de defesa para se proteger ou, pelo menos, proteger suas sementes de animais de diversos formatos e tamanhos, incluindo os humanos. As plantas podem se valer de uma série de obstáculos físicos, como se camuflar com a mesma cor do ambiente que as rodeia; apresentar uma textura desagradável; expelir substâncias gosmentas como resinas e seivas que deixam os insetos emaranhados, gerar uma camada protetora produzindo tufos de areia ou de terra,[3] ou atrair cascalho que as tornam desagradáveis de comer; ou simplesmente confiar na proteção proporcionada por uma cobertura externa dura, como o coco, ou folhas de pontas afiadas, como a alcachofra.

Outras estratégias de defesa são muito mais sutis. As plantas são excelentes químicas — e até mesmo alquimistas, por assim dizer, pois conseguem transformar raios de sol em matéria! Elas evoluíram para usar armas biológicas com o intuito de repelir os predadores — envenenando-os, paralisando-os ou deixando-os desorientados — ou reduzir sua própria digestibilidade para continuarem vivas e protegerem suas sementes, aumentando as chances de prolongar suas espécies. Essas estratégias físicas e químicas são bastante eficazes para afastar os predadores e, às vezes, até para fazer com que eles obedeçam aos desejos das plantas.

Como seus primeiros predadores eram insetos, as plantas desenvolveram algumas lectinas que paralisavam qualquer inseto que tentasse se alimentar delas. Obviamente, existe uma diferença significativa entre insetos e mamíferos, mas ambos estão sujeitos aos mesmos efeitos. (Se você sofre de neuropatia, preste atenção!) Claramente, a maioria das pessoas não vai ficar paralisada por comer um composto vegetal minutos depois de consumi-lo, embora um simples amendoim (que contém lectina) tenha o potencial de matar algumas pessoas. Mas não somos imunes aos efeitos a longo prazo de determinados compostos vegetais. Por causa do enorme número de células que nós, mamíferos, temos, podemos demorar anos para ver os resultados prejudiciais do consumo desses compostos. E, mesmo quando acontece com você, é possível que não perceba.

Descobri essa relação através das reações quase instantâneas — e, muitas vezes, fascinantes — dos meus pacientes a esses terríveis compostos vegetais. Por esse motivo, chamo esses pacientes de meus "canários". Antigamente, os operários que trabalhavam em minas de carvão levavam canários engaiolados para debaixo da terra com eles, porque esses pássaros são especialmente suscetíveis aos efeitos letais do monóxido de carbono e do metano. Enquanto os canários cantavam, os mineiros se sentiam seguros, mas, se os pios cessavam, era um sinal claro para evacuar a mina rapidamente. Meus "canários" são mais sensíveis a determinadas lectinas do que uma pessoa comum, o que é uma vantagem, pois acabam por buscar ajuda antes que seja tarde demais. Você vai saber um pouco sobre a trajetória de alguns deles nas Histórias de Sucesso ao longo deste livro. (A maioria dos nomes foi trocada por pseudônimos para proteger a privacidade dessas pessoas.)

---

### HISTÓRIA DE SUCESSO
*Um "canário" infeliz volta a cantar*

Paul G. tem 32 anos, é programador de computadores e um entusiasta de atividades ao ar livre. Ele sofria de síndrome POT (queda súbita da pressão arterial) e tinha alergia a quase tudo, e esta se manifestava com regularidade na forma de urticárias graves. Não podia sair de casa sem sofrer uma reação forte. Paul também tinha níveis de cortisol e inflamação perigosamente altos. Como era alérgico à maioria dos alimentos, estava definhando. Depois de dez meses seguindo o Programa do Paradoxo Vegetal, Paul deixou de exibir sintomas da doença e seu nível de cortisol voltou ao normal, assim como seus indicadores de inflamação. Ele não toma mais medicamentos e se diverte acampando e praticando outras atividades ao ar livre. Está ganhando peso e agora consegue visitar a casa dos pais e outros lugares sem sofrer reações alérgicas.

## AS PLANTAS SÃO GRANDES MANIPULADORAS

Aqui vai uma rápida lição de botânica: as sementes na verdade são os "bebês" da planta, e são elas que vão se tornar a próxima geração de uma espécie vegetal. (Não, não estou sendo sentimental ou antropomórfico. Muitos botânicos e outros cientistas se referem às sementes como bebês.) É um mundo cruel para essas plantas em potencial, por isso, elas são produzidas em uma quantidade maior, uma vez que muitas não chegarão a vingar. As sementes de plantas podem ser divididas em dois tipos básicos. Algumas delas são bebês que as plantas realmente querem que sejam comidas pelos predadores. Essas sementes são revestidas por uma cobertura dura projetada para percorrer todo o tubo digestivo do predador, embora um bebê grande, como uma semente de pêssego, possa não ser engolido e ser deixado para trás. Por outro lado, há os "bebês pelados", que não têm essa camada protetora; as plantas *não* querem que eles virem o jantar de algum animal (esse tema será retomado mais à frente).

As árvores frutíferas, cujas sementes são revestidas por uma casca, são um exemplo do primeiro tipo. A planta mãe precisa que os animais comam as sementes antes que elas caiam no chão. O objetivo é fazer com que os bebês se desenvolvam a uma certa distância da planta mãe, a fim de não terem de competir por sol, umidade e nutrientes. Isso aumenta as chances de sobrevivência da espécie, além de ampliar seu alcance. Se a semente engolida permanecer intata, ela sai do animal junto com as fezes, aumentando suas chances de brotar.

Graças ao casco protetor, essas plantas não precisam recorrer a substâncias químicas para defender suas sementes. Muito pelo contrário! A planta se vale de vários mecanismos para chamar a atenção do predador, incentivando-o a comer sua prole. A cor é um dos meios utilizados para tal fim. (Por esse motivo, todos os animais que comem frutos enxergam cores.)[4] Mas a planta não quer que seus bebês sejam comidos antes que a cobertura protetora esteja completamente endurecida, por isso usa a cor dos frutos não maduros (em geral, verde) para transmitir a mensagem de "ainda não" ao predador. Caso este não consiga interpretar o sinal, a planta normalmente aumenta os níveis de toxina no fruto não maduro para deixar o mais claro possível que ainda não está pronto para ser comido.

Então, quando é o momento *certo* para o predador consumir o fruto? De novo, a planta usa a cor do fruto para avisar aos predadores que está maduro, o que significa que o casco da semente endureceu — e, portanto, o teor de açúcar atingiu seu nível máximo. A planta produz frutose, em vez de glicose, como o açúcar do fruto. A glicose aumenta os níveis de insulina em primatas e humanos, o que, a princípio, aumenta os índices de leptina, um hormônio bloqueador da fome — mas a frutose não faz isso. Como resultado, o predador nunca recebe a mensagem para parar de comer. (Não é de surpreender, portanto, que os grandes primatas só ganhem peso durante a época do ano em que os frutos estão maduros.) Tanto o predador como a presa saem ganhando. O animal recebe mais calorias ao comer um número maior de frutos, o que acaba aumentando as chances de uma quantidade maior de sementes serem distribuídas por um determinado território. Claro que essa relação já não é mais tão vantajosa para os humanos modernos, pois não precisamos mais das calorias extras obtidas em frutos *maduros* que foram tão essenciais para os caçadores-coletores e os nossos ancestrais simiescos. E, mesmo se ainda precisarmos dessas calorias, a maioria dos frutos, pelo menos até as últimas décadas, só ficava disponível durante determinadas épocas do ano. Como logo veremos, a disponibilidade ao longo do ano todo causa doenças — e sobrepeso!

---

*É tudo questão de tempo... mas as aparências enganam*

Conforme foi visto, as plantas usam a cor para comunicar que seu fruto está pronto para ser colhido, o que significa que o casco da semente está duro e, assim, tem mais chances de atravessar o tubo digestivo do predador sem sofrer nenhum dano. Nesse caso, a cor verde significa "pare", enquanto vermelho (assim como laranja e amarelo) quer dizer "siga" — essas cores indicam para o nosso cérebro que o fruto está doce e apetitoso, tanto que esse conceito é empregado na publicidade há um bom tempo. (Da próxima vez que estiver na seção de salgadinhos do supermercado, preste atenção nas embalagens e nos motivos visuais, então vai perceber o predomínio de cores quentes.)

Faz tempo que as plantas nos ensinaram a associar o vermelho, o amarelo e o laranja à maturação; porém, quando se compra uma fruta na América do Norte em dezembro, ela provavelmente foi cultivada em algum país do hemisfério Sul, colhida um pouco verde, além de ter recebido uma dose de óxido de etileno ao chegar ao seu local de destino. A exposição ao óxido de etileno muda a cor da fruta, fazendo-a *parecer* madura e pronta para o consumo. O problema é que o teor de lectina permanece alto, porque a cobertura protetora da semente não chegou a amadurecer completamente, e a fruta não recebeu a mensagem da planta mãe para reduzir a produção dessa proteína. Quando o fruto amadurece naturalmente, a planta mãe reduz a quantidade de lectinas em torno das sementes e da casca, comunicando essa informação por meio da alteração de cor.

Em contrapartida, gases artificiais alteram a cor do fruto, mas o sistema de proteção de lectina permanece ativo. Por causa do alto teor de lectinas, é prejudicial à saúde comer frutos colhidos muito cedo. Esse é um dos motivos pelos quais, na parte II, recomendo comer apenas frutas e verduras cultivadas localmente e durante determinados períodos do ano. Na Europa, a maioria dos frutos vendidos fora da estação é cultivada em Israel ou no Norte da África. Por não terem de viajar longas distâncias durante vários dias, eles podem ser colhidos maduros e não precisam ser tratados com gás. É possível que o fato de os europeus comerem frutos amadurecidos de forma natural, contendo um teor mais baixo de lectinas, explique por que, em geral, eles são mais saudáveis e magros do que os habitantes dos Estados Unidos.

## GUERRA BIOLÓGICA

No caso das sementes "peladas", as plantas usam uma estratégia diferente. Essas gramíneas, trepadeiras e outras plantas que crescem em campos abertos já escolheram um local fértil para crescer. Elas querem que seus bebês caiam naquele lugar e criem raízes. Assim, depois que as plantas mães morrerem, os bebês vão brotar ali, substituindo a geração anterior. Não há vantagem em ser transportada para longe, por isso a planta deve dissuadir insetos e outros animais de consumir seus bebês e de levá-los para outro lugar. Em vez de uma cobertura dura, a semente "pelada" contém uma ou mais substâncias químicas que enfraquecem, paralisam ou adoecem seus predadores, para que eles não voltem a comer a planta novamente. Entre essas substâncias estão os fitatos, um dos tipos de antinutrientes, que impedem a absorção de minerais na dieta; os inibidores de tripsina, que obstruem o trabalho das enzimas digestivas, interferindo no crescimento do predador; e as lectinas, projetadas para interromper a comunicação celular causando, entre outros problemas, fissuras na barreira da parede intestinal, uma condição conhecida como síndrome do intestino permeável. Grãos integrais contêm, na verdade, todas essas três substâncias defensivas na casca fibrosa, no folhelho e no farelo. (Já vou adiantando: esse é apenas um dos motivos por que a ideia de "grãos integrais saudáveis" é um equívoco enorme, como mostrarei no capítulo 2.)

Outros inibidores dos predadores de plantas são os taninos, que conferem um sabor amargo, e os alcaloides encontrados nos caules e folhas das solanáceas. Talvez você já saiba que alguns dos queridinhos da culinária, como o tomate, a batata, a berinjela e o pimentão, fazem parte dessa família e são altamente inflamatórios. Vamos voltar a falar deles mais adiante.

## AS PLANTAS PENSAM?

Será que elas tentam nos fazer mal? Produzem substâncias químicas para impedir a ação de predadores? Convencem animais a transportar suas sementes para outros locais a fim de se espalhar pelo território? Essas estratégias sugerem que as plantas possuem intenções por trás desses mecanismos de defesa, e é até provável que tenham capacidade de aprendizagem. Você deve estar pensando: acho que elas não podem fazer isso. Mas claro que as plantas não pensam da mesma forma que nós. Só que todo ser vivo deseja sobreviver e se reproduzir. Em termos de estratégia evolutiva, quer você seja uma planta "simples", quer seja um "superorganismo" complexo como o ser humano, existe uma vantagem quando qualquer composto é produzido, ainda que por acidente, para garantir que mais cópias de seus genes sobrevivam e sejam propagadas por aí. Para uma planta, produzir uma substância que faça seu predador pensar duas vezes antes de comer sua prole é uma coisa boa. Pense nisso na próxima vez em que for comer uma pimenta jalapeño.

Você sabia que as plantas sabem quando estão sendo comidas? Segundo pesquisas recentes, elas têm conhecimento disso e não ficam paradas esperando o seu fim iminente. Elas recrutam tropas para se defender, numa tentativa de conter o avanço do predador.[5] Nessa pesquisa, o objeto de estudo foi uma planta chamada arabeta (*Arabidopsis thaliana*), que faz parte da mesma família que o repolho. A arabeta foi a primeira planta a ter seu genoma sequenciado, por isso os pesquisadores têm uma compreensão melhor do seu funcionamento interno do que de outras plantas. Para descobrir se a planta tinha consciência de que estava sendo comida, os cientistas recriaram as vibrações que uma lagarta faz quando come as folhas. Também registraram outras vibrações que a planta pode sentir, como o vento soprando. De fato, a arabeta respondeu às vibrações que reproduziam a mastigação de uma lagarta, elevando a produção de óleos de mostarda levemente tóxicos e transportando-os para as folhas a fim de deter a ação predatória. A planta não reagiu ao vento e a outras vibrações.

Outro exemplo é a sensitiva (*Mimosa pudica*), digna desse nome. Ela aprendeu a se proteger quando sente alguma perturbação — ser comida, por exemplo —, dobrando as folhas de maneira defensiva em resposta ao toque. Na realidade, esse comportamento de dobrar as folhas é mais comum e persistente quando ela cresce numa área em que está sujeita a sofrer algum tipo de intervenção do que quando se desenvolve numa área sem perturbações.[6] Uau! Plantas racionais e pensantes! Mas elas não nasceram ontem.

As plantas também respondem aos ritmos circadianos, assim como os humanos e os outros animais.[7] Em um estudo, pesquisadores descobriram que o gene do relógio biológico das plantas faz com que elas produzam um inseticida no mesmo horário em que um predador tem mais chances de estar por perto. Quando o pesquisador removeu esse gene da planta, ela perdeu a capacidade de produzir essa toxina.[8]

Agora, vamos nos concentrar na substância vegetal de que você nunca deve ter ouvido falar antes de se deparar com este livro: as lectinas. Sim, você está lendo a palavra corretamente. É lectina, não lecitina (uma substância gordurosa em plantas ou animais) nem leptina (o hormônio regulador de apetite mencionado anteriormente). Quando os insetos começam a comer as folhas de um lado da planta, o teor de lectina duplica quase imediatamente do outro lado,[9] à medida que a planta luta para interromper esse processo. Como você vai descobrir, as lectinas têm um papel fundamental nas estratégias de defesa das plantas, além de serem bastante ativas na tarefa de nos prejudicar.

## INIMIGOS COMESTÍVEIS

O que são lectinas, afinal? Em sua maioria, com uma exceção importante, são proteínas grandes encontradas em plantas e animais e são uma arma crucial no arsenal de estratégias que as plantas utilizam para se defender em sua batalha contínua contra os animais. Os cientistas descobriram as lectinas em 1884, dentro de uma pesquisa sobre diferentes tipos sanguíneos. Você deve conhecer uma lectina famosa, ou melhor, infame: o glúten. Existem muitas outras proteínas desse tipo, e logo vou apresentar as mais importantes — e, acredite em mim, você vai querer saber sobre elas. (Só uma informação: 94% dos humanos nascem com anticorpos que combatem a lectina presente nos amendoins.)

Como exatamente as lectinas ajudam na defesa das plantas? Bom, as lectinas que estão nas sementes, nos grãos, nas cascas, nas crostas e nas folhas da maioria das plantas se unem a carboidratos (açúcares), em especial a açúcares complexos como os polissacarídeos, no corpo do predador depois que ele consome a planta. Como bombas inteligentes, as lectinas miram e se prendem a moléculas de açúcar, principalmente na superfície de células de outros organismos — em particular fungos, insetos e outros animais. Elas também se unem ao ácido siálico, uma molécula de açúcar encontrada no intestino, no cérebro, em meio às terminações nervosas, nas articulações e em todos os fluidos corporais, incluindo o revestimento dos vasos sanguíneos de grande parte dos seres vivos. As lectinas também são conhecidas como "proteínas pegajosas", por causa desse processo de ligação, o que significa que podem interromper a comunicação entre células, ou causar outras reações tóxicas ou inflamatórias,[10] como vamos discutir mais adiante. Por exemplo, quando as lectinas se unem ao ácido siálico, um nervo é incapaz de passar informações a outro. Se você já sofreu algum tipo de confusão mental, a culpa é das lectinas. Elas também facilitam a adesão e a ligação de vírus e bactérias aos seus alvos. Acredite ou não, pessoas mais sensíveis a lectinas são mais propensas a sofrer de infecções virais e bacterianas. Pense sobre isso, caso ache que fica doente com mais frequência do que seus amigos.

Além de poderem causar problemas de saúde, as lectinas também podem estimular o ganho de peso. O motivo por que o trigo se tornou o principal grão consumido nos climas mais ao norte se deve a uma pequena lectina específica desse alimento: a aglutinina do germe do trigo (WGA, do inglês *wheat germ agglutinin*), responsável por causar uma tendência ao ganho de peso. É isso mesmo o que você leu. O trigo ajudou seus ancestrais a ganharem ou manterem peso em tempos antigos, quando a comida era muitas vezes escassa; na época, era ótimo exibir uma barriguinha! E adivinha só? Essa WGA nas formas mais "antigas" do trigo continua da mesma forma presente no trigo moderno — daí que vem o ganho de peso. Vamos explorar mais essas implicações nos próximos capítulos.

Uma planta vai fazer de tudo — inclusive sacrificar as próprias folhas — para manter você longe das sementes dela e assim salvar seus bebês. Por definição, as lectinas matam qualquer animal que ouse comê-las completamente ou, pelo menos, fazem com que esse animal se sinta mal. Um inimigo enfraquecido é mais vulnerável, não é mesmo? Supondo que ele sobreviva a seu embate inicial com essa planta, os insetos e outros animais logo aprendem que não devem comer qualquer planta (ou semente) que os prejudiquem. O animal decide que não vale a pena comer aquela planta e procura outras espécies para se alimentar, enquanto a planta e seus bebês sobrevivem. Mais uma vez, todo mundo sai ganhando e as boas relações prevalecem.

Os humanos antigos desenvolveram inúmeras maneiras de lidar com as lectinas. Infelizmente, os humanos modernos não têm a mesma sabedoria. Se comemos alguma coisa que não cai bem ou que causa doenças, inventamos uma forma de continuar a comer uma substância feita para nos destruir, causar dor ou, no mínimo, nos enfraquecer — como o omeprazol, um redutor de acidez estomacal, ou o ibuprofeno, que alivia a dor.

Por falar em ácido gástrico, entenda que não apenas continuamos comendo alimentos que foram feitos para nos prejudicar, como também os damos a outros animais que fazem parte da mesma cadeia alimentar, e eles sofrem com essa dieta da mesma forma que nós. As vacas, sozinhas, nunca consumiriam milho ou grãos de soja — sua dieta natural é composta de capim e outras forragens —, mas elas são alimentadas exatamente com isso nas fazendas industriais. As lectinas no milho e na soja são muito mais efetivas do que o capim para tornar a vaca mais pesada e aumentar a proporção de gordura em seu corpo. (O milho e outros grãos presentes nos alimentos processados também são responsáveis pelo seu ganho de peso, como você vai ver no capítulo 5.) Tanto a soja como o milho são cheios de lectinas estranhas às vacas, fazendo com que elas tenham azia e uma dor tão forte ao engolir que elas param de comer. Sim, as vacas têm azia por causa dessas lectinas, assim como você. Para fazer esses animais consumirem mais esse regime de engorda, os criadores de gado dão a eles uma dose de carbonato de cálcio, o ingrediente ativo nos antiácidos.[11] Na realidade, metade da produção mundial desse composto é usada para ser misturada à ração bovina a fim de impedir que as vacas sofram de azia, garantindo que continuem a comer uma dieta antinatural baseada em milho e soja.

## VOCÊ REALMENTE É O QUE VOCÊ COME

As lectinas em feijões e outras leguminosas, no trigo e outros grãos, e em algumas outras plantas são especialmente problemáticas para os humanos. Primeiro, não passou o tempo necessário para que nossa espécie desenvolvesse tolerância imunológica a essas substâncias; tampouco houve tempo para que o microbioma intestinal humano se tornasse capaz de decompor essas proteínas em sua totalidade. O resultado disso são diversos problemas de saúde, dos quais o desconforto gástrico é apenas a ponta do iceberg. (Se estiver impaciente para saber mais sobre as complicações resultantes desse processo, vá para as páginas 68-70 e se prepare para ficar espantado.) Você vai encontrar lectinas em outros lugares além dessas plantas, uma vez que essas proteínas também aparecem em produtos animais. Quando as vacas e outros animais comem ração composta por milho ou soja, ambos cheios de lectinas, essas proteínas vão parar no leite ou na carne desses animais. O mesmo acontece com a carne e os ovos de galinhas criadas com rações cheias de lectinas. Idem para frutos do mar criados em cativeiro, que também têm a soja e o milho como a base da sua dieta. Eu não acreditava nisso até ver com meus próprios olhos que retirar esses alimentos da dieta de muitos dos meus "canários" foi a chave para a restauração da saúde deles.

Em meados dos anos 1980, uma experiência pessoal deixou essa questão clara para mim. Minha mulher e minhas duas filhas pequenas tinham se mudado para Londres, onde eu era cirurgião cardíaco no renomado hospital infantil Great Ormond Street. Naquela época, os frangos na Inglaterra eram alimentados sobretudo com carne de peixe moída. Minhas filhas sentiam falta de comer frango frito, então, como um presente especial, levei as duas ao único KFC da cidade. Assim que morderam o frango, ergueram a cabeça e disseram que aquilo era peixe, não frango. Tentei convencê-las de que era frango sim, mas, de certa forma, elas estavam certas. Como tinha sido alimentado à base de peixe, o frango era, na verdade, peixe. Na época, eu não tinha me tocado que um frango alimentado com milho ou soja não era um frango de verdade, mas sim um grão ambulante que cacarejava.

Como diz o velho ditado, "você é o que você come". Mas você também é aquilo que o que você come comeu. Quando se consomem hortifrútis orgânicos e produtos de animais alimentados em regime de pasto — e *não* estou falando de animais criados ao ar livre —, os nutrientes nas plantas e os nutrientes que as plantas recebem do solo (bem como as plantas que os animais comem) passam para seu corpo e são incorporados a todas as suas células. Saber como o alimento que comemos foi cultivado e criado não é apenas uma opção de estilo de vida; é algo que afeta a sua saúde de maneira direta.

Há agora evidências conclusivas de que frutas, verduras e legumes cultivados de maneira orgânica contêm mais vitaminas e minerais do que os hortifrútis produzidos de maneira convencional,[12] porém o mais importante é que eles contêm mais polifenóis. (Sem entrar em muitos detalhes técnicos, essas substâncias vegetais benéficas são encontradas no chá, no café, em frutas e em alguns legumes e verduras.) O mesmo se aplica a comer animais criados com pasto. Mas as implicações de ser o que você come (ou aquilo que o que você come comeu) não param por aí. As lectinas nos cereais e na soja dados a animais criados de modo convencional vão parar na carne, no leite ou nos ovos desses animais e, futuramente, no seu intestino, onde ainda podem lhe causar mal.

Mesmo animais orgânicos e supostamente criados ao ar livre contêm essas lectinas, porque também são alimentados com soja e milho, ainda que em versões orgânicas. Existe uma enorme diferença entre um hambúrguer (ou leite ou queijo) feito de uma vaca alimentada com gramíneas e feno e um hambúrguer feito de um animal criado em um celeiro à base de milho e soja ricos em lectinas.[13] Para começar, existe a diferença na relação entre gorduras ômega-3 e ômega-6. Com certas exceções, as gorduras ômega-6 são inflamatórias e as ômega-3 são anti-inflamatórias. O milho e a soja contêm sobretudo gorduras ômega-6, ao passo que o capim é rico em ômega-3. Mas não para por aí. Surpreendentemente, esses mesmos grãos deixam as vacas muito mais gordas do que se consumissem o mesmo número de calorias presentes no pasto.[14] Isso significa que a *fonte* de calorias representa um papel importante na forma como elas são metabolizadas. Tenha isso em mente quando formos falar sobre o ganho de peso. O quadro se agrava quando as sementes de milho e soja são geneticamente modificadas. Vamos tratar mais a fundo dos efeitos do consumo de alimentos transgênicos no capítulo 4.

---

**HISTÓRIA DE SUCESSO**
*Vida após o frango*

Yvonne K., uma mulher de cinquenta anos de Los Angeles, sofria de lúpus, dor articular, fadiga e erupções na pele, embora tomasse medicamentos imunossupressores e praticasse meditação. Depois que uma amiga sugeriu que ela marcasse uma consulta comigo, acabei colocando-a no Programa do Paradoxo Vegetal. Em um mês, a dor articular, a fadiga e a maioria das erupções na pele tinham sido resolvidas. Ela parou de tomar imunossupressores e continuou vivendo bem. Quando vi Yvonne cerca de quatro meses depois, ela estava encantada com o que tinha acontecido, exceto por alguns eczemas persistentes nas pálpebras. Ela me contou que procurava evitar determinados tipos de alimentos, e passamos um pente-fino nas listas de alimentos bons e ruins. Quando cheguei à lista de alimentos bons, perguntei se ela estava comendo frango. Ela respondeu que só comia frango caipira orgânico. E foi então que me dei conta: ela, na verdade, estava comendo aquilo que os frangos comiam — isto é, milho e soja. Ela era uma consumidora indireta de grãos e leguminosas! Retiramos imediatamente o frango da lista e, dito e feito, em menos de duas semanas, o eczema de Yvonne desapareceu. Três anos depois, ele ainda não voltou, assim como o frango caipira.

---

## O EQUILÍBRIO DE PODER

Qual é a posição dos humanos na guerra entre os mundos vegetal e animal? Somos apenas vítimas fáceis do dano que as lectinas e outras substâncias vegetais podem infligir contra nosso pobre corpo? De modo algum. É importante entender que, embora as lectinas possam ser tóxicas ou inflamatórias e tenham a capacidade de mexer no sistema de comunicação interna do corpo, todos os animais, incluindo os humanos, desenvolveram mecanismos próprios de defesa para tornar as lectinas inofensivas ou, pelo menos, amenizar seus efeitos. Um mecanismo de defesa de quatro vias nos protege dos efeitos tóxicos das plantas, especificamente das lectinas.

1. A PRIMEIRA LINHA DE DEFESA é o muco nasal e a saliva, chamados coletivamente de mucopolissacarídeos (que significa uma grande quantidade de açúcares). Adivinha para que servem esses açúcares? Para aprisionar as lectinas. Lembre-se: as lectinas gostam de se ligar a esse tipo de substância. Da próxima vez que seu nariz escorrer depois de comer pratos apimentados, você vai saber que acabou de ingerir algumas lectinas. Essa dose extra de muco não apenas aprisiona as lectinas que você acabou de comer, como também acrescenta mais uma camada protetora em seu esôfago, enquanto a comida ingerida desce pelo sistema digestivo.

2. A SEGUNDA LINHA DE DEFESA é o ácido gástrico, que, em muitos casos, digere certas lectinas, mas não todas.

3. A TERCEIRA LINHA DE DEFESA são as bactérias na boca e no intestino (parte do microbioma), que evoluíram para consumir de maneira eficiente as lectinas antes de elas terem a chance de interagir com a parede intestinal. À medida que você consome determinadas lectinas vegetais, seu corpo produz bactérias intestinais projetadas especificamente para neutralizá-las.[15] É por isso que, se eliminar todo o glúten da dieta, essas bactérias morrem, e você não consegue digerir essa proteína, causando desconforto; o mesmo acontece quando você volta a comer glúten ou ingere sem perceber algum alimento que contenha essa substância.

4. A QUARTA E ÚLTIMA LINHA DE DEFESA é a camada de muco produzida por certas células ao longo dos seus intestinos. Assim como o muco no nariz, na boca, na garganta e em todo o caminho até o ânus, essa camada de muco intestinal age como uma barreira. Mantém os

compostos vegetais que você comeu no intestino, usando os açúcares no muco para prender e absorver as lectinas. Se você é fã de *Star Wars* ou *Star Trek*, pense nessa camada mucosa como um campo de força!

Visto em conjunto, é um sistema eficiente. Mesmo assim, quanto mais tropas de lectinas forem lançadas contra essas defesas, mais moléculas de açúcar na camada mucosa são consumidas e maiores são as chances de as lectinas chegarem até o seu verdadeiro alvo: as células vivas que revestem o intestino. É aí que a coisa se complica.

Claro que você tem mais uma arma poderosa para empregar na batalha contra as lectinas: seu cérebro. Quando você sabe que certos alimentos são problemáticos, deve evitá-los, comê-los raramente ou amenizar seus efeitos com métodos de preparação que nossos ancestrais conheciam há muito tempo e sobre os quais vamos falar em breve. Você logo vai descobrir por que o uso de medicamentos que eliminam o ácido gástrico e a adoção de uma dieta completamente sem glúten não são aconselháveis para a maior parte da população que não foi diagnosticada com doença celíaca. Quando aprender mais sobre seu intestino e os micróbios que habitam nele, você poderá usar seu cérebro para corrigir melhor esses deslizes.

Essa é, portanto, a estratégia de defesa humana — e vou contar como fortificar suas defesas na parte II —, mas agora vamos dar uma olhada na linha de ataque das lectinas. As plantas atacam seu sistema de defesa com uma estratégia de três vias, fazendo você ficar doente em diversas frentes.

ESTRATÉGIA DE ATAQUE DA LECTINA Nº 1: ATRAVESSAR A PAREDE INTESTINAL

A primeira missão das lectinas é abrir as junções fechadas entre as células no revestimento da parede mucosa do intestino. Acredite ou não, o revestimento do seu intestino tem a grossura de apenas uma célula, ao passo que a área de superfície equivale ao tamanho de uma quadra de tênis.[16] Imagine que uma muralha com a grossura de uma única célula é responsável por proteger essa fronteira enorme. Suas células intestinais absorvem vitaminas, minerais, gorduras, açúcares e proteínas simples, mas não proteínas grandes — e as lectinas são proteínas relativamente grandes. Se tudo estiver bem com sua saúde intestinal e suas camadas mucosas, as lectinas não conseguem atravessar as células mucosas. Mas, quando as lectinas atacam sua parede intestinal, elas tentam quebrar essa linha de proteção valendo-se do seu tamanho grande para forçar o rompimento.[17]

Se alguma das linhas de defesa detalhadas anteriormente for rompida, as lectinas podem abrir as junções fechadas na parede intestinal ao se unir a receptores de determinadas células para produzir um composto químico chamado zonulina. Essa substância abre os espaços entre as células do revestimento intestinal, o que possibilita que as lectinas tenham acesso aos tecidos, linfonodos e glândulas que estão por perto, ou à corrente sanguínea, onde elas não deveriam estar. Quando chegam lá, agem como qualquer proteína estranha, estimulando seu sistema imunológico a atacá-las. Pense em uma farpa alojada embaixo da sua pele e como seu corpo, em resposta, ataca-a com leucócitos, criando inchaço e vermelhidão. Embora você não consiga ver essa reação às lectinas invasoras, garanto que elas estimulam seu sistema imunológico a reagir de maneira parecida. Vejo isso rotineiramente ao medir citocinas inflamatórias, as quais atuam como sirenes antiaéreas para alertar o sistema imunológico de uma ameaça iminente.

## ESTRATÉGIA DE ATAQUE DA LECTINA Nº 2: CONFUNDIR O SISTEMA IMUNOLÓGICO POR MEIO DE MIMETISMO MOLECULAR

No reino animal, existem muitos exemplos de criaturas que mimetizam outras espécies em proveito próprio. Algumas mariposas mimetizam aranhas para fazer com que seus predadores aracnídeos as deixem em paz. A inofensiva cobra-coral-falsa tem uma semelhança extraordinária com a cobra-coral-venenosa, de modo que evita a ação de predadores. Da mesma forma, as plantas podem imitar pássaros ou insetos para não serem comidas. Um inseto, com o nome apropriado de bicho-pau, parece um graveto seco, o que o ajuda a se proteger de predadores. Portanto, não é de surpreender que as plantas produzam intencionalmente lectinas indistinguíveis de outras proteínas do seu corpo, uma tática chamada de mimetismo molecular.

Não é possível distinguir as lectinas de algumas outras proteínas que estão no seu corpo. Ao mimetizá-las, as lectinas enganam o sistema imunológico do hospedeiro, fazendo com que ele ataque as proteínas do próprio corpo. Ou as lectinas se ligam a receptores celulares, agindo como um hormônio ou bloqueando um hormônio, desregulando, assim, a comunicação interna do corpo e gerando confusão (veja a seguir). Tenho certeza de que você já foi confundido com outra pessoa — é um caso de confusão de identidade. O mimetismo molecular é um exemplo dessa associação inadequada de padrões.

As células do sistema imunológico usam leitores de "código de barras" chamados de TLRS (receptores do tipo Toll, do inglês *toll-like receptors*) para identificar quais proteínas são amigas ou inimigas. Esses receptores com a capacidade de reconhecer padrões moleculares foram desenvolvidos ao longo de centenas de milhões de anos. Eles tiveram contato com padrões novos diante de determinados alimentos que, infelizmente, reproduzem um conjunto inteiramente novo de compostos que instruem as células — em particular, células imunológicas e de gordura — sobre o que fazer. Por exemplo, esses compostos transmitem às células de gordura que elas devem armazenar gordura quando não deveriam fazer isso ou dizem aos leucócitos para atacar nosso próprio corpo em um caso de confusão de identidade. Alguns desses compostos são tão recentes que a maioria de nossos ancestrais só foi se deparar com eles há quinhentos anos. Já os piores compostos só fomos descobrir nos últimos cinquenta anos! Vamos entrar em mais detalhes sobre os efeitos traiçoeiros do mimetismo molecular no capítulo 2.

ESTRATÉGIA DE ATAQUE DA LECTINA Nº 3: PREJUDICAR A COMUNICAÇÃO CELULAR

Algumas lectinas também prejudicam as transmissões entre as células ao imitar ou bloquear os sinais hormonais.[18] Os hormônios são proteínas que se encaixam em verdadeiras portas de acoplamento nas paredes de todas as células e liberam informações sobre o que o hormônio quer que a célula faça. Por exemplo, o hormônio insulina faz com que as células deixem a glicose entrar para fornecer energia ao corpo. Se existir um excesso de glicose, a insulina se liga a células de gordura e as direciona para armazenar a glicose na forma de gordura para ser usada quando houver uma oferta menor de comida. Depois de liberada essa informação, a célula comunica ao hormônio que a mensagem foi recebida, e o hormônio vai embora, de maneira que ela fica pronta para acolher o próximo hormônio. Para fazer qualquer uma dessas coisas, a porta de acoplamento para a insulina precisa estar livre e disponível. No entanto, as lectinas podem se ligar a importantes portas de acoplamento nas paredes celulares, seja dando informações erradas, seja bloqueando a liberação das informações corretas. Por exemplo, a lectina WGA é extremamente semelhante à insulina.[19] Ela pode se ligar à porta de acoplamento da insulina como se fosse a própria molécula de insulina, mas, ao contrário do verdadeiro hormônio, ela nunca vai embora — e isso traz resultados devastadores, incluindo redução da massa muscular, enfraquecimento do cérebro e dos neurônios, e sobras de gordura. Ui!

## UMA DIETA BASEADA EM PLANTAS

Continuo insistindo, não sou contra vegetais. Longe disso! É aí que está o paradoxo. Podemos estar em guerra com as plantas, mas elas (pelo menos, a maioria) contêm vitaminas, minerais e uma longa lista de flavonoides, antioxidantes, polifenóis e outros micronutrientes essenciais para a saúde do nosso microbioma — e, consequentemente, da nossa saúde.

O Programa do Paradoxo Vegetal é, na verdade, um programa centrado no microbioma e nas mitocôndrias que recomenda uma grande variedade de alimentos vegetais certos na hora certa, preparados da forma correta e nas quantidades certas. Quando tiver terminado de ler este livro, você vai saber exatamente quais vegetais comer, quais evitar e como preparar certos alimentos para amenizar o impacto das lectinas. Mas você não vai sobreviver apenas à base de plantas. A fonte de grande parte da proteína animal que você vai ingerir é composta de frutos do mar selvagens, por isso chamo esse programa de dieta "pescetariana". Naturalmente, como antigo professor da faculdade de medicina da Universidade de Loma Linda, uma instituição vegetariana adventista do sétimo dia, também apresento uma versão para vegetarianos e veganos atingirem a saúde ideal.

Metade dos pacientes que me procura o faz porque não conseguiu melhorar depois de se submeter a regimes famosos, como a dieta Gaps (do inglês *gut and psychology syndrome* — síndrome psicológica e do intestino), a Dice (dieta do carboidrato específico) e a dieta com baixo teor de Fodmaps (oligossacarídeos, dissacarídeos, monossacarídeos e polióis fermentáveis). O que meus colegas em saúde intestinal não reconhecem é que, embora diversos fatores sejam importantes para curar a síndrome do intestino permeável, antes de tudo, devem-se remover as proteínas lesivas que estão forçando a parede do intestino a se abrir. Se não fizerem isso, é como se estivessem tirando água de um barco furado. A menos que os buracos existentes sejam tampados e novos furos parem de surgir, o barco (assim como você) vai continuar afundando.

Felizmente, existem maneiras de vencer os efeitos danosos das lectinas. Seguindo as três fases do Programa do Paradoxo Vegetal, você primeiro vai eliminar as lectinas mais problemáticas para poder curar seu intestino. Depois, a maioria das pessoas vai poder voltar a ingerir certas lectinas, se os alimentos forem preparados da forma adequada e consumidos com moderação. Nem todos são sensíveis a lectinas específicas na mesma medida. O grau de tolerância que seu sistema imunológico e seu microbioma possuem diante de uma determinada lectina depende do tempo que seus ancestrais passaram comendo a verdura ou outra planta que contêm essa lectina. Em algum momento, seu organismo evolui a tal ponto que, a partir daí, não precisa fazer mais nada ao ser confrontado com essa proteína em particular.

No próximo capítulo, vamos nos aprofundar no mundo das lectinas, a fim de entender como elas lideram a guerra dentro do seu corpo. Vamos também acabar com mitos ligados a muitos alimentos supostamente saudáveis, que, como você vai aprender, são na verdade os causadores ocultos de problemas cardíacos, diabetes, artrite, obesidade e doenças autoimunes.

# 2. Lectinas à solta

Agora que você foi apresentado às lectinas, vamos tratar das perguntas óbvias: se nossos antepassados comeram a maioria desses alimentos que continham essas substâncias por milhares de anos, por que só agora elas estão destruindo a nossa saúde? E o que mudou nos últimos anos para isso acontecer — se é que alguma coisa mudou?

É aqui que as coisas ficam realmente interessantes. Na verdade, as lectinas estão causando problemas para os humanos há milhares de anos. Por tentativa e erro, todo animal, incluindo nossa espécie, aprendeu quais plantas devem ser evitadas. Mas, cerca de 100 mil anos atrás, os humanos fizeram uma descoberta que gerou uma série de vantagens com relação às outras criaturas na guerra contra as plantas: o fogo! Cozinhar alimentos leva à decomposição parcial de muitas lectinas, além de ser um jeito fácil de decompor a parede celular de uma planta. Antes, apenas as bactérias intestinais eram capazes de realizar essas façanhas. Isso permitiu que nossos ancestrais evoluíssem de forma que reduzisse drasticamente a quantidade de energia (e a área de superfície dos intestinos) necessária para a digestão — o que aumentou a oferta de calorias para o cérebro. Embora não fosse uma solução perfeita, cozinhar também permitiu que utilizássemos o estoque de amido dos tubérculos — como as batatas-doces —, antes impossíveis de digerir.

Depois da invenção do cozimento, as coisas correram muito bem para o *Homo sapiens* por cerca de 90 mil anos. A abundância de animais e de tubérculos produziu humanos altos e robustos. Tanto que até 10 mil anos atrás, o ser humano comum media cerca de um metro e oitenta de altura. Com o fim da última Era do Gelo, porém, os problemas começaram. Os animais enormes que prosperavam no gelo logo se extinguiram, exigindo que a humanidade buscasse por uma nova fonte de calorias. Surgiu, então, a agricultura e a domesticação de grãos e feijões (leguminosas) no chamado Crescente Fértil do Oriente Médio. Esses alimentos podiam ser estocados para consumo posterior, ao contrário dos frutos, que precisavam ser ingeridos maduros. O cultivo de grãos e leguminosas foi a faca de dois gumes do paradoxo vegetal. Não estávamos preparados, há milhões de anos, para a entrada de lectinas inteiramente novas em nossos intestinos — e, apesar da passagem do tempo, ainda não estamos. No entanto, como você logo vai entender, o consumo de grãos e feijões foi a melhor e a pior coisa que poderia ter acontecido à nossa espécie.

## DOIS TIPOS DE LECTINAS

No capítulo anterior, você aprendeu sobre dois tipos de sementes, as que tinham e as que não tinham cobertura dura. Também aprendeu sobre as duas estratégias defensivas diferentes utilizadas pelas plantas — impedir que os predadores comam suas sementes ou, ao contrário, incentivar os predadores a comê-las e transportá-las. Por isso, os predadores de plantas são também divididos em duas categorias. Os animais de pasto evoluíram para consumir plantas de folha única (monocotiledôneas) e que, em geral, são lembradas apenas como gramíneas ou grãos. Enquanto isso, os animais que vivem em árvores evoluíram para consumir folhas de árvores e outras plantas de duas folhas (dicotiledôneas) e seus frutos. As lectinas nas plantas de folha única são completamente diferentes das lectinas nas plantas de duas folhas, por isso os conjuntos de micróbios intestinais em animais de pasto e os que moram em árvores evoluíram em duas linhas distintas. Os micróbios intestinais em animais de pasto digerem as lectinas nas plantas de folha única, ao passo que os dos que vivem em árvores são capazes de processar as lectinas nas plantas de duas folhas.

Sabemos que quanto mais tempo você fica exposto a um composto, mais se torna tolerante a ele, não sofrendo reações intensas. Pense que você é exposto a uma pequena dose de alérgeno quando recebe alguma injeção contra alergias; assim, depois de um tempo, seu corpo passa a tolerar esse alimento ou substância. O mesmo acontece com as lectinas, só que o período necessário para o organismo se adaptar a essa substância não é de semanas ou meses, mas de milênios.

Os ancestrais de vacas, ovelhas, antílopes e outros animais de pasto tiveram milhões e milhões de anos para desenvolver e passar adiante micróbios capazes de decompor lectinas de plantas de folha única, o que significa que eles digerem e eliminam essas lectinas; e, se não as eliminam, "educam" o sistema imunológico a não ficar mais incomodado com elas pois, após milhões de anos, acaba por se familiarizar com essas substâncias. Camundongos e ratos evoluíram como comedores de grãos há pelo menos 40 milhões de anos e tiveram muito mais tempo para se tornar tolerantes a essas lectinas: cerca de 4 mil vezes mais tempo do que os humanos. Os roedores também possuem muito mais enzimas chamadas proteases no intestino que decompõem as lectinas nas sementes, ou seja, as lectinas não são uma ameaça constante à parede intestinal de um roedor, como o são para o intestino humano.

Nós, humanos, definitivamente não somos animais de pasto. (Ainda que adoremos beliscar o dia todo! Mas prometo que o Programa do Paradoxo Vegetal vai fazer você deixar esse hábito para trás.) Portanto, somos caracterizados como animais que vivem em árvores ou, pelo menos, descendentes de uma longa linhagem deles que, a princípio, eram musaranhos-arborícolas. Eu sei. Parece difícil de acreditar, mas isso foi há pelo menos 40 milhões de anos. E, ao longo desse tempo, os micróbios que agora moram no seu corpo e conseguem decompor as lectinas de plantas de duas folhas foram passados de geração a geração.[1]

# QUATRO MUDANÇAS DRAMÁTICAS NA DIETA HUMANA

Nossas bactérias intestinais são muito importantes para "educar" nosso sistema imunológico sobre quais compostos podem ser considerados relativamente inofensivos e entrar no nosso organismo, e quais são motivo de preocupação e devem ter sua entrada barrada.[2] Essa "patrulha de fronteira", conhecida como sistema imunológico, tem sido desenvolvida há 80 milhões de anos e começou muito antes do surgimento do *Homo sapiens*. Mas foi apenas recentemente que nós (e nossos micróbios) fomos sujeitados a novos padrões em certos alimentos. Infelizmente, os compostos nesses alimentos mimetizam um conjunto diferente de substâncias que dizem às nossas células, em particular às imunológicas e às de gordura, o que fazer.

As quatro principais perturbações nos padrões alimentares destacadas a seguir abalaram o equilíbrio sofisticado de poder entre plantas e humanos, que nos havia permitido coexistir e prosperar por milênios. Cada uma dessas perturbações fez com que nos adaptássemos (ou não) a uma dieta nova. E foi só há pouco tempo que descobrimos qual o papel das lectinas nessa desordem. As epidemias de obesidade, diabetes tipo 2 e outros problemas de saúde são provas definitivas de que, por ora, estamos perdendo essa guerra. Para entender por que isso está acontecendo e o que podemos fazer para evitar esse quadro problemático, vamos realizar uma breve viagem às origens da humanidade.

## MUDANÇA Nº 1: A REVOLUÇÃO AGRÍCOLA

O advento da revolução agrícola há cerca de 10 mil anos significou que uma fonte inteiramente nova de alimento — grãos e feijões — se tornou a base da dieta da maioria das culturas de maneira relativamente rápida. Naquele momento, a dieta humana deixou de ser composta sobretudo de folhas, tubérculos e algumas gorduras e proteínas animais para ser substituída por grãos e feijões. Até então, o microbioma humano nunca havia se deparado com lectinas em gramíneas (grãos) ou leguminosas e, portanto, as bactérias intestinais, os micróbios e o sistema imunológico humanos não tinham nenhuma experiência para digeri-las.

Vamos avançar cerca de 5 mil anos. Graças a seus celeiros cheios de trigo, o Egito antigo conseguiu alimentar seu povo, incluindo os escravos que construíram as pirâmides, possibilitando que se tornasse um grande reino. No entanto, a análise de milhares de restos mumificados dessa população revela que o estado de saúde desses comedores de trigo não era nada bom. Eles morriam com sobrepeso e artérias entupidas. Seus dentes também se deterioravam pela dieta com alto teor de grãos, que são cheios de açúcares simples, e, devido à mastigação desse tipo de alimento, até suas gengivas se encontravam desgastadas.[3] Os restos mumificados da rainha Nefertiti sugerem que ela pode ter morrido de diabetes. A lendária rainha não foi a única com problemas de saúde relacionados à dieta com alto teor de grãos. A aveia adentrou os tempos modernos associada a problemas dentários. Em 1932, pesquisadores descobriram que colocar crianças pequenas com cáries dentais e dentes malformados em uma dieta sem farinha de aveia mas fortificada com vitamina D e óleo de fígado de bacalhau, por um período de seis meses, resultou em uma inibição quase completa de cáries novas e uma regressão no crescimento das que já existiam.[4] Esses resultados foram muito melhores do que os esforços anteriores de usar apenas um suplemento de vitamina D enquanto as crianças continuavam a consumir aveia.

Em graus variados, podemos ver que as lectinas em aveias e outros grãos, em leguminosas e outras plantas sempre foram tóxicas — mas tendo que escolher entre passar fome e ter vários problemas de saúde, os humanos sempre vão optar pela sobrevivência. Com a revolução agrícola, nossos ancestrais encontraram maneiras de minimizar os efeitos das lectinas trazidas para nosso prato por meio da fermentação e de várias outras técnicas engenhosas de preparação. E, claramente, sem os grãos e os feijões, a civilização como a conhecemos nunca teria se desenvolvido.

## MUDANÇA Nº 2: UMA MUTAÇÃO NAS VACAS

Cerca de 2 mil anos atrás, uma mutação espontânea nas vacas do norte da Europa fez com que elas produzissem leite com a proteína caseína A1, em vez da caseína A2, como normalmente ocorria. Durante a digestão, a caseína A1 é transformada numa proteína parecida com a lectina chamada beta-casomorfina. Essa proteína se une às células produtoras de insulina do pâncreas, conhecidas como células beta, o que incentiva um ataque imunológico contra o pâncreas de pessoas que consomem leite dessas vacas ou queijos feitos a partir dele.[5] Há indícios de que essa é a principal causa de diabetes tipo 1.[6] As vacas, cabras e ovelhas do sul da Europa continuam a produzir leite com caseína A2, mas, como as vacas com caseína A1 são mais robustas e produzem mais leite, elas são as preferidas dos criadores de gado. A raça mais comum de vacas no mundo é a holstein, cujo leite contém essa proteína problemática semelhante a uma lectina. Se você acha que beber leite lhe faz mal, é bem provável que a culpa seja da raça da vaca, e não do leite em si. A holstein preta e branca é o exemplo clássico da vaca A1, enquanto as das raças guernsey, pardo suíço e azul belga produzem caseína A2. É por isso que recomendo que, se for consumir laticínios, opte apenas por produtos com caseína A2. O mercado de leites e queijos com caseína A2 começou a ganhar espaço no Brasil só em 2017, então há ainda um nicho a ser desenvolvido. Outra opção é usar produtos de leite de cabra ou ovelha.

---

**HISTÓRIA DE SUCESSO**

*É a raça da vaca!*

Allison M., que sofria de artrite reumatoide havia muito tempo, procurou por mim. Na casa dos cinquenta anos, ela havia decidido que não queria passar o resto da vida tomando imunossupressores, que aumentam o risco de câncer. Em vez disso, interrompeu o uso dos medicamentos e começou o Programa do Paradoxo Vegetal. Com essa decisão, ela se fortaleceu e sua dor desapareceu — e, junto com ela, os indicadores de inflamação. Mas essa história de sucesso é tão comovente devido à ligação que recebi de Napa Valley. Pelo que Allison me contou, em visita a uma amiga, esta lhe ofereceu um iogurte feito com leite de vacas alimentadas com pasto, pois sabia que ela estava seguindo aquela "dieta maluca". Apesar disso, minha paciente recusou, afirmando que não era a vaca da raça certa, o que levou sua amiga a menosprezar a dieta, dizendo que aquilo era ridículo. Como se a raça da vaca fizesse alguma diferença! Allison riu e concordou que devia ser bobagem e que um pouquinho não devia fazer mal. Assim, por educação, tomou algumas colheradas do iogurte. Naquela noite, acordou com três articulações dos dedos da mão esquerda inchadas e vermelhas. Ela me ligou, não em pânico, mas encantada! Era *sim* a raça da vaca, no fim das contas. Ela me falou que nunca algo que doía tanto tinha lhe proporcionado uma sensação tão boa, porque agora ela sabia que tinha a fórmula secreta para se manter saudável pelo resto da vida.

## MUDANÇA Nº 3: PLANTAS DO NOVO MUNDO

Pode parecer que deveríamos ter ficado mais tolerantes a essas lectinas novas nos últimos 10 mil anos, mas vamos fazer mais uma viagem no tempo. Há cinco séculos, uma das maiores mudanças relacionadas à lectina — e talvez o maior transtorno ligado a elas — ocorreu quando os europeus chegaram às Américas. Os exploradores levaram alimentos do Novo Mundo de volta a seus países de origem e esse intercâmbio expôs o resto do mundo a toda uma gama de lectinas novas. Elas incluíam a família das solanáceas, a maior parte das famílias dos feijões (leguminosas, incluindo amendoins e castanhas-de-caju), grãos, pseudogrãos como amaranto e quinoa, a família das abóboras (jerimum, abóbora-bolota, abobrinha), chia e algumas outras sementes. Eram alimentos que, até então, nenhum europeu, asiático ou africano tinha visto, muito menos comido. Metade das comidas que são consideradas essenciais para se ter uma saúde boa, na verdade, tem sua origem no Novo Mundo, por isso, a grande maioria da humanidade nunca havia sido exposta a elas. Isso significa que seu corpo, suas bactérias intestinais e seu sistema imunológico não estão preparados para tolerá-las. Passar a conhecer uma lectina nova em quinhentos anos é o mesmo que um *speed dating* em termos de evolução!

## MUDANÇA Nº 4: INOVAÇÕES CONTEMPORÂNEAS

Nas últimas cinco décadas, sofremos com mais um ataque de lectinas — dessa vez, em alimentos processados e, mais recentemente, nos organismos geneticamente modificados (ogms), incluindo soja, milho, tomate e colza (canola). Nossos corpos nunca tinham se deparado com nenhuma dessas lectinas. Além disso, com a introdução dos antibióticos de amplo espectro, outros remédios e uma ampla gama de substâncias químicas, acabamos destruindo por completo as bactérias intestinais que normalmente teriam nos dado a chance de processar essas lectinas e acostumar nosso sistema imunológico a elas. Vamos discutir mais sobre isso no capítulo 4.

Todos esses quatro fatores alteraram profundamente a comunicação dentro do nosso corpo. Nós (e nosso microbioma) não tivemos tempo de nos adaptar para lidar com esses ataques de lectinas. (Basta lembrar aquelas pobres vacas que nunca haviam encontrado lectinas de milho e soja até sessenta anos atrás e são tratadas com carbonato de cálcio para fazer com que comam seu novo alimento para ganhar peso.) Isso é particularmente verdadeiro se criarmos o hábito de matar a maior parte de nosso microbioma ingerindo certos medicamentos todos os dias, incluindo antibióticos e outras substâncias como adoçantes artificiais. É o mesmo que esperar que um dos primeiros computadores desenvolvidos nos anos 1970, com talvez 250 bytes de memória, permitisse que você visse vídeos, olhasse o Facebook, pagasse suas contas, reservasse passagens aéreas, fizesse compras e realizasse inúmeras outras funções que agora são possíveis de serem feitas em até no mais básico dos computadores modernos.


POR QUE AGORA?

Se apenas um desses quatro fatores é baseado nas mudanças modernas, por que de repente estamos tão mais sensíveis às lectinas? A resposta é cheia de nuances. Como discutimos na seção anterior sobre inovações contemporâneas, várias mudanças recentes impactaram a forma como respondemos às lectinas. O ritmo dessas alterações é quase mais rápido do que a velocidade da luz, superando nossa capacidade — e a do nosso microbioma — de adaptação em um período comparável.

No último meio século, abandonamos muitas das formas tradicionais de alimentação e preparação de alimentos, dando preferência ao fast-food, ao alimento processado e ultraprocessado, às refeições de micro-ondas, e assim por diante. A composição de nossa dieta também mudou de maneira significativa. O milho, a soja e o trigo, todos carregados de lectinas, estão na maioria dos alimentos processados. O nível de lectinas nos humanos é mais alto do que nunca, mas a história não para por aí. Nesse mesmo período de cinco décadas, a presença ostensiva de herbicidas, biocidas, medicamentos, fertilizantes, aditivos alimentares, produtos de beleza e várias outras substâncias químicas também desordenou nosso sistema de comunicação interna, nosso intestino e nossos micróbios intestinais. Essa sobrecarga química comprometeu nossa capacidade de processar grãos, leguminosas e outras plantas com lectinas.

Como alertei na Introdução, boa parte do que vou dizer pode ser difícil de aceitar no começo. Pode até fazer você questionar quem você é. Vai desafiar suas noções do que é ser saudável e do que causa doenças. Vai derrubar seus conceitos do que constitui alimentos saudáveis, alimentos bons, alimentos ruins e até alimentos orgânicos — e definitivamente vai fazer você questionar as diretrizes alimentares oficiais. No nível mais básico, quero que entenda por que não pode ignorar o passado para desfrutar de um futuro longo e saudável.

Nossa oferta alimentar atual é muito diferente da que estava disponível para as gerações passadas.

Pense nisso: em apenas cinquenta anos, aconteceram mudanças importantes como:

- Comemos agora muito mais trigo, milho e outros grãos, além de soja, na forma de alimentos processados, e estes substituíram carboidratos não processados, incluindo verduras e outros vegetais.[7]

- Em vez de refeições caseiras, dependemos cada vez mais de alimentos preparados para colocar no micro-ondas, de alimentos ultraprocessados cheios de ingredientes questionáveis e de refeições prontas.

- Esquecemos (ou ignoramos) maneiras tradicionais de neutralizar os efeitos negativos de consumir determinados alimentos com lectinas.

- Muitas plantas comuns na nossa dieta são cultivadas agora com o uso de fertilizantes petroquímicos e modificadas para serem mais resistentes a pragas, amadurecerem mais rápido, terem seus machucados ou deformações minimizados ou eliminados, entre outras mudanças que aumentam a produção e facilitam o transporte por longas distâncias.

- Mesmo os vegetais saudáveis não estão sendo cultivados com o tradicional auxílio das bactérias do solo, que foram erradicadas pelas técnicas agrícolas e pelos biocidas modernos. No solo, os níveis de zinco e magnésio, elementos fundamentais na prevenção do diabetes e da síndrome metabólica, despencaram de maneira expressiva.[8]

- Embora nem sempre associados a obesidade e outros problemas de saúde, produtos não alimentares como medicamentos com e sem prescrição médica, aromatizadores de ambiente, álcool gel e inúmeros outros itens prejudiciais não apenas são um problema por si só, mas também aumentam os efeitos negativos do consumo das lectinas.

## O QUE É UM ALIMENTO SAUDÁVEL?

Como a saúde está diretamente ligada à alimentação, ela depende da escolha de alimentos e suas quantidades relativas, bem como das técnicas de preparação utilizadas. Mas, ironicamente, a maioria dos meus pacientes com problemas de saúde já tinha uma alimentação "saudável"! Ou, pelo menos, era o que eles pensavam.

No meu primeiro plano de dieta, proibi alimentos brancos como farinha, açúcar, batatas e leite, e limitei alimentos marrons como certos grãos integrais e leguminosas. Mas, quando, na sequência, removi *todos* os grãos e pseudogrãos (quinoa, trigo-sarraceno etc.), assim como todas as leguminosas, incluindo tofu, edamame e outros produtos de soja, meus pacientes sentiram melhoras ainda maiores. Parecia que, quanto mais alimentos supostamente saudáveis eu eliminava, mais a saúde deles melhorava. O câncer regredia ou desaparecia — sim, você leu certo —, e o mesmo acontecia com diabetes tipo 2, doença arterial coronariana, fibromialgia e doenças autoimunes. Como isso poderia ocorrer? Afinal, estamos comendo esses alimentos saudáveis há milhares de anos, não é mesmo?

Muitos alimentos, incluindo os que contêm lectinas, possuem propriedades boas e ruins. Além disso, os indivíduos têm tolerâncias diferentes às lectinas, dependendo de seu estado de saúde. Mas, em certo grau, a saúde individual está associada à saúde do revestimento intestinal, ao microbioma e às instruções dadas por ele ao sistema imunológico. Com isso, ficou claro para mim que as lectinas estão liderando o ataque na guerra que acontece dentro do seu corpo.

Mesmo quando cultivados de maneira orgânica, certos alimentos com alto teor de lectinas são a causa das chamadas doenças autoimunes, e evitar lectinas é uma forma de se curar dessas doenças, conforme foi relatado na literatura científica e como confirmei tratando meus pacientes.[9] Essas afirmações podem parecer absurdas, mas as evidências entram e saem da minha sala de espera todos os dias. Num estudo, vinte mulheres com artrite reumatoide (AR) foram colocadas em jejum de água, durante o qual a AR desapareceu em todas elas — e, depois disso, quando foram colocadas numa dieta vegana, metade permaneceu em remissão, o que significa que seus intestinos tinham se curado. Mas a AR retornou na outra metade das pacientes sob a dieta vegana.[10] Na verdade, meus estudos mostraram que comer alimentos "saudáveis" ricos em lectina causa AR. Precisamos reformular nossa definição do que é saudável, que deve incluir algum tipo de restrição ao consumo de alimentos ricos em lectinas.

---

### HISTÓRIA DE SUCESSO
*À espera de um segundo filho*

Bonitos e cheios de vida, Suzanna K., de 27 anos, e seu marido foram buscar minha ajuda. Pouco depois do parto de seu primeiro filho, Suzanna tinha desenvolvido uma artrite reumatoide devastadora. Ela começou a tomar esteroides e um medicamento imunossupressor e, mesmo assim, continuava com as articulações extremamente inchadas. Qualquer movimento era doloroso, sendo impossível segurar seu filho. Além disso, ela e o marido queriam desesperadamente ter outro bebê, mas sabiam que, com Suzanna tomando aqueles remédios, seria perigoso demais para ela entrar em uma outra gestação.

Suzanna estava disposta a tentar de tudo. Seu exame de sangue mostrou que, mesmo sob aqueles medicamentos pesados, seu sistema imunológico ainda estava em modo de ataque total. Seus testes também mostraram o indicador de sensibilidade à lectina. Por isso, instituímos o Programa do Paradoxo Vegetal e interrompemos suas medicações. No começo foi difícil. Usamos compostos anti-inflamatórios naturais como extrato de boswéllia e alta dosagem de óleo de peixe e vitamina $D_3$. A cada semana, a dor diminuía, assim como seus indicadores de inflamação, que se aproximaram dos níveis normais. Depois disso, ela conseguiu brincar com o filho sem sentir dor e levantá-lo ou erguê-lo sem sofrer. Depois de cerca de um ano, eu a encontrei de novo, junto com seu marido e sua mãe, que também haviam entrado no programa para ajudá-la a continuar nele. Falei para ela que seus indicadores haviam melhorado tanto que eu achava que ela poderia tentar engravidar. Ela abriu um sorriso malicioso e radiante. "Sabia que você ia dizer isso", ela anunciou, "então me adiantei. Peguei o resultado do teste e estou grávida de quatro semanas!"

Há pouco tempo, Suzanna deu à luz uma menina e, ao contrário da primeira gravidez, sua artrite reumatoide não atacou meses depois do parto.

E o marido e a mãe? Apesar de ser louco por exercícios físicos, seu marido sofria de problemas nasais crônicos, que desapareceram desde que ele começou o programa. Por quê? As lectinas causam problemas nasais, visto que a produção excessiva de mucosa é a primeira linha de defesa para aprisionar as lectinas que consumimos. Da próxima vez que seu nariz escorrer quando comer um molho picante, lembre-se disso. E a mãe? Seu diabetes, seu colesterol alto e sua artrite desapareceram, ela largou todos os medicamentos e emagreceu catorze quilos — só por ajudar a filha a mudar a alimentação. Os problemas enfrentados por essas três pessoas podem parecer díspares, mas estão ligados pela sensibilidade à lectina — e todos encontraram sucesso ao retirar as lectinas da dieta.

## CHEGANDO À RAIZ DA SENSIBILIDADE AO GLÚTEN

Como você sabe agora, o glúten, a proteína encontrada no trigo, na cevada, no centeio e muitas vezes na aveia, é apenas um tipo de lectina, e foi a que recebeu maior grau de atenção nos últimos anos. O consumo de qualquer um desses "alimentos saudáveis" pode causar doença celíaca, um problema de intestino bastante grave. Outras pessoas exibem sensibilidade ao glúten através de uma variedade de sintomas, incluindo confusão mental, dor articular e inflamação.

Todos os alimentos com glúten contêm lectinas, mas nem todos os alimentos com lectina contêm essas proteínas vegetais conhecidas como glúten. O pior é que quase todos os grãos e pseudogrãos contêm lectinas semelhantes ao glúten. E existem milhares de outras lectinas — infelizmente, a dieta tradicional nos Estados Unidos está cheia delas. Além disso, outras lectinas são mais prejudiciais que o glúten.

Os alimentos que teoricamente não contêm glúten são, na verdade, repletos de lectinas na forma de farinhas feitas de milho, aveia, trigo--sarraceno, quinoa e outros grãos e pseudogrãos, bem como soja e outras leguminosas. Isso explica por que muitas das pessoas que vejo no meu consultório que não consomem mais cevada, centeio, aveia e trigo continuam a ter complicações digestivas, entre outros problemas de saúde, incluindo sobrepeso ou subpeso, particularmente se comem produtos "sem glúten" (mas não sem lectinas).[11] Inclusive, o ganho de peso é um resultado frequente de uma dieta (supostamente) sem glúten. Outro problema que também pode surgir pela eliminação total do glúten na dieta está ligado às bactérias que comem essa proteína: sem o consumo de glúten, o abastecimento alimentar desaparece e as bactérias que digerem o glúten morrem. Depois, se você for exposto ao glúten mais para a frente, o que muito provavelmente acontecerá, vai ter problemas provocados por ele.[12]

---

## HISTÓRIA DE SUCESSO
### *O mito do sem glúten*

Clarence V. se curou do diabetes tipo 2 com mudanças alimentares sugeridas por mim. No entanto, depois que o diagnostiquei com doença celíaca, ele começou a comer pães e biscoitos sem glúten, que são bombas de açúcar. Como era de esperar, o diabetes atingiu níveis gritantes. Quando entendeu o que havia acontecido, parou de comer esses produtos e conseguiu controlar as duas doenças. Mas a história dele não para por aí. O diabetes de Clarence tinha levado a um nível baixo de testosterona. Ele havia garantido à mulher, que tinha 42 anos, que era infértil e, por isso, eles não precisavam se preocupar com métodos contraceptivos. Mas, quando se curou do diabetes cortando o açúcar e a proteína animal, seu nível de testosterona cresceu e, adivinhem só, sua esposa engravidou. Não foi uma surpresa agradável para o casal, cujos outros filhos estavam indo para a faculdade. Agora, felizmente, eles estão contentes com o mais novo integrante da família — e com a melhora da saúde de Clarence.

## GRÃOS E GANHO DE PESO

Quando se pensa no glúten, a primeira associação que vem à mente é o trigo. Embora a cevada, o centeio e, às vezes, a aveia também contenham glúten, nenhum grão é tão onipresente na dieta norte-americana quanto o trigo. Como mencionei anteriormente, as propriedades do trigo que levam ao aumento de peso nos fizeram escolhê-lo no lugar de outros grãos menos "pesados" há 10 mil anos. Embora o trigo possa ser nosso grão predileto, ele não é seu amigo, independentemente de você ter sido ou não diagnosticado com doença celíaca ou sensibilidade não celíaca a trigo.

O trigo é viciante, agindo como um opiáceo no cérebro. Como a maioria das pessoas, você tolera os efeitos nocivos dele porque é viciado. Além de suas propriedades viciantes, o trigo apresenta outro problema enorme para nós — ele promove o ganho de peso de forma ativa. Você vai aprender como isso acontece no capítulo 5, mas, até lá, considere o seguinte: para engordar um boi ou outro animal para o abate, o criador o alimenta com grãos (e soja e outras leguminosas), bem como com uma baixa dose de antibióticos. Os grãos acompanhados de antibióticos têm o mesmo efeito em nós, provocando inchaços e representando um papel importante no aumento das terríveis estatísticas de saúde. Segundo os Centros de Controle de Doenças, 70,7% dos adultos norte-americanos têm sobrepeso, dos quais quase 38% são obesos.[13] Vinte anos atrás, menos de 20% eram obesos. Infelizmente, o sobrepeso se tornou a regra e as lectinas são um dos grandes responsáveis por essa crise de obesidade.

E lembre-se: a ingestão de trigo não vem apenas da ingestão direta de grãos. Como alimentamos os animais que vão parar na nossa mesa com grãos e feijões *junto com* antibióticos, essa refeição tóxica também acaba indo para dentro do nosso corpo, criando a tempestade perfeita. E a tempestade se torna ainda mais perigosa quando exageramos no uso de antibióticos de amplo espectro.

## A LECTINA MAIS PERIGOSA NO TRIGO, E QUE PODE SER EVITADA, NÃO É O GLÚTEN

Nos últimos anos, o glúten se tornou o vilão no mundo nutricional, aumentando o interesse em dietas de baixo carboidrato defendidas pelo dr. Robert Atkins e pelo dr. Arthur Agatston (criador da dieta de South Beach). O dr. William Davis, autor de *Barriga de trigo*, e o dr. David Perlmutter, autor de *A dieta da mente*, recomendaram evitar os grãos e deram destaque ao vício em trigo em seus livros, mas ambos se concentraram no glúten que existe no trigo. Na verdade, o glúten é apenas uma pecinha do quebra-cabeça.

Você já conheceu um vilão oculto no trigo: a aglutinina do germe do trigo (WGA). Só para deixar claro, a WGA não está associada ao glúten; em vez disso, é encontrada no farelo. Isso significa que o pão branco contém glúten mas não WGA, ao passo que o pão de trigo integral contém os dois!

A aglutinina do germe do trigo é uma proteína especialmente pequena em comparação com a maioria das outras lectinas, que são relativamente grandes. Portanto, mesmo se a barreira mucosa do intestino não tiver sido comprometida, a WGA consegue atravessar as paredes intestinais com mais facilidade que as outras lectinas. Mas esse é apenas um dos muitos efeitos negativos do consumo da WGA. Ela também:

1. Tem o mesmo comportamento da insulina, interrompendo a função endócrina normal ao bombear açúcar dentro das células adiposas, onde ele logo se transforma em gordura, o que resulta no ganho de peso e no desenvolvimento de resistência à insulina.

2. Impede que o açúcar entre nas células musculares, criando ainda mais gordura corporal e obstruindo a nutrição dos músculos.

3. Interfere na digestão da proteína.

4. Promove inflamação liberando radicais livres, que podem afinar o revestimento da mucosa do intestino.

5. Faz reações cruzadas com outras proteínas, criando anticorpos que

podem induzir respostas autoimunes. Esses anticorpos são diferentes daqueles formados por uma reação ao glúten.

6. Atravessa a barreira hematoencefálica, levando outras substâncias com as quais se ligou e causando problemas neurológicos.

7. Mata células, sem distinção entre células normais e cancerígenas.

8. Interfere na replicação do DNA.

9. Causa aterosclerose, o endurecimento das artérias por um acúmulo de placa (o que nunca é mencionado na medicina convencional).

10. Possibilita que vírus causadores de doenças, incluindo o da gripe, entrem no corpo a partir do intestino pela ligação ao ácido siálico no revestimento mucoso.

11. Contribui para o desenvolvimento de nefrite ou inflamação renal.[14]

Como evitar a WGA? Basta ficar longe do pão integral e de outros produtos de grãos integrais.

## A HISTÓRIA INTEGRAL DOS GRÃOS INTEGRAIS

Embora os grãos integrais só tenham sido considerados alimentos saudáveis nas últimas décadas, vale lembrar que, há alguns milhares de anos, quando a tecnologia de moagem possibilitou remover as partes fibrosas do trigo e de outros grãos, as classes privilegiadas optaram por comer pão "branco". Elas relegaram os grãos integrais, como arroz e o pão integrais, aos camponeses. O objetivo era refinar os grãos para que fossem mais agradáveis ao intestino, bem como para deixar o pão mais branco. Obviamente, as classes mais abastadas não sabiam disso na época, mas os grãos integrais possuem um teor consideravelmente mais alto de lectinas do que os grãos que tiveram suas fibras retiradas, o que explica a facilidade de digestão. Os gregos e os romanos até disputavam qual país tinha o pão mais branco. Para constar, o Egito ganhou a disputa.

Hoje, todos "sabem" que o arroz integral é mais saudável do que o arroz branco, mas os 4 bilhões de pessoas na Ásia que têm o arroz como o principal grão da sua dieta sempre tiraram a casca do arroz integral para deixá-lo branco antes de comer. Idiotice? Pelo contrário, inteligência; a casca contém lectinas e elas são retiradas por essas culturas há milhares de anos. Antes eu acreditava que o grão branco era inferior ao integral, contudo, mudei de opinião. Tradicionalmente, os chineses, japoneses e outros povos asiáticos não sofriam de obesidade, doença cardíaca, diabetes e outras condições tão comuns nos Estados Unidos.[15] Ouso dizer que, se você está com sobrepeso, é muito provável que acredite no mito do "grão integral saudável". Lamentavelmente, o ressurgimento dos produtos de grão integral reintroduziu a WGA e várias outras lectinas na nossa dieta.

Essa obsessão atual pelo "grão integral saudável" vai na direção contrária à dos nossos ancestrais, mas não é a primeira vez que essa moda surgiu. Em 1894, o dr. John Kellogg, médico e superintendente de um sanatório, teve sucesso em seus esforços de fazer seus pacientes comerem grãos integrais. (Era obcecado pela "regularidade" que, pare ele, era o segredo para a boa saúde.) Quando seus pacientes se recusavam a comer, ele e seu irmão, Will Keith Kellogg, inventaram uma forma de disfarçar os grãos integrais de milho no que ficou conhecido como flocos de milho Kellogg's. E assim teve início uma mudança no que constituía um café da manhã "saudável", isto é, cereal matinal, e o surgimento de uma indústria bilionária. Essa indústria logo transformou o trigo no cereal matinal "perfeito", reintroduzindo a WGA e uma legião de outras lectinas em nossa dieta. Só para você ver como o fenômeno do cereal matinal é recente nas dietas humanas, nenhum europeu ou asiático havia comido isso até 1945, quando as tropas norte-americanas foram posicionadas no exterior depois da Segunda Guerra Mundial. Tenho muitos pacientes que emigraram da Europa oriental ou do Oriente Médio que só foram comer cereal nos anos 1960 ou 1970.

Mas o interesse mais amplo em cereais integrais surgiu apenas nos últimos cinquenta anos entre os hippies, seguidores de modinhas alimentares e alguns nutricionistas. Agora, o movimento do grão integral se popularizou, com cereais matinais, pães e outros alimentos assados anunciados como alimentos saudáveis. Contudo, essa tendência prejudicou nosso intestino coletivo e abriu as portas para outros problemas de saúde. O aumento no consumo de grãos integrais e de alimentos processados resulta numa dupla exposição à lectina.

Você talvez tenha ouvido falar do paradoxo francês: os franceses conseguem comer baguetes (feitas de farinha branca), beber vinho tinto e se deliciar com manteiga sem ganhar peso ou ter sua saúde prejudicada pelo aparecimento, por exemplo, de doenças cardíacas, como acontece com os norte-americanos. Em seu livro, *Mulheres francesas não engordam*, publicado originalmente em 2004, a autora Mireille Guiliano, nascida e criada na França, e que atualmente mora nos Estados Unidos, trouxe o paradoxo francês para este continente, revelando como conseguia se manter saudável e esbelta ao mesmo tempo que comia vários alimentos considerados não saudáveis. E o paradoxo francês não se aplica apenas ao sexo feminino. O índice de homens franceses de meia-idade que sofrem de doenças cardíacas corresponde à metade do índice de homens norte-americanos, além de viver uma média de dois anos e meio a mais.[16] No entanto, o verdadeiro motivo por que homens e mulheres franceses têm mais chances de manter a forma e apresentar menos problemas cardíacos do que os norte-americanos é que eles não consomem WGA. É também a razão pela qual os italianos, que comem uma versão própria do pão branco e pequenas porções de massa feita de farinha branca — na Itália, a massa é consumida como primeiro prato, não como prato principal —, não engordam, pelo menos não tanto quanto os norte-americanos. Vou bastante à Itália para estudar sua alimentação e cultura, e a notícia triste é que eles estão sendo influenciados pela tendência norte-americana de consumir a massa de trigo integral, que está começando a aparecer nos cardápios em cidades frequentadas por turistas.

---

*Tire o trigo e a glucosamina da sua dieta*

A lectina WGA tem uma afinidade particular para se ligar à cartilagem articular e estimular o sistema imunológico a atacar nossas articulações. Tanto a inflamação como a dor podem ser aliviadas temporariamente com anti-inflamatórios não esteroides (AINES) de venda livre como aspirina, ibuprofeno, naproxeno ou cetoprofeno.

Todos esses medicamentos podem proporcionar alívio a curto prazo, mas têm efeitos colaterais nocivos ao intestino (ver páginas 91-6 para uma discussão detalhada). A glucosamina é produzida pelo corpo e é encontrada no líquido que cerca as articulações de amortecimento, onde ela cumpre seu papel como um dos componentes estruturais fundamentais da cartilagem. A glucosamina se une à WGA, aliviando ou eliminando a inflamação e, por tabela, a dor. Tomar sulfato de glucosamina em forma de suplemento tem um efeito saudável para muita gente, mas não é para todo mundo. A dor não some do nada. O que acontece é que o sulfato de glucosamina se liga à WGA e a outras lectinas no intestino, que são eliminadas na sequência, antes de entrarem no corpo. Para quebrar o ciclo vicioso de tomar AINES a fim de reduzir os efeitos colaterais infligidos pela WGA, basta tirar da sua dieta o trigo e outros alimentos que contêm lectinas. O resultado vai surpreendê-lo e deixá-lo encantado.

## LECTINAS NATURAIS E MANIPULADAS

Até os anos 1950, a maioria das pessoas seguia os métodos de cultivo orgânico, usando adubo como fertilizante e matéria vegetal para proteger as raízes e os micróbios no solo do frio extremo. No meio do século XX, graças aos fertilizantes petroquímicos, a remanescentes da produção de munições para a Segunda Guerra Mundial e ao desenvolvimento dos vagões refrigerados nos trens, os hortifrútis cultivados pela agricultura familiar começaram a ser substituídos por variedades híbridas desenvolvidas por empresas de sementes para satisfazer as necessidades de produtores comerciais. Um fator importante que levou a esse quadro foi a necessidade de cultivar frutas e verduras no sul da Califórnia, na Flórida e em outras partes quentes dos Estados Unidos, que podiam ser transportadas em caminhões ou vagões de trem refrigerados para serem distribuídas pelo país. Os legumes, frutas e verduras híbridos que conseguiam aguentar a jornada e chegar em bom estado até o destino final permitia que os habitantes da Carolina do Sul ou Dakota do Sul encontrassem alimentos fora da estação durante o ano todo. Os híbridos que sobreviviam a esses deslocamentos foram considerados convenientes, e as variedades que não passavam por esse teste perderam espaço nos cultivos.

No entanto, esses híbridos transportáveis não tiveram o tempo necessário para desenvolver a capacidade natural de enfrentar o clima adverso e insetos e outros predadores nem para competir com ervas daninhas. Como essas plantas não tinham essas defesas naturais, os agricultores comerciais começaram a depender do uso intenso de biocidas (pesticidas, inseticidas e herbicidas). O passo seguinte no processo de tornar a agricultura moderna mais eficiente e lucrativa foi a modificação genética. Em plantas criadas por bioengenharia, as lectinas são inseridas artificialmente. Os cientistas acrescentam de maneira seletiva genes estranhos no genoma básico de uma planta com o intuito de fazê-la produzir lectinas específicas que aumentam sua capacidade de resistir a insetos e outras pragas. Essa é uma forma dos organismos geneticamente modificados (OGM).

Não apenas os alimentos básicos que consumimos hoje contêm muito mais lectinas do que os vegetais que nossos avós consumiam como também são muito provavelmente OGMS. E, lembre-se, esses frutos são colhidos verdes, o que mantém seu conteúdo de lectinas intato. Por fim, quero enfatizar: não é só porque um produto da terra é cultivado de maneira orgânica que você deve comê-lo. As lectinas se concentram naturalmente nas folhas e sementes de todas as plantas, não importando se foram cultivadas de maneira orgânica ou convencional. Isso significa que, embora seja possível evitar alimentos OGMS, não dá para evitar as lectinas. Portanto, a solução é controlar quais delas são consumidas, assim como suas quantidades.

*Hormese e o paradoxo da lectina*

Ao mesmo tempo que as plantas podem bagunçar o corpo humano, elas contêm compostos que podem ser benéficos. Na verdade, sua natureza tóxica educa o sistema imunológico inato (o sistema imunológico não específico transmitido de mãe para filho no parto) a auxiliar no combate de patógenos como os vírus e aqueles que causam pneumonia. Outras lectinas são antimicrobianas. Uma lectina inibe o crescimento do vírus HIV. As lectinas no alho, no melãozinho e em outras plantas possuem propriedades curativas. Os pesquisadores estão investigando atualmente o potencial que algumas lectinas possuem para tratar vários tipos de câncer, uma vez que elas se ligam a membranas celulares. No entanto, se você for sensível à lectina, qualquer ação de combate ao câncer será anulada pelo fato de que as lectinas são iniciadoras de processos de inflamação crônica.

Para entender o paradoxo da lectina, que certos alimentos podem fazer bem e mal ao mesmo tempo, é recomendável entender o conceito de hormese: aqueles compostos que nos fazem mal em grandes quantidades podem ser benéficos em níveis moderados. Ou seja, "a diferença entre o remédio e o veneno está na dose". Ao comer esses alimentos, acaba-se por educar o sistema imunológico e as células em geral, perturbando-os um pouco, e, portanto, aumentando a probabilidade de se ter uma expectativa de vida mais longa. No caso das lectinas, um pouquinho da toxina pode ter um efeito protetor. Por exemplo, plantas amargas avisam para serem consumidas em pequenas quantidades. Em geral, culturas mais antigas incluíam na sua alimentação verduras e ervas amargas. Como eu disse no meu primeiro livro: quanto mais amarga, melhor!

A hormese é, na verdade, uma justificativa para se ter uma dieta variada. Nós, humanos, evoluímos como uma espécie itinerante. Existem evidências de que nossos antepassados caçadores-coletores comiam cerca de 250 espécies de plantas alternadamente. A maioria dos humanos não come nem um décimo dessa quantidade, o que, na minha opinião, é um argumento excelente para defender a necessidade de se tomar suplementos, assunto este que vamos discutir mais adiante.

## O GLÚTEN COMO DISTRAÇÃO

Deixe-me voltar ao glúten por um momento. Assim como uma pessoa cujo carro foi roubado por ladrões de banco para ser usado num crime, o glúten é um agente de pequena importância e não o principal culpado no debate sobre quanto é saudável consumir grãos. Na realidade, as pessoas vivem muito bem em países que têm no glúten sua principal fonte de proteína. O *seitan*, por exemplo, um alimento básico na Indonésia, não contém WGA, apenas glúten. Para a maioria das pessoas, ficar sem glúten é como jogar fora o bebê (a proteína) junto com a água do banho (o glúten). Na realidade, muitas pessoas que sofrem para abandonar o glúten continuam comendo alimentos mais problemáticos por conterem determinadas lectinas. Muita gente imagina que os alimentos supostamente sem glúten não possuem nenhum tipo de grão. Não é bem assim. Trigo, centeio e cevada podem não constar nos alimentos sem glúten, mas uma olhada na lista de ingredientes deles revela que esses grãos foram substituídos por milho, arroz ou teff, que contêm múltiplas espécies de lectinas semelhantes ao glúten, incluindo zeína, orizenina, panicina, kafirina e penisetina. Muitos desses produtos também contêm farinha de soja ou de outras leguminosas, que obviamente também contêm lectinas. E, mais uma vez, o açúcar em suas várias formas muitas vezes aparece no topo da lista de ingredientes.

Existe outro motivo por que as pessoas pensam erroneamente que os problemas advindos do consumo de pão e outros produtos assados se originam da sensibilidade ao glúten. Desde 1950, as padarias industriais nos Estados Unidos substituíram o fermento da levedura por transglutaminase, que também é um agente de ligação. Quando como pão nos Estados Unidos, sinto-me inchado, mas não tenho essa reação quando consumo na Europa o pão branco feito com fermento natural. Isso acontece porque a levedura fermenta e destrói as lectinas no trigo, controlando seus efeitos. E adivinhe só? Na França e na Itália, onde o pão é produzido com técnicas tradicionais de fermentação natural, quase todo pão é branco, não de trigo integral. Ele contém glúten, que foi digerido pela levedura, mas não WGA. Você ficaria surpreso ao descobrir que a massa de fermento natural, feita pela fermentação do trigo por bactérias e leveduras, é sempre considerada um dos pães mais seguros e menos prejudiciais à saúde em termos de picos de açúcar no sangue? Juntas, as bactérias e a levedura "comem" as lectinas e uma boa parte dos açúcares!

E o curioso é que a maioria dos produtos assados "sem glúten" também recebe doses de transglutaminase para torná-los mais macios e atraentes. A transglutaminase também é utilizada para deixar bem juntinhos a carne moída e os frutos do mar (*kani-kama* é um exemplo). É por isso que ela também é conhecida como cola de carne. Infelizmente, a transglutaminase pode atravessar a barreira hematoencefálica e agir como um neurotransmissor que prejudica o organismo, podendo ser responsável pela doença conhecida como ataxia por glúten, semelhante ao Parkinson.

É importante observar que a transglutaminase também nos deixa sensíveis aos glútens, mesmo se não sofrermos dessa condição. Releia esta última frase. Isso quer dizer que, se você pensa ser sensível ao glúten por apresentar determinados sintomas depois de comer pães industrializados e outros produtos feitos com trigo, pode, na verdade, estar reagindo à transglutaminase.

Por fim, quando os grãos integrais são usados em alimentos processados, incluindo pão e cereais matinais, é necessário acrescentar conservantes perigosos, como o hidroxitolueno butilado (BHT, do inglês *butyl hydroxytoluene*), para bloquear a oxidação de óleos poli-insaturados. Vou falar em breve do BHT e de seus parentes, mas, por enquanto, direi apenas que é o mesmo que colocar uma dose de estrogênio em pães ou cereais. Esses óleos se encontram no germe do grão. Ao contrário de uma gordura saturada como o óleo de coco, as gorduras poli-insaturadas estão sempre à procura de átomos de oxigênio para se ligar e, quando isso acontece, a gordura pode ficar azeda. Pães ou biscoitos azedos têm um gosto, digamos, azedo. Alguns anos atrás, depois de dar um curso na França, precisei pegar um voo muito cedo de volta aos Estados Unidos. Perguntei se podiam me levar café da manhã no quarto por volta das quatro horas. O recepcionista me garantiu que teriam o maior prazer em me levar o café da manhã naquele horário, mas disse que nenhum croissant seria servido, visto que ainda não estariam prontos. Quando sugeri que poderiam ser croissants do dia anterior, ele ficou em choque e jurou que nunca faria uma coisa dessas, pois os pães estariam impróprios para consumo.

Lembre-se dessa história quando for examinar o prazo de validade de qualquer pão, biscoito ou salgadinho de alguma marca comercial. Se a data de validade não for igual à de fabricação, o produto com certeza contém BHT ou outro conservante letal parecido. Existem muitos motivos para evitar o BHT — entre eles, o fato de que tem um efeito endócrino disruptivo, agindo como o estrogênio. Essa é a última coisa que você quer que seus filhos consumam, visto que o estrogênio estimula o armazenamento de gordura; ele também promove a puberdade precoce em meninas e o crescimento de mamas em meninos de sete anos.[17] E, se precisar de mais incentivos para evitar esse conservante, saiba que o BHT é usado em fluídos de embalsamamento, entre outros usos comerciais. É sério!

## PADRÕES EM PACIENTES

Antes de descobrir que as lectinas são as principais responsáveis pela fragilidade da saúde do corpo e pelo excesso de peso, observei padrões específicos na saúde dos meus pacientes — e, depois, os benefícios que tiveram com meu programa de dieta. Quando mudei o foco da minha prática médica para a medicina restaurativa (também conhecida como medicina funcional), muitos dos meus primeiros pacientes eram homens com sobrepeso e doenças cardíacas. Nos termos mais básicos, a "medicina restaurativa" se refere às práticas médicas que deixam o corpo se curar em vez de apenas tratar os sintomas da doença. Em geral, esses pacientes com sobrepeso eram levados à força para o meu consultório por suas esposas magras. Todas elas queriam que eu "consertasse" seus maridos. Mudar os hábitos é um trabalho em equipe, portanto, além dos vários exames de sangue e indicadores genéticos sofisticados que eu realizava no marido, também pedia para a esposa fazer os mesmos testes. Além disso, tirava um histórico médico completo do casal.

Para minha grande surpresa, essas mulheres magras de aparência saudável apresentavam os mesmos problemas de saúde. Um número espantoso sofria de hipotireoidismo, a maioria em virtude da tireoidite de Hashimoto, uma doença autoimune de causa supostamente desconhecida. (Não é bem assim, como você logo vai descobrir.) Um grande número delas também sofria de artrite, muitas com nódulos sensíveis nas articulações dos dedos. Para aliviar a dor, costumavam tomar um ou mais AINES, e a maioria também usava um redutor de acidez estomacal como omeprazol, lansoprazol ou esomeprazol havia anos. Além disso, uma parte delas recorria a antidepressivos. Muitas me diziam: "Se você fosse casado com meu marido, também estaria tomando!". Mas isso não é tudo. Muitas também tomavam um ou mais medicamentos para osteoporose e tinham sido diagnosticadas com SII (síndrome do intestino irritável). Em média, minhas pacientes (aparentemente saudáveis) tomavam sete medicações!

Essa combinação de hipotireoidismo, artrite, refluxo ácido, osteoporose, problemas intestinais e depressão (e os remédios que elas tomavam para aliviar esses problemas) formava um padrão nessas mulheres magras. Comecei a procurar o que mais poderiam ter em comum. O que elas comiam? Se você chutou alimentos "saudáveis", acertou! Elas se alimentavam com massas de trigo integral, pãezinhos de trigo integral com *cream cheese* sem gordura e omeletes de clara de ovo acompanhados por salada. Fugiam das gorduras como o diabo foge da cruz. No entanto, a maioria usava estatinas como Lipitor ou Crestor para reduzir os níveis de colesterol, além de tomar um punhado de medicamentos para doenças que consideravam "normais". Parecia que quanto mais "saudável" era a alimentação delas, menos saudáveis elas se tornavam.

E os maridos? Quase todos os homens seguiam um padrão: tomavam medicamentos para reduzir a pressão arterial elevada, o refluxo ácido e o colesterol, para aliviar a artrite e outras formas de dor, e para induzir o sono. Os armários de remédios nessas casas deviam ser uma verdadeira farmácia!

Quando os resultados desses exames especializados chegavam, alguns indicadores de inflamação e ativação de células imunológicas também surgiam com uma regularidade impressionante: os sistemas imunológicos de meus pacientes e suas esposas estavam em modo de ataque total. Mas depois que eu os colocava numa dieta que consistia numa lista de alimentos de duas páginas adaptada de uma lista original presente no meu livro anterior, *Dr. Gundry's Diet Evolution*, e os aconselhava a retirar certos produtos de limpeza e higiene pessoal de suas casas, eu sempre testemunhava a capacidade natural do corpo de se curar.

A notícia se espalhou. Em pouco tempo, mulheres com problemas semelhantes começaram a aparecer no meu consultório por conta própria, sem estarem acompanhadas de um marido rechonchudo. Contudo, dessa vez, um número significativo dessas mulheres tinha sobrepeso ou obesidade. Muitas contavam a mesma história: que suas queixas por vezes vagas eram ignoradas pelos médicos, que as rotulavam de "problemas femininos", como transtornos hormonais, depressão ou ansiedade. A maioria havia experimentado fazer todo tipo de dieta, como a dos Vigilantes do Peso, da Lindora, do Medifast etc. Muitas seguiam de maneira rígida programas de exercício, mas continuavam com sobrepeso e infelizes. Também seguiam o mesmo conjunto de prescrições que minhas pacientes magras. Elas vieram porque sabiam que havia algo de errado, e suas amigas tinham falado que eu poderia "resolver" seus problemas. E, de fato, ao receitar a mesma dieta alimentar das minhas outras pacientes, elas melhoraram a olhos vistos.

Depois vieram pacientes com doenças autoimunes, como artrite reumatoide, lúpus e esclerose múltipla, e doenças imunológicas, como linfomas ou mielomas múltiplos, doença de Crohn e colite ulcerativa. Logo passei a ser conhecido como o Reparador. Na sequência, vieram os pacientes com câncer em estágios III e IV. Você vai ficar surpreso ao ouvir isso, mas não apenas esses pacientes autoimunes e oncológicos seguiam os mesmos padrões dos anteriores como a maioria melhorou ao aderir à minha lista de alimentos.

DETECTAR A LECTINA

Como, a partir daí, identifiquei as lectinas como a principal causa dos vários e recorrentes problemas de saúde nos meus pacientes? Boa pergunta. Na verdade, aconteceu de maneira indireta. Com mais de trinta anos de prática médica, cheguei à conclusão de que os problemas que temos em nossa saúde são causados por coisas muito pequenas. Isso é especialmente verdade com relação a problemas de saúde maiores. Vamos repetir: coisas muito pequenas (como as lectinas) podem causar problemas de saúde gigantescos. E foi um simples comentário de um dos primeiros seguidores do meu programa alimentar original que me colocou no caminho que resultou neste livro.

Os testes que peço para todos os meus pacientes fazerem revelam uma série de padrões que me ajudam a entender o que está acontecendo com nossa saúde coletiva, no entanto foi só quando trabalhei com um paciente chamado Tony que tive uma luz. Com quarenta e poucos anos, Tony estava em uma forma extraordinariamente boa, tinha muita energia, seguia uma dieta de base vegetariana — ele se denominava flexitariano — e tinha adotado meus princípios por completo. Como resultado, estava comendo muitas verduras e eliminando grãos e pseudogrãos, batatas e outros amidos, bem como feijões e outras leguminosas. Também tinha cortado drasticamente as frutas e os vegetais com sementes (que são frutos do ponto de vista botânico). Tony também tinha aumentado sua ingestão de peixes, frutos do mar, óleo de peixe, azeite de oliva, abacates e macadâmias.

Assim como todos os meus pacientes, Tony sentiu sua vitalidade aumentar, da mesma forma que sua performance atlética logo depois de iniciar o programa, e perdeu quatro quilos e meio. Mas Tony sofria de vitiligo, uma doença em que se perde a pigmentação da pele. (É o motivo por que Michael Jackson, que sofria do mesmo problema, ficou cada vez mais pálido ao longo dos anos.) O vitiligo é causado pela destruição gradual das células produtoras de pigmento da pele chamadas de melanócitos, que são células nervosas modificadas que migram para nossa pele no estágio embrionário do desenvolvimento. Na época, não se sabia por que essas células nervosas morriam em pessoas com vitiligo, mas havia suspeitas de um processo autoimune.

O termo "processo autoimune" é um chavão usado para descrever como o sistema imunológico do corpo se confunde e começa a atacar as próprias células. Pacientes com doenças autoimunes ouvem que seu sistema imunológico está cometendo um erro. No caso de Tony, seus melanócitos estavam sendo tratados como se fossem invasores estranhos e tinham de ser mortos, deixando-o com partes da pele despigmentadas. E seu sistema imunológico estava fazendo um excelente trabalho matando essas células.

Como médico, já vi quase tudo e gosto de pensar que não me deixo impressionar com facilidade — mas fiquei chocado ao ver e ouvir o que aconteceu com Tony quando começou minha dieta. Em questão de semanas, o pigmento voltou à sua pele. É isso mesmo: seu vitiligo desapareceu — ou, mais propriamente, foi revertido — e a pigmentação da pele dele retornou ao normal. Como isso aconteceu? Para ser sincero, eu não fazia ideia na época. Sabia que meu protocolo alimentar era altamente anti-inflamatório, mas isso não explicava a cura do vitiligo de Tony. Há milhares de anos, Hipócrates, o pai da medicina moderna, havia descrito a capacidade do corpo de se curar sozinho e chamava-a de *viriditas* (poder do verde). Ele acreditava que a função do médico era identificar e remover as forças que estavam impedindo o paciente de se curar. A *viriditas* assumiria a partir daí. Claramente, os novos hábitos alimentares de Tony tinham eliminado os empecilhos que impediam seu corpo de se reparar. A *viriditas* estava em ação, bem diante dos meus olhos!

Por isso, voltei à minha pesquisa para revê-la — especificamente, aquela sobre xenotransplante como cirurgião pioneiro na arte dos transplantes cardíacos. O que estava no meu programa (ou o que não estava na nova dieta) que fez o corpo de Tony parar de atacar seus melanócitos? Ele acrescentou alguma coisa ou removeu algum fator externo que estava impedindo seu corpo de se curar de modo natural? Com base em meu conhecimento de transplantes, escolhi a opção número dois, a eliminação de um fator externo. Mas qual era esse fator?

Antes, preciso explicar algumas coisas. A maioria das pessoas com problemas de saúde variados acredita que certos alimentos ou suplementos são anti-inflamatórios, o que significa que reduzem a inflamação. O que eu estava procurando era a *causa* real da inflamação, o que, se Hipócrates estivesse certo (e estava), pararia a inflamação. Em outras palavras, não era que a minha dieta estava reprimindo a inflamação no corpo de Tony, o que a maioria das dietas medicinais se propõe a fazer. Na verdade, a minha dieta estava retirando as causas originais da inflamação e, depois que elas foram removidas, o corpo dele foi capaz de se curar sozinho sem a necessidade de qualquer composto anti-inflamatório. Essa descoberta aparentemente pequena vai mudar a maneira como você pensa sobre como seu corpo funciona.

Claro que a inflamação estava causando o problema de Tony, mas de onde vinha essa inflamação? Por estranho que pareça, descobri que seus melanócitos estavam inflamados porque, para o sistema imunológico, eles se pareciam muito com lectinas. Isso não acontecia por culpa dos melanócitos em si, mas sim porque eles apresentavam uma semelhança extraordinária com as lectinas. E, como a minha dieta havia eliminado as lectinas, a causa da inflamação foi removida.

Por centenas de milhões de anos, as plantas evoluíram uma estratégia de criação de proteínas (como as lectinas) que têm uma semelhança impressionante com estruturas básicas de seus predadores. Quando as lectinas atravessam a parede intestinal, elas ativam o sistema imunológico, que começa a atirar antes de fazer perguntas — e isso significa que ele pode atirar tanto nas lectinas como nas estruturas básicas semelhantes a elas. Não se esqueça de que um dos propósitos originais das lectinas é estimular uma resposta imunológica sobre os nervos de um inseto para paralisá-lo. Nesse exemplo, os melanócitos de Tony — lembre-se, são células nervosas modificadas — eram considerados substâncias estranhas ao organismo. Era um caso de confusão de identidade, ou o que os cientistas chamam de mimetismo molecular — e isso me deu uma luz. Depois que Tony eliminou as lectinas, seu corpo passou a funcionar dentro dos padrões da normalidade. Agora sei que as lectinas estavam causando esse problema. Mas como tinham cruzado o intestino para dentro do corpo de Tony?

## CASAMENTO DE PADRÕES

O casamento de padrões, um termo emprestado do campo das ciências da computação, se refere ao ato de verificar a presença de um padrão em um conjunto de dados. Acontece toda vez que você busca alguma informação na internet usando o Google, o Bing ou o Ask. Enquanto aperta cada tecla, o mecanismo de busca casa padrões e sugere o que você parece estar procurando. Quanto mais informações você digitar, melhor o casamento. Mas, como você sabe, o programa de buscas faz muitos casamentos inadequados, por vezes sendo motivo de riso ou frustração. Por exemplo, quando você está planejando um casamento e começa a digitar as palavras "flores brancas", o mecanismo de busca pode se adiantar e oferecer o conteúdo sobre florais de Bach. Não era exatamente o que você tinha em mente!

Como você se lembra, eu havia encontrado padrões surpreendentemente comuns em todas as queixas médicas das minhas pacientes, bem como em seus hábitos alimentares. E muitos dos achados que apresentei em *Dr. Gundry's Diet Evolution* vieram da observação de determinados padrões nos exames de sangue, especialmente de níveis de triglicerídeos e colesterol, que correspondiam às escolhas alimentares das pessoas. Esses padrões eram sempre previsíveis, em todas as pessoas. Essa observação é tão importante que merece ser repetida aqui (e você vai entender as implicações dela quando chegar à parte II). Os padrões seguiam a disponibilidade do alimento ao longo do ano e previam se o corpo estava em um modo de "armazenar gordura para o próximo inverno durante o verão" ou de "queimar gordura para sobreviver ao inverno". As escolhas de alimentos, até mesmo a doçura do alimento, comunicavam às nossas células, através do casamento de padrões, qual era a estação correspondente, e reagíamos de acordo, seja ganhando peso (verão) ou queimando calorias na forma de gordura para obter energia (inverno). O casamento de padrões é o segredo de como todo organismo vivo — seja ele grande ou pequeno — funciona. E, utilizando esses exames sanguíneos sofisticados, passei a entender que o casamento de padrões e a minha capacidade de medir seus efeitos nos meus pacientes são a base da maioria das condições favoráveis ou desfavoráveis de saúde.

## A PATRULHA DOS LEITORES DO SISTEMA IMUNOLÓGICO

Só nos últimos anos, descobrimos que o sistema imunológico utiliza sistemas simples de leitura que procuram e casam padrões. Mencionei esses sistemas no capítulo 1 quando falei da segunda das três estratégias que as lectinas utilizam para enganar seu sistema imunológico. Como lembrete, esses leitores são conhecidos como TLRS, ou receptores do tipo Toll, e gosto de pensar neles como radarzinhos minúsculos. Eles são encontrados em todas as membranas celulares do seu corpo (e do corpo de todos os animais).

Toda proteína, seja ela um vírus, uma lectina ou uma parede celular, possui um código de barras único. Os TLRS no seu corpo e nos leucócitos do seu sistema imunológico se comportam como um sistema de alerta do *Star Wars*, procurando padrões que identifiquem invasores estranhos, sobretudo bactérias e vírus. Os TLRS escaneiam e "leem" as "digitais" ou códigos de barras moleculares de toda proteína que entra em seu corpo, assim como um leitor no caixa lê e interpreta o código de barras de cada produto que você compra, identificando-o e determinando seu preço. Depois que os TLRS determinam se um código de barras em particular é amigo ou inimigo, eles decidem como responder, seja deixando a proteína passar sem problemas ou ligando os alarmes e as sirenes antiaéreas para alertar seu corpo e seu sistema imunológico que está ocorrendo uma invasão.

Agora imagine outro conjunto de receptores, que atua como uma entrada USB de um computador, e que escaneia hormônios, enzimas e citocinas para verificar quais instruções eles querem enviar à célula. Esse segundo conjunto de receptores, conhecidos como receptores acoplados à proteína G, atua como portas de acoplamento em todas as células, parecidas com as de uma estação espacial. Quando uma nave nova quer descarregar sua carga e suas informações, seu mecanismo de acoplamento deve se encaixar ao mecanismo na estação espacial, assim como você só pode usar um carregador com um plugue compatível para recarregar seu iPhone 7. Do mesmo modo, as informações só podem ser trocadas se o hormônio ou enzima se encaixar no receptor.

Se esse sistema de comunicação dentro do seu corpo parece ser de outro mundo, lembre-se de que nossos celulares funcionam por meio de pulsações elétricas invisíveis que emanam de satélites ou torres de celulares. A comunicação celular do nosso corpo funciona de maneira muito parecida.

Em outras palavras, o trabalho de seu sistema imunológico é escanear padrões de amigos ou inimigos e soar o alarme sempre que encontrar padrões de proteínas estranhas. Na sequência, ele compartilha com o restante do corpo os padrões dessas proteínas, para que tropas possam ser reunidas mais facilmente contra elas no futuro. É isso que acontece quando você toma uma vacina contra a gripe. Uma proteína da camada mais externa do vírus da gripe é injetada no seu braço. Seu sistema imunológico vê essa proteína, lê seu código de barras identificando-o como um ser estranho, atacando-o — em seguida, cria marcações desse padrão nos leucócitos e nas proteínas sinalizadoras do sistema imunológico para estas ficarem permanentemente alertas ao código de barras da proteína da gripe. Se, por acaso, o verdadeiro vírus da gripe entrar em seu sistema, seu corpo estará pronto para combatê--lo. Os leitores TLRS — pense neles como radarzinhos minúsculos — reconhecem o míssil que está entrando como um inimigo, e, por isso, enviam mensagens para alertar o corpo, a fim de ativar o sistema de defesa que envia leucócitos para atacar a proteína estranha como uma bomba inteligente. Resultado: morte ao vírus da gripe. Vitória!

## A BUSCA POR PADRÕES

A descrição desses escâneres ganhou o Prêmio Nobel de Medicina em 2011. Um ano depois, a descoberta dos receptores acoplados à proteína G recebeu o Prêmio Nobel de Química. Juntas, essas descobertas me permitiram ligar os pontos entre os pacientes que tinham problemas que, a princípio, não pareciam nem um pouco correlacionados.

Como acabei descobrindo, a causa dos problemas de todos os meus pacientes era que os TLRS e os receptores acoplados à proteína G de suas células estavam lendo e detectando padrões, ligando alarmes ou ativando o maquinário celular. Isso acontecia porque seus TLRS e receptores acoplados à proteína G estavam recebendo informações de fontes de entrada que não existiam cinquenta anos atrás, graças a uma alteração fundamental nos alimentos que estão sendo consumidos pelas pessoas e aos medicamentos e produtos de higiene pessoal que elas (e você) estão utilizando. Em suma, você foi hackeado. E, como consequência disso, esse processo devastou a saúde dos meus pacientes — e quase certamente é responsável pelos seus problemas de saúde também.

Como posso ter tanta certeza de que isso está acontecendo e que esse escaneamento constante é o grande responsável por vários problemas de saúde? Afinal, esses acontecimentos letais estão ocorrendo dentro de você em um nível celular e molecular sem o seu conhecimento. Os compostos que ativam esses receptores são tão pequenos, tão invisíveis, que parecem insignificantes. Mas, graças à aplicação de determinados testes e medidas hormonais inflamatórias, consegui rastreá-los nos últimos anos.

As informações que obtive trabalhando com meus pacientes me ajudaram a encontrar padrões no sistema imunológico e na inflamação gerada por ele que antes estavam escondidos. E o que descobri é que as lectinas, e talvez até mesmo outras proteínas estranhas, têm um papel fundamental em atrapalhar a comunicação entre as células. Como as lectinas mimetizam padrões de maneira magistral, boa parte das informações que elas comunicam às células é incorreta. E a causa de *todos* os problemas dos meus pacientes estava na ativação inadequada dos alarmes pelos TLRS ou no envio de informações erradas aos seus receptores. Independentemente dos problemas de saúde individuais dos meus pacientes, o denominador comum era uma confusão na troca de mensagens. Os padrões detectados pelo sistema imunológico haviam disparado um bombardeio imunológico e hormonal que estava devastando a saúde de todos eles. Essas condições se resolveram quando a comunicação adequada foi restaurada. E como se pode reverter esse quadro? Basta realizar mudanças simples na alimentação e no estilo de vida.

# UM CASO MORTAL DE CONFUSÃO DE IDENTIDADE

Quando você era criança e ficava com dor de garganta, sua mãe provavelmente tinha medo de que ela fosse provocada por uma bactéria chamada estreptococo beta-hemolítico, causadora da faringite estreptocócica. Se você tem filhos, as preocupações são as mesmas. A faringite estreptocócica pode provocar febre reumática, uma doença muito grave. Mas a doença reumática cardíaca, que vem depois de se sobreviver à febre reumática, é o que interessa a cirurgiões cardíacos como eu. Essa condição era o principal motivo para substituição de válvula cardíaca, porque as válvulas dos que sobreviviam a essa doença eram quase todas destruídas com o passar dos anos.

A maneira como a válvula é destruída na doença reumática cardíaca é importante para você, mesmo se nunca tiver contraído faringite estreptocócica. A parede celular dos estreptococos é feita de gorduras, açúcares e proteínas, e identificada por um código de barras característico. Se você já tiver sido infectado por essa espécie de estreptococo, seu sistema imunológico produzirá os leitores que patrulharão sua corrente sanguínea em busca desse mesmo código de barras. Infelizmente, esse código de barras tem uma semelhança impressionante com os da superfície da parede celular da válvula cardíaca. Imagine a surpresa do leitor de estreptococo ao passar pelas válvulas cardíacas e encontrar o que considera ser um código de barras de estreptococo! Os leitores mandam mensagens para atacar e matar aquilo que identificam erroneamente como um estreptococo. Em seguida, seu sistema imunológico entra em modo de ataque total, dia após dia, ano após ano, em um ataque silencioso e indolor contra sua válvula cardíaca. Por fim, a válvula fica tão danificada que para de funcionar, e sou chamado para substituí-la.

Enquanto removo a válvula, noto que seu interior se parece um pouco com o coágulo presente nas artérias coronárias em que faço implantes de desvios. É mais uma peça do quebra-cabeça: a doença arterial coronariana moderna é muito parecida com o ataque do sistema imunológico responsável pela doença reumática cardíaca. Vou contar a causa desse ataque imunológico contra suas artérias coronarianas daqui a pouco, mas se prepare. A confusão do leitor em responder a códigos de barras aparentemente semelhantes resulta em ataques injustificados, e a causa subjacente da maioria das doenças e dos problemas de saúde atuais.


## IMPOSTORES PERIGOSOS

Cada proteína tem um código de barras único, mas, como você acabou de ver com a bactéria estreptococo, muitos códigos de barras possuem uma semelhança impressionante. E algumas lectinas são projetadas especificamente pela planta para se assemelhar a compostos considerados prejudiciais ao corpo — como é o caso dos lipopolissacarídeos (LPSS), as moléculas que compõem as paredes celulares de determinadas bactérias no nosso microbioma. Não sou muito de xingar, mas é impossível não chamá-los de "merdinhas", porque é exatamente isso que eles são! Os LPSS são fragmentos de bactérias que são produzidos de forma constante conforme elas se dividem e morrem no seu intestino. Esses compostos atravessam a parede intestinal junto com as gorduras saturadas, onde também se escondem.

Seu sistema imunológico não sabe diferenciar entre uma bactéria completa e um fragmento dela, por isso trata os LPSS como uma ameaça, exatamente como se houvesse uma infecção bacteriana real no seu sangue ou em outro lugar do seu corpo. O sistema imunológico, então, recruta os leucócitos — penso neles como aviões de caça e tropas militares — para atacar esses invasores, causando inflamação. A outra má notícia é que as células imunológicas, sempre em busca desses corpos estranhos, podem confundir o padrão das lectinas com o padrão dos LPSS e atacá-las, como se houvesse bactérias à solta no seu sistema —, como consequência, o corpo fica ainda mais inflamado.

Porém, a manobra mais perigosa realizada pelas lectinas, e que vejo todos os dias em meus pacientes, é sua semelhança impressionante com as proteínas de muitos dos órgãos, nervos e articulações importantes do nosso corpo. Então, num excesso de cuidado, seu sistema imunológico não quer cometer o erro de não atacar alguma substância que parece ser estranha ao corpo. Antes dos antibióticos, você teria grandes problemas se houvesse bactérias presentes no seu organismo, e é por isso que seu sistema imunológico é hipersensível a qualquer coisa que se assemelhe vagamente a uma parede celular bacteriana ou a outra proteína estranha.

Meus colegas da reumatologia chamam essa reação de doença autoimune, mas, na verdade, ela é um "fogo amigo". Se um animal come algum alimento que contém lectinas e adoece, não se sente bem ou passa mal, ele logo entende que não é uma boa ideia comer aquela planta específica. Lembre-se: um inimigo enfraquecido é o melhor tipo de inimigo do ponto de vista da planta. E, se você consegue fazer seu inimigo dar um tiro no pé, está à frente no jogo. Quando um predador de plantas (incluindo um humano) ataca a si mesmo com uma reação imunológica, ele tem menos chances de comer a planta (e, em consequência, os "bebês" dela). Da mesma maneira, são menores as chances de ele se reproduzir e criar mais predadores de plantas, promovendo ainda mais a sobrevivência da espécie vegetal.

## HISTÓRIA DE SUCESSO

*Um deus aprendeu a se curar*

Meu querido amigo Tony Robbins me ligou há cerca de cinco anos, pedindo ajuda. Um ilustre guru, um homem sagrado e considerado como um "deus" para 12 milhões de pessoas no mundo, estava em um hospital na Índia, esperando para instalar o enxerto urgente de um bypass coronariano em cinco vasos para tratar uma doença arterial coronariana grave. Será que eu poderia intervir e ajudá-lo a evitar a cirurgia? Minha resposta foi um retumbante sim! Não é todo dia que conheço um deus.

Os exames de sangue do guru de 62 anos não eram nada promissores. Ele não apenas tinha bloqueios graves na artéria coronária como também um diabetes terrível, com HbA1Cs — um marcador de intolerância a açúcar e proteína — de mais de 9,0 (o normal é menos de 5,6) e insuficiência renal avançada. Durante nossa consulta via Skype, perguntei se ele era mesmo um deus, e ele respondeu que as pessoas o chamavam assim porque ele realizava milagres e curava as pessoas. Respondi com outra pergunta: se você realiza milagres, por que não consegue se curar? A resposta dele? "Sabe como esse lance de deus funciona; consigo curar qualquer um, menos a mim mesmo! É por isso que preciso de você." Nos demos bem na hora.

O guru estava sendo tratado por um médico aiurvédico e comia uma dieta indiana tradicional com bastante arroz, leguminosas e *naan*, um tipo de pão achatado. Ele tinha uma clássica "barriga de Déli", também conhecida como barriga de cerveja. Quando deixei claro que as comidas de sua religião eram o motivo de ter diabetes, doença cardíaca e insuficiência renal, ele ficou em choque. Como poderiam ser tão prejudiciais? Minha resposta foi a mesma que dou a todas as outras pessoas com uma alimentação "saudável": o que esse tipo de alimentação está fazendo por você se está causando todas essas doenças?

Como Einstein supostamente disse, a definição de insanidade é continuar fazendo a mesma coisa e esperar resultados diferentes. Coloquei esse deus no Programa do Paradoxo Vegetal e, dentro de algumas semanas, a dor no peito dele passou e o nível de açúcar no seu sangue começou a cair. As coisas correram bem por cerca de três meses, até os resultados de seus exames de sangue voltarem a ficar ruins de repente. Quando nos falamos por Skype de novo, perguntei o que aconteceu. Aparentemente, de três em três meses, havia um festival para adorar a ele e a todos os monges, e seus seguidores o enchiam de alimentos para os deuses, que ele era obrigado a comer. Esse padrão se repetiu por cerca de dois anos; dois passos para a frente, um para trás a cada três meses, quando chegava outro festival.

Finalmente, numa ligação por Skype alguns anos depois, não aguentei mais. "Você não é um deus para os seus seguidores?", perguntei. "Sim", ele respondeu. "Bom, os deuses não criam regras sobre o que gostam de comer e o que lhes agrada?", indaguei. "Nunca pensei dessa forma", ele disse. "Vou falar para os monges e meus seguidores que devemos todos comer no estilo de Gundry para me agradar." E foi isso que ele fez.

Hoje, a pele do guru irradia saúde. Seus testes de estresse no coração estão normais e sua insuficiência renal entrou para a história, assim como seu diabetes. Sem medicamentos, seu HbA1C está num nível aceitável de 5,5 e não para de cair. Ah, e mais uma coisa: seu médico aiurvédico também come agora no estilo de Gundry!

Cada um de nós tem o poder, a energia do poder do verde, para nos curar por dentro, depois que removemos os fatores externos que obstruem essa capacidade natural. Afinal, o deus teve o poder para curar a si mesmo. Assim como eu e ele entramos num acordo, posso mostrar o caminho, mas é você quem deve segui-lo.

## PADRÕES QUE CAUSAM PROBLEMAS

Outra lição importante que aprendi com meus pacientes é que seu sistema imunológico reage a lectinas em um grau maior ou menor dependendo de quem você é — ou seja, seu histórico familiar e sua genética — e, mais importante, se essas lectinas estão passando por sua barreira intestinal antes intata. Parece simples, certo? Nem tanto. No próximo capítulo, vamos dar uma olhada na crise de saúde atual e, mais especificamente, na onda crescente de obesidade e doenças relacionadas a ela. Mais importante, vamos ver como reverter esse quadro. Afinal, como se descobriu, a capacidade das lectinas de mimetizar outras proteínas e confundir a comunicação do corpo tem um papel importante em muitas doenças. Usando os princípios que vou apresentar, junto com meu programa de dieta atualizado, já vi pacientes resolverem os seguintes problemas de saúde:

- Acne

- Alergias

- Alopecia

- Anemia

- Artrite

- Asma

- Ataques inexplicáveis de tontura ou zumbido no ouvido

- Baixa contagem de imunoglobulina G, imunoglobulina M e imuno-globulina A

- Baixa contagem de leucócitos

- Baixa testosterona

- Cãibras, formigamento e dormência

- Calvície masculina

- Câncer

- Confusão mental

- Crescimento infantil lento

- Declínio da saúde dental

- Deficiências nutricionais por má absorção (p. ex., baixos níveis de ferro)

- Demência

- Depressão

- Diabetes, pré-diabetes, resistência à insulina

- Doença cardíaca, doença arterial coronariana, doença vascular

- Doença de Parkinson

- Doenças autoimunes (incluindo doenças autoimunes da tireoide, artrite reumatoide, diabetes tipo 1, esclerose múltipla, doença de Crohn, colite e lúpus)

- Dores articulares

- Dores de cabeça

- Enxaquecas

- Erupções cutâneas (incluindo dermatite herpetiforme, eczema e psoríase)

- Esteatorreia (devido à má digestão)

- Exaustão

- Fibromialgia

- Hipertensão

- Infertilidade, ciclo menstrual irregular, abortos naturais

- Irritabilidade e mudanças comportamentais

- Linfomas, leucemias, mieloma múltiplo

- Manchas de idade, pólipos cutâneos

- Neuropatia periférica

- Perda de memória

- Perda óssea (incluindo osteopenia e osteoporose)

- Perda ou ganho de peso

- Pólipos no cólon

- Problemas gastrintestinais (inchaço, dor, gases, constipação, diarreia)

- Refluxo ácido ou azia

- Refluxo gastroesofágico (DRGE), esôfago de Barrett

- Síndrome da dor crônica

- Síndrome da fadiga crônica

- Síndrome do intestino irritável (SII)

- Síndrome do ovário policístico (SOP)

- Úlceras

- Vitiligo

Tudo bem. Eu sei o que você está pensando: citei praticamente todas as doenças e problemas de saúde que existem! Como uma coisa só pode causar tudo isso? Acredite em mim, vinte anos atrás, eu teria jogado este livro pela janela se você tivesse sugerido que tudo nessa lista era causado pelo consumo de lectinas, em colaboração com substâncias químicas e outros disruptores infiltrados em nosso corpo. No entanto, minha experiência com dezenas de milhares de pacientes é prova de que isso é mesmo verdade — e que seguir meu programa vai curá-lo dos seus problemas de saúde.

## O QUE MUDOU?

Se sabemos sobre as lectinas há mais de um século e as comemos todos os dias em uma enorme variedade de alimentos — você vai encontrar uma lista completa nas páginas 207-8 —, por que nem todos estão sendo atacados pelas lectinas? Bom, talvez estejamos. Ou, se elas não estavam nos atacando no passado, por que estão nos atacando agora? E o que mudou? Descobri como as lectinas estão se infiltrando no nosso corpo, e vamos dar uma olhada nesses fatores preocupantes nos próximos dois capítulos.

# 3. Seu intestino sob ataque

Você aprendeu alguns conceitos complexos e surpreendentes nos últimos dois capítulos — e ainda há mais por vir, portanto, considere o seguinte aviso. Por mais estranho que pareça, tudo que vou dizer está baseado em pesquisas feitas por cientistas das universidades mais respeitadas de todo o mundo e que foram publicadas em revistas conceituadas, bem como por pesquisas lideradas por mim no Center for Restorative Medicine. Vou também lembrar você que seus problemas de saúde (e talvez seu peso) são, na realidade, causados por coisas muito pequenas. Você vai entender o que quero dizer quando começarmos a explorar o mundo fascinante do seu intestino.

## VOCÊ E SEU HOLOBIOMA: MELHORES AMIGOS PARA SEMPRE

Dentro do seu tubo digestivo, da sua boca e da sua pele — e até mesmo no ar que o circunda — vivem centenas de trilhões de diferentes micróbios minúsculos: bactérias e um tanto de vírus, mofos, fungos, protozoários e até vermes. Um dos conceitos mais equivocados com relação à nossa saúde vem de não sabermos quem realmente somos. O seu eu *verdadeiro* — ou seu eu *inteiro* — é uma combinação do que você considera como "eu" junto com essa multidão de micróbios. Na verdade, 90% de todas as células que constituem você não são humanas. Para dar um passo além, 99% de todos os seus *genes* não são humanos.

À primeira vista, as múltiplas formas de vida com as quais coexistimos podem parecer uma realidade alternativa. Mas você e seus micróbios estão literalmente juntos nesta vida. A sua saúde depende da deles — assim como a saúde deles depende da sua. No nível mais básico, você não está sozinho. Quase todos pensamos ter o total controle das decisões que tomamos e das coisas que fazemos. Seus micróbios discordam fervorosamente dessa afirmação. Você pode rechaçar a ideia de que organismos minúsculos não humanos ou mesmo simples moléculas não vivas possam exercer tanto poder sobre você. Mas essa é a verdade.

Pense da seguinte forma: você e seus micróbios podem ser vistos como um país com trilhões de habitantes, compostos por células humanas e não humanas. As células não humanas são os estrangeiros legalizados que realizam o trabalho para o país em um programa de trabalhadores convidados. Esses estrangeiros residem em determinadas áreas do seu corpo: na pele e no tubo digestivo (e até em "zonas de trabalho" específicas dentro do trato digestório).

A multiplicidade de micróbios foi chamada coletivamente de microbioma, embora os cientistas agora utilizem o termo "holobioma" como mais descritivo; o holobioma inclui não apenas os micróbios em seu intestino, mas também aqueles em sua pele e até na nuvem de bactérias que nos circunda (de maneira muito parecida com o Pigpen, ou Chiqueirinho, o garoto sujinho da turma do Charlie Brown, tirinha de Charles M. Schulz). Não importa o termo que use, você abriga esses micróbios e, em troca, eles fazem alguns serviços. Sim, eles precisam de nós para alimentá-los e abrigá-los, mas o mais difícil de aceitar é que também somos dependentes deles. Sem os micróbios, não teríamos como viver e funcionar. Sabemos disso graças a pesquisas sobre a interação entre um organismo hospedeiro e seus micróbios, que foram iniciadas com experimentos com camundongos sem germes. Esses animais foram criados sem um microbioma, o que os tornou menores e mais baixos, além de terem uma expectativa de vida mais curta e serem mais suscetíveis a doenças, dado que seus sistemas imunológicos nunca chegaram a se desenvolver de modo adequado.[1] Por isso, sabemos como é vital que você mantenha seu holobioma bem alimentado e feliz.

Não posso deixar de compartilhar uma historinha rápida: participei de uma feira estadual de ciências no quinto ano da escola, em 1960, e, com base na pesquisa da época sobre o que hoje chamamos de holobioma, meu projeto foi criar camundongos sem germes. Mal sabia eu que, décadas depois, estaria escrevendo sobre a sinergia entre hospedeiros humanos e micróbios. Como já falei, tenho experiência no assunto.


## TRABALHO DURO EM SEU TRATO GI

Agora vamos olhar mais de perto para o que está acontecendo em seu trato gastrintestinal (GI). Para muitos dos "trabalhadores convidados", o intestino é seu local de residência e de trabalho, onde decompõem e digerem as paredes de células vegetais para extrair energia delas, com o intuito de enviá-la para você na forma de gorduras. Como todos os outros animais, somos totalmente dependentes desses micróbios para cumprir essa função crucial. O cupim, por exemplo, não consegue "comer" madeira, pois são as bactérias que vivem em seu intestino minúsculo que digerem a madeira para convertê-la em energia. Sem elas, o cupim morreria de fome.

Uma das principais funções desses trabalhadores é extrair energia das plantas que seu hospedeiro come. A outra é agir como uma sentinela para o sistema imunológico do hospedeiro. Como há muito material genético no holobioma, alguns cientistas creem, assim como eu, que "terceirizamos" boa parte da nossa supervisão imunológica, quase como se colocássemos nosso material genético na nuvem. A teoria dominante é que terceirizamos as funções iniciais de detectar amigos ou inimigos e de desviar os inimigos para nosso holobioma.

O local de residência desses trabalhadores convidados varia de acordo com a espécie, mas geralmente existem três lugares onde os animais podem abrigar os trabalhadores que decompõem material vegetal: o estômago ou os múltiplos estômagos de vacas e outros ruminantes; o intestino delgado de gorilas e grandes símios; e o intestino grosso (cólon) dos humanos.

Para entender aonde quero chegar, vamos para uma breve lição de anatomia. Seu trato GI, que se estende da boca até o ânus, é na verdade sua pele virada do avesso. Os conteúdos internos dos seus intestinos ficam fora de você. Isso mesmo, os conteúdos dos seus intestinos fazem parte do mundo exterior que está ao seu redor. Nossa! Como pode ser assim? Se está dentro de você, como pode estar fora?

Pense num túnel embaixo de um rio. Os carros estão fora do rio quando entram e saem do túnel. Enquanto passam pelo túnel, eles não estão *no* rio, né? Claro que não. Eles ainda estão fora do rio, só que dentro de uma passagem que contém ar em vez de água. Embora pareçam desaparecer no rio e surgir do outro lado, eles nunca estiveram de fato "no" rio. Da mesma forma, a maior parte dos alimentos que você engole, assim como seus trabalhadores convidados, parece estar dentro de você mas, na verdade, está fora, ainda que passe *através* de você. Sua parede intestinal atua como uma cerca que separa os trabalhadores convidados do resto do seu corpo.

Enquanto isso, sua pele é lar da flora cutânea (formada por trilhões de micróbios) que tem duas funções principais: primeiro, proteger você do mundo exterior; e, segundo, absorver e se livrar de substâncias. O primeiro desses trabalhos é o mais importante (ou assim pensávamos).

O revestimento dos seus intestinos é sua pele virada do avesso e tem as mesmas funções da pele. No entanto, nesse caso, o trabalho mais importante é a absorção de substâncias na forma de comida. Como lembrete, enrolada dentro de sua barriga, a superfície intestinal tem a mesma área de superfície que uma quadra de tênis! Mas aí está o problema. Como você sabe agora, a parede que reveste seus intestinos tem a grossura de uma célula. Essas células são unidas por junções fechadas, feitas para evitar que qualquer coisa "estranha" entre nos tecidos do seu corpo e na sua corrente sanguínea. O objetivo é manter os conteúdos do intestino, incluindo o holobioma, fora de você. Se, por acaso, entrarem, o inferno se instala.

> ### *Estranho mas verdadeiro: um presente da mãe*
>
> Você herdou sua coleção inicial de micróbios da sua mãe. No parto, quando saiu do canal vaginal, foi inoculado com o conjunto de micróbios dela para constituir seu holobioma inicial. Essa coleção de micróbios foi essencial para educar seu sistema imunológico recém-nascido e suas células, num processo que, na realidade, começa muito antes do nascimento. Os lactobacilos, o tipo de micróbio que se prolifera no açúcar do leite (lactose), normalmente não vivem na vagina da sua mãe, mas, nos últimos três meses de gravidez, eles migram para lá. Você ficaria surpreso de saber, portanto, que o leite materno contém moléculas complexas de açúcar (oligossacarídeos) que o bebê não consegue digerir, mas são necessárias para a saúde e o crescimento dos micróbios do seu filho? E você sabia que, sem um conjunto normal de micróbios da mãe, seu sistema imunológico não conseguiria se desenvolver adequadamente? Na verdade, se você nasceu de cesariana, levou seis meses para desenvolver um conjunto normal de micróbios e um sistema imunológico funcional — só porque não atravessou o canal vaginal da sua mãe!

## CADA COISA EM SEU LUGAR

Mais de dois quilos de micro-organismos — bactérias, vermes, protozoários, fungos, mofos e vírus, conhecidos coletivamente como holobioma — vivem em seu intestino, sua pele e no ar que o circunda, e ajudam a compor quem você é. Até o momento, pesquisadores identificaram mais de 10 mil micro-organismos diferentes no holobioma, e o número cresce a cada ano, à medida que o Projeto Microbioma Humano se expande.

O que esses dois quilos de micróbios têm a ver com você? Bom, seu holobioma é muito importante para o seu sistema imunológico, nervoso e hormonal — que fazem parte de você —, e ele comunica às células humanas como as coisas estão indo no mundo "lá de fora". Os micróbios em seu trato GI digerem as coisas que você não consegue digerir e fazem com que esse alimento digerido passe para dentro de você. Eles também combatem substâncias que foram feitas para lhe fazer mal — incluindo as lectinas.

## COMO A PAREDE INTESTINAL *DEVERIA* FUNCIONAR

Embora essas células não humanas que compõem seu holobioma sejam essenciais para sua saúde e seu bem-estar, suas células humanas pensam que o lugar delas é fora de você. Não há problema em receber mensagens e nutrientes de seus micróbios, desde que eles fiquem do lado certo da cerca. Como o poeta Robert Frost disse no famoso poema "Mending Wall" [Consertando o muro], "Boas cercas fazem bons vizinhos". Seus micróbios são seus vizinhos mais próximos, e precisam ficar do lado deles da cerca, isto é, fora da sua pele e do seu revestimento intestinal.

Vou usar o exemplo de uma usina nuclear para ajudar você a entender como é fundamental a existência dessa "cerca" entre seus micróbios e o resto do seu corpo. A fissão nuclear controlada é uma fonte de energia importante ainda que extremamente perigosa. Quando não contida, representa a bomba atômica, mas compartimentalizada e controlada, pode alimentar geradores elétricos e produzir energia elétrica não poluente. Estruturas de contenção teoricamente impenetráveis mantêm a radiação sob controle, contudo o perigo é tão grande que todos os funcionários usam detectores de radiação, que servem como escâneres. Outros escâneres são posicionados ao redor e fora dos reatores principais. Se a radiação for detectada, os alarmes soam, avisando que existe uma ameaça iminente à saúde. E, como mostrou o acidente nuclear de Fukushima, ocorrido em 2011, a saída desse material nuclear tóxico danificou, talvez para sempre, toda a área ao redor da usina.

Claro que numa escala muito menor, os micróbios são armazenados de forma parecida em seu trato GI. Eles devem ser confinados pelo revestimento intestinal, que age como a cisterna de contenção de um reator nuclear, para impedir que você seja contaminado. Os micróbios de seu intestino são semelhantes à energia nuclear. Desde que saibam qual é o seu lugar e permaneçam confinados no "mundo exterior" do seu intestino, esses organismos são essenciais para seu funcionamento. Só que, na realidade, sua parede intestinal está sendo rompida diariamente, sendo, portanto, a causa de inúmeros problemas graves em todo o resto do seu corpo.[2] Assim, não é nenhuma surpresa que, às vezes, você sinta que está tendo um "colapso".

Manter os micróbios intestinais em seu devido lugar é difícil, porque a barreira intestinal tem duas funções relativamente contraditórias. As células que revestem seus intestinos não apenas devem impedir a penetração das lectinas como devem permitir a entrada dos nutrientes. É uma tarefa gigantesca. Repito, você só tem uma camada de células da mucosa intestinal (chamadas de enterócitos) encarregadas de impedir a entrada de habitantes indesejados no túnel GI.

---

### HISTÓRIA DE SUCESSO

*A dieta vegana típica não faz bem*

Essa autora de livros de receitas de oitenta anos havia se especializado em culinária vegana, o que significa que dependia de grãos e feijões. Ela havia colaborado com o dr. John McDougall, um dos primeiros proponentes de uma dieta baseada só em vegetais. Quando a conheci, ela estava extremamente magra e sofria de uma artrite grave nas mãos. Exames revelaram que ela também tinha lúpus grave além de doença celíaca, que são sintomas clássicos de lectinas atravessando a parede intestinal. Eu a coloquei no Programa do Paradoxo Vegetal, e os indicadores de lúpus e doença celíaca logo foram resolvidos. Apesar de ter recuperado a saúde, minha paciente decidiu voltar à sua antiga dieta vegana "normal" baseada em grãos e feijões. A reação foi um aumento gritante nos indicadores de lúpus, redução da função renal (nefrite lúpica) e aumento na insuficiência cardíaca congestiva. Dessa vez, a autora percebeu a razão dos problemas e voltou a seguir o meu programa, o que trouxe um resultado positivo para sua saúde. Lembre-se desta história quando falarmos sobre a reintrodução de lectinas na dieta na parte II.

## O QUE DEVERIA (E NÃO DEVERIA) PASSAR PELA PAREDE INTESTINAL

Apenas moléculas únicas e minúsculas de alimento digerido *devem* passar pela parede intestinal. Então, como as coisas boas daquela salada que você comeu no almoço atravessam sua parede intestinal? Em termos simples, para atravessar o posto de fronteira do seu trato GI para dentro de você, o alimento precisa ser decomposto em aminoácidos individuais (de proteína), ácidos graxos individuais (de gordura) e moléculas de açúcar individuais (de açúcares e amido). Essas moléculas pequenas e únicas fornecem energia (calorias) e nutrientes. Ácidos, enzimas e, sim, seus micróbios digerem as moléculas grandes.

Em seguida, suas células mucosas literalmente engolem uma única molécula de aminoácido, ácidos graxos e açúcar, passando-a pelo corpo da célula e soltando-a para dentro das veias ou do sistema linfático que está encostado na parte de trás dessas células. Para atravessar, essas moléculas pequeninas não precisam romper as junções fechadas das células mucosas. Quando tudo está funcionando da maneira correta, as moléculas grandes permanecem do lado de fora, que é o lugar delas, porque são grandes demais para serem engolidas pelas células da parede intestinal. Por quê? Primeiro, suas células mucosas não têm os olhos maiores que a boca. Segundo, se tudo está funcionando bem, as moléculas grandes não conseguem passar, e, se isso acontece, seu sistema imunológico conclui que um invasor estranho está à espreita e soa o alarme.

### ROMPENDO A PAREDE INTESTINAL

Esse sistema é excelente, exceto quando não funciona. Como você deve suspeitar, as coisas nem sempre funcionam como deveriam. Devido às mudanças na nossa alimentação e no modo de cultivo dos alimentos, entre outras causas — como o consumo de analgésicos de venda livre, particularmente medicamentos anti-inflamatórios não esteroides (AINES) —, as lectinas e os lipopolissacarídeos (LPSS) agora rompem a cada dia a parede intestinal. Com exceção da WGA, as lectinas são proteínas grandes, e você sabe agora que proteínas grandes normalmente não conseguem atravessar a parede intestinal sem enfrentar certa dificuldade. Mas as lectinas são peritas em romper as junções entre as células da mucosa intestinal. Esse rompimento também permite que moléculas maiores entrem em seu corpo, onde causam estragos. E, quando as lectinas, os LPSS (esses "merdinhas") ou os dois escapam do seu intestino para dentro do seu corpo, seu sistema imunológico interpreta essa ação como um ataque e, por isso, entra em alerta e avisa o corpo para armazenar gordura e suprimentos para a campanha de "guerra". Ao mesmo tempo, as lectinas se ligam entre si e bloqueiam os cruzamentos da fronteira das células intestinais para que vitaminas e outros nutrientes não possam ser absorvidos.

Se as lectinas são responsáveis por todos os problemas listados nas páginas 68-70, por que outros profissionais de saúde não falaram isso para você? Minha única resposta é: "Não se pode ver de olhos fechados!". A maioria dos médicos e nutricionistas ignora completamente as lectinas e seus efeitos, e é por isso que, para eles, a maioria das pessoas parece capaz de comer lectinas, incluindo glúten, e não sofrer nenhum efeito nocivo. A palavra-chave nesta última frase é "parece".

---

### HISTÓRIA DE SUCESSO
*Curada da doença de Crohn*

Conheci Jill W. pelo Skype há alguns anos. Estudante universitária de vinte anos de idade, ela estava recebendo uma bolsa integral de uma fundação criada por uma de minhas pacientes com o objetivo de incentivar estudos na área de imunologia. Essa paciente sofria da doença de Crohn, uma doença autoimune que debilita o intestino e é tratada com medicamentos contra a rejeição de órgãos transplantados. Eu a coloquei no Programa do Paradoxo Vegetal e, em três meses, ela se curou do Crohn e, como efeito colateral, perdeu mais de vinte quilos. Como era de esperar, ficou encantada com a mudança, por isso compartilhou a lista de alimentos de duas páginas do programa com Jill, sua estudante bolsista, que também sofria de Crohn. Um professor proeminente de gastrenterologia da Mayo Clinic estava tratando Jill na época. Essa paciente perguntou se eu poderia falar com Jill e respondi que sim.

Jill começou nossa conversa dizendo que ficou desconfiada ao dar uma olhada na lista de alimentos do Paradoxo Vegetal. Ela havia feito várias dietas para tratar a doença, sem sucesso. Além disso, seu professor (e médico) havia lhe garantido que a doença de Crohn era genética — essa era a área de pesquisa dele — e que a alimentação não tinha nada a ver com aquilo. Um tanto encabulada, ela me falou que só começou o Programa do Paradoxo Vegetal para agradar à dona da fundação que lhe concedia a bolsa. Só que, em seguida, seu rosto se iluminou na tela: "Depois de duas semanas, tive o primeiro movimento intestinal normal da minha vida e, desde então, continuou normal. Mas, dois dias atrás, liguei para meu médico na Mayo Clinic com a notícia emocionante de que meu Crohn havia sido curado pela dieta. Ele me falou que era um efeito placebo, porque a dieta não tinha nada a ver com o Crohn e que essa 'cura' era coisa da minha cabeça".

Ela continuou dizendo: "Fiquei tão chateada que desliguei o telefone e entrei na cozinha, onde minha mãe estava assando biscoitos para o Natal. Comi dois. Alguns minutos depois, parecia que uma bomba havia estourado no meu estômago. Naquela noite, as cãibras e a diarreia voltaram. Retornei para o Programa do Paradoxo Vegetal na hora, e agora está tudo bem. Mas, dr. Gundry, por que meu médico não acredita que era a alimentação a causa da doença de Crohn? Por que ele não consegue ver isso?".

Falei para ela o que vou repetir para você: seu médico não consegue ver, se está de olhos fechados! Em primeiro lugar, não há como saber que as lectinas são as responsáveis pelos seus problemas, se você nem sabe o que elas são. Em segundo, o conhecimento das lectinas não significa que você entende o que elas fazem.

Continue lendo para ver como meus olhos foram abertos. Em breve, seus olhos também estarão abertos. Da mesma forma, vou explicar como restaurar seu revestimento intestinal e sua saúde. Lembre-se: boa parte do que entra em seu corpo não pode ser detectada por meios convencionais. E se as lectinas estiverem lhe fazendo mal, mas isso não for óbvio — ou não imediatamente óbvio? Os exames de sangue dos meus pacientes mostravam que havia alguma coisa de errado, sugerindo que as lectinas ou alguma substância muito parecida com elas estavam atravessando a parede intestinal. Mas como as lectinas conseguiram atravessar de uma hora para outra, depois de eras sem conseguir? O que mudou?

### SURGE UMA PISTA

Eu estava desnorteado, para dizer o mínimo. Então, cerca de doze anos atrás, cruzei com o chefe da patologia no corredor do meu hospital. Ele disse: "Ei, você se formou como cirurgião geral antes de virar cirurgião cardíaco. O que sabe sobre redes intestinais?". Respondi que nunca tinha ouvido falar disso. Ele respondeu que também não e, em seguida, me contou de uma mulher na casa dos cinquenta que havia dado entrada com obstrução intestinal. Por isso, ela foi levada às pressas para o centro cirúrgico, onde se constatou que grande parte do seu intestino delgado estava inchada e bloqueada em diversas áreas, precisando, portanto, ser removida. Quando o patologista abriu o intestino, descobriu "redes" de tecido, como arruelas de uma mangueira de jardinagem, que bloqueavam quase completamente todo o interior do tubo. Restavam apenas aberturas minúsculas. O patologista nunca tinha visto nada como aquilo.

Intrigado, perguntei de onde tinham vindo essas redes. Ele ainda não sabia, mas pesquisou e, dito e feito, eram realmente bem comuns entre pessoas que usavam AINES regularmente, como Advil e Motrin, duas marcas de ibuprofeno, ou Aleve, Naprosyn, Mobic, Celebrex e aspirina. Todos, com a exceção da aspirina, foram introduzidos no começo dos anos 1970 para alívio de dor e febre e como um remédio para artrite no lugar da aspirina. O uso prolongado da aspirina tinha sido associado a danos no revestimento estomacal, mas, como os outros AINES não prejudicavam o estômago, as empresas farmacêuticas os anunciaram como se fossem milagrosos.

Minha pergunta seguinte ao meu colega era como as redes intestinais eram formadas por esses AINES. Ele respondeu que não tinha interesse em procurar por essa resposta, uma vez que agora sabia o que essas redes eram. Mas, como sou curioso, comecei a investigar e, com isso, abri uma caixa de Pandora e foi um caminho sem volta. Em suma, os AINES não danificam o revestimento estomacal, o que pode ser confirmado por uma gastroscopia; em vez disso, danificam o revestimento do intestino delgado, o que não pode ser visto em uma gastroscopia. Como não podíamos ver seus efeitos nocivos, os AINES foram os responsáveis por causar danos extremos à parede intestinal, que impede a entrada tanto de lectinas quanto de LPSS.

## QUEM SOLTOU OS CACHORROS?

As bactérias "amigáveis", que povoam a camada interna das células do intestino (a camada mucosa, que fica ao lado da camada celular intestinal), se desenvolvem em amidos resistentes chamados fruto-oligossacarídeos (FOS). Essas bactérias benéficas não apenas vivem no muco como também estimulam as células mucosas a produzir mais essas substâncias benéficas. O muco também age como um fosso para aprisionar lectinas e impedir que elas atravessem a barreira intestinal. Quanto mais muco você produz, mas resistente se torna às lectinas — a menos que esteja tomando AINES. (O muco não fica confinado em seu intestino. Ele aparece como o catarro em seu nariz, onde também aprisiona proteínas estranhas e as mantém fora do seu corpo. É isso mesmo, o catarro é uma coisa boa!)

Inúmeras pesquisas publicadas nos últimos cinquenta anos revelam que tomar um monte de AINES aparentemente inofensivos é o mesmo que engolir uma granada prestes a explodir. Esses medicamentos abrem buracos enormes na barreira intestinal revestida pelo muco. Como resultado, as lectinas, os LPSS e as bactérias vivas conseguem penetrar em seu corpo, inundando-o com invasores estranhos. Por causa disso, seu sistema imunológico faz o que ele sabe fazer melhor, produzindo inflamação e dor. Essa dor, por sua vez, leva você a tomar um outro AINE, promovendo um ciclo vicioso, que, no final, pode acabar com você se voltando para os antibióticos. Em outras palavras, aquele ibuprofeno ou naproxeno inofensivo pode ser a droga de entrada para o consumo de outros medicamentos que induzem ao vício,[3] como você vai descobrir no próximo capítulo. O uso prolongado de antibióticos, redutores de acidez estomacal ou mesmo mudanças no abastecimento de alimentos também faz com que bactérias ruins entrem em nosso organismo, assumindo o controle, da mesma maneira que os AINES fazem.

O aumento da permeabilidade intestinal causado pelas lectinas e pelos LPSS, bem como pelo uso regular de AINES e de medicamentos redutores da acidez estomacal, produz a chamada síndrome do intestino permeável. Antes eu acreditava, como muitos, que essa síndrome era uma doença isolada que afetava alguns poucos indivíduos desafortunados; agora, estou convencido de que o intestino permeável está por trás de todas as nossas doenças, exatamente como Hipócrates postulou. Para piorar a situação, o consumo das lectinas em produtos à base de grãos integrais e panificados — incluindo as variedades sem glúten feitas com a transglutaminase (ver páginas 64-5) — agrava de modo independente a permeabilidade intestinal. Lembre-se de que, durante séculos, o farelo desses grãos era descartado, o que torna os grãos integrais uma adição relativamente nova à nossa dieta — e, em consequência, um problema recente.

## A *VERDADEIRA* CAUSA DAS DOENÇAS AUTOIMUNES

Agora preste atenção. O que vou contar vai destruir suas convicções atuais sobre doenças autoimunes. Se você sofre de doença de Crohn, colite ulcerativa, colite microscópica, hipotireoidismo (ou tireoidite de Hashimoto), lúpus, esclerose múltipla, artrite reumatoide, síndrome de Sjögren (olhos e boca secos), esclerodermia, esclerose sistêmica, psoríase, síndrome de Raynaud, dermatomiosite, fibromialgia, osteoartrite (a boa e velha artrite) ou qualquer outra — isso mesmo, *qualquer* doença autoimune —, a boa notícia é que você pode eliminar essa doença sem o uso de medicamentos! Vejo isso acontecer todos os dias. E a resposta está na cura da síndrome do intestino permeável, que vamos discutir na parte II.

Pesquisas modernas confirmaram a visão de Hipócrates de que todas essas doenças começam no intestino e podem ser tratadas ao curar esse órgão. Com base estritamente no boca a boca, 50% da minha prática nos últimos dez anos envolveu o tratamento e a cura de doenças autoimunes. E, tendo como referência inúmeros testes rigorosos de laboratório e indicadores clínicos de atividade de doenças no meu instituto, eu (assim como outros) estou convencido de que *todas* as doenças autoimunes são causadas por alterações nos micróbios bons e maus que residem no intestino, na boca e na pele, bem como por uma mudança na permeabilidade da parede intestinal, da boca e das gengivas.

O que influencia a permeabilidade? Como já aprendemos, os AINES, os antibióticos, os medicamentos bloqueadores de ácido como omeprazol e esomeprazol, e o biocida Roundup alteram sua flora intestinal e a camada mucosa do seu intestino. Isso compromete sua parede intestinal diariamente, permitindo a entrada das lectinas. E essa confluência de forças incentiva seu sistema imunológico a lançar um ataque contra você, em um caso clássico de confusão de identidade causado por mimetismo molecular. Como um lembrete, o mimetismo molecular é causado pelo ataque do nosso sistema imunológico contra proteínas em células e órgãos que têm padrões parecidos com lectinas e LPSS.

A princípio, os vários efeitos prejudiciais do intestino permeável ocorrem sem você perceber, mas, quando o dano em sua parede intestinal se torna tão grave que a capacidade de absorção do seu intestino fica reduzida, essa doença se torna visível com a diminuição dos níveis de proteínas em seus exames de sangue. Assim como uma esponja ou um pano de camurça consegue absorver líquidos, em circunstâncias normais, o intestino é capaz de absorver grandes quantidades de proteínas, gorduras e açúcares — até não conseguir mais. Para entender como esse processo é prejudicial, pense em como o tabagismo consegue destruir silenciosamente a superfície de troca de oxigênio dos pulmões muito antes de ser feito um diagnóstico de enfisema ou doença pulmonar obstrutiva crônica (DPOC). Do mesmo modo, as lectinas conseguem destruir em silêncio a camada das células absortivas do intestino. Em ambas as situações, quando o dano começa a aparecer, considera-se que é tarde demais para corrigi-lo. No meu consultório, vejo muitas pessoas magras que não conseguem absorver nutrientes por mais que comam. Na verdade, boa parte do que se acredita ser uma parte normal do processo de envelhecimento consiste no efeito cumulativo da toxicidade das lectinas. Mas, ao contrário da DPOC, esse estrago pode ser reparado! Quando uma cidade é bombardeada em tempos de guerra, os habitantes fogem, e a cidade não tem como ser reconstruída até o bombardeio cessar e as pessoas retornarem. As lectinas são como essas bombas. Para reparar o dano, você precisa parar de comer lectinas — e vou mostrar como fazer isso.

## UMA RELAÇÃO SIMBIÓTICA

O principal papel dos seus micróbios consiste em realizar funções essenciais como digestão e eliminação de substâncias tóxicas, e a saúde do seu intestino é apenas a ponta do iceberg. Os micróbios são também os principais defensores da sua saúde. Eles constituem um ecossistema complexo e estão em comunicação constante com seu cérebro e o restante de seu corpo, enviando e recebendo mensagens.[4] Muito antes das mensagens instantâneas se tornarem uma forma de nos comunicarmos por meio dos aparelhos eletrônicos, esses micróbios já recebiam e enviavam mensagens para controlar nossos hormônios, nosso apetite e nossos alimentos preferidos, entre outras funções.

Você e seus micróbios coexistem no que os biólogos chamam de mutualismo, um tipo de relação simbiótica. A sua existência depende deles, e a existência deles depende de você. O reino animal oferece muitos exemplos de simbiose. Por exemplo, o pássaro palito tira comida dos dentes do crocodilo. A ave ganha um jantar e o crocodilo fica com os dentes limpos, o que lhe permite continuar caçando. Outras aves, como o pica-boi, viajam nas costas de grandes mamíferos africanos, consumindo os insetos irritantes que ficam em volta deles. Entre os exemplos da relação simbiótica que você tem com seu holobioma, está a luta incessante de certos micróbios na sua pele para curar uma ferida e proteger você de outros micróbios que lhe fariam mal. Os micróbios "bons" defendem você porque você e eles têm uma relação simbiótica. O trato é que, enquanto você os alimenta, eles protegem você.

Em outras palavras, seus amigos do intestino (e não do peito!) cuidam com zelo da manutenção do seu lar. Eles até mostram que estão felizes quando produzem para você hormônios do prazer, como a serotonina. (Se você toma algum antidepressivo, garanto que seus companheiros intestinais abandonaram a caverna!) No entanto, se essa relação for alterada, os papéis podem se inverter. Se você expulsar os micróbios bons ou deixar os micróbios ruins entrarem, fique sabendo que esse bairro, antes tão agradável, vai passar a ser dominado por uma gangue que só se preocupa com seus próprios interesses, e não com o cuidado do corpo do seu hospedeiro. Esse grupo mal-intencionado também sequestra o antigo sistema de comunicação entre os micróbios intestinais normais e seu cérebro, aumentando seu desejo por alimentos de que *eles* precisam, isto é, açúcares, gorduras, junk foods e fast-foods. Esse rapto é apenas mais um lembrete de que você não é culpado por estar cansado, doente ou com sobrepeso.

Esse sistema complexo possibilita a comunicação e a coexistência dos vários habitantes e células do seu holobioma. Por estranho que pareça, esses organismos unicelulares são seres inteligentes e agem exatamente como você (ou qualquer outro organismo pluricelular complexo). Com os micróbios certos dentro de você, fornecendo o que eles querem, não apenas ninguém se machuca como também você e eles prosperam. Mas, se deixar os micróbios errados dominarem, eles vão acabar controlando você. Embora seja difícil acreditar, "eles" controlam a maior parte do seu organismo. E, só nos últimos cinquenta anos, houve mudanças drásticas em inúmeros fatores, tornando confusos os sistemas de comunicação dentro do seu corpo e de seus micróbios.

No próximo capítulo, vou apresentar os Sete Desreguladores Letais, que, junto com seu intestino disfuncional, conspiraram para permitir que as lectinas, os LPSS e outros invasores estranhos entrassem em seu intestino. No nível mais básico, é por isso que você não se sente mais como você mesmo.

> ### A via de comunicação intestino-cérebro
>
> O nervo vago, que faz parte do sistema nervoso parassimpático, é o maior nervo do corpo e liga o cérebro ao intestino. Ele comunica mensagens a todos os diversos órgãos do seu corpo. Recentemente, estudos fascinantes mostraram que as lectinas chegam ao cérebro não apenas através do sangue, mas também subindo o nervo vago do intestino para o cérebro.[5] Descobriu-se que, para cada fibra que vai do cérebro até o coração, os pulmões e os órgãos abdominais, há nove vezes mais fibras que saem do intestino até o cérebro. Na verdade, há mais neurônios em seu intestino do que em toda a sua medula espinhal. Existe um segundo cérebro dentro do seu intestino, e esse cérebro é controlado pelo seu holobioma. Ao contrário do que a maioria dos médicos (inclusive eu) aprendem na faculdade, o nervo vago existe para levar informações do intestino ao cérebro, e não o contrário. A intuição realmente vem do estômago!

## UMA MUDANÇA NO EQUILÍBRIO DE PODER

Você vai ficar bem se os micróbios bons dominarem, mas, se os ruins se tornarem a maioria, os problemas surgirão. Promover a combinação certa de micróbios é essencial para restaurar a saúde e prevenir doenças. Você deve alimentar os micróbios bons com o que eles precisam para viver bem, ao mesmo tempo que elimina açúcares e outros alimentos que são um banquete para os micróbios ruins. Como todo hospedeiro, você deve alimentar tanto seus hóspedes quanto você mesmo e, nesse caso, para se nutrir, deve primeiro nutrir os micróbios bons.

Até aí parece simples, e é por esse motivo que muitos gurus da saúde bem-intencionados pedem para você tomar probióticos e comer alimentos fermentados. Mas não tão rápido. Mesmo os micróbios bons precisam ficar do lado deles da parede intestinal. Se você tem micróbios bons e toma ibuprofeno ou naproxeno, ou engole bloqueadores de ácido ou consome lectinas com as quais não foi feito para interagir, sua parede intestinal é rompida e acontece o acidente nuclear — mesmo tendo um monte de micróbios bons!

No fim, porém, graças às mudanças no suprimento alimentar, nos medicamentos tanto de venda livre como de venda restrita, e nas mudanças ambientais que ocorreram de maneira imperceptível no último meio século, a maior parte de seus micróbios ancestrais foi destruída, possibilitando que outros dominassem seu organismo.[6] Não importa quanto você estava consciente do seu holobioma, o fato é que ele foi perturbado. E o motivo por que você, assim como muitos outros, não está com a saúde ideal é que sua relação com seus micróbios (bem como com diversos agentes ambientais) mudou. Se você tem sobrepeso, é provável que as mesmas forças estejam em ação. Em vez de seus micróbios trabalharem com você de maneira simbiótica, eles não conseguem oferecer informações valiosas — e, pior ainda, podem transmitir informações falsas, da mesma forma que um vírus quando domina um computador, inserindo dados novos que deixam seu sistema vulnerável.

Não se desespere. Existe uma luz no fim do túnel. Depois que você entender as causas de seus problemas de saúde, incluindo a tendência a acumular quilinhos extras, vou revelar os detalhes do programa que comprovadamente repara seu intestino danificado e restaura a saúde e a vitalidade do seu corpo.

---

### HISTÓRIA DE SUCESSO
*De fracote de quarenta e quatro quilos a campeão*

Os pais de Michael V., um menino magricela de treze anos, o trouxeram para uma consulta comigo. O pai de Michael era treinador de luta livre, mas seu filho era pele e osso, e claramente precisava de ajuda. Eles tinham ouvido falar que eu conseguia curar a doença de Crohn, da qual ele vinha sofrendo por ter tomado antibióticos durante grande parte da vida para tratar uma infecção crônica das amídalas. Os medicamentos imunossupressores que ele tomava não estavam ajudando, e a diarreia e as fezes com sangue estavam causando um impacto visível.

O menino estava disposto a tentar tudo, incluindo abandonar os alimentos que todo adolescente adora. Entramos de cabeça e, juntos, tiramos as lectinas de sua dieta e reconstruímos sua parede intestinal com vitamina $D_3$ de alta dosagem, prebióticos e probióticos. Em três meses, a diarreia com sangue e as cãibras de Michael se foram, e ele estava ganhando peso — até começou a treinar com o pai.

Mesmo tendo sido difícil para o garoto seguir o programa, sempre que ele trapaceava, sentia as consequências imediatas no intestino, o que facilitava que ele permanecesse na linha. A pressão dos colegas foi difícil, mas ele sempre me dizia que se sentir bem nunca tinha sido tão bom. A cada consulta, diminuíamos seu coquetel imunossupressor até este virar coisa do passado. A essa altura, ele estava no ensino médio e tinha entrado para a equipe de luta livre.

Michael é agora um rapaz forte, musculoso e bonito. No ano passado, pai e filho vieram ao meu consultório. O pai trazia a seção de esportes do jornal da cidade. Em destaque, havia uma matéria sobre seu filho, que cinco anos antes estava definhando — e agora era um campeão da divisão californiana do campeonato de luta livre. Agora ele está na faculdade com uma bolsa de estudos esportiva.

## DERROTANDO OS DESTRUIDORES DO INTESTINO

No próximo capítulo, você vai aprender a identificar e evitar ou eliminar os Sete Desreguladores Letais, que abriram as portas para as lectinas e outros destruidores do intestino. Eles são os grandes responsáveis pelas alterações que ocorrem em você e em seus micróbios intestinais, e já estão controlando você há algum tempo — transmitindo informações para você e seu holobioma através dos alimentos que você ingere, das bebidas que toma, dos produtos de higiene pessoal que utiliza, dos produtos de limpeza doméstica que usa, e até dos recipientes que contêm seus alimentos e bebidas. Tudo isso foi responsável por modificar você (ou seus pais) e nossos micróbios nos últimos cinquenta e poucos anos. Todos esses fatores são sutis, invisíveis e indetectáveis. E todos permitiram a entrada das lectinas pela sua parede intestinal, tornando você vítima de ataques autoimunes e perturbações hormonais contínuas.

Como vamos ver em breve, a dieta adequada e certos suplementos são componentes essenciais para criar uma estratégia de proteção e reparo do intestino. E, por mais eficiente que seja essa estratégia alimentar, ela precisa ser acompanhada por algumas mudanças de estilo de vida.

# 4. Conhece teu inimigo
## Os Sete Desreguladores Letais

Existe um experimento infame do qual você já deve ter ouvido falar. Se você colocar um sapo em uma panela de água muito quente, ele vai pular para fora imediatamente. Mas, se colocá-lo numa panela de água morna e for aumentando a temperatura devagar, ele vai ficar nadando ali tranquilamente até morrer pela fervura da água. A diferença nos dois resultados é que a mudança na temperatura é tão gradual que chega a ser imperceptível para os receptores de temperatura do sapo, ou para seus causadores de padrões.

Assim como o sapo, as mudanças dentro do seu corpo foram tão sutis que você também quase não notou. Essas grandes mudanças surgiram de coisas muito pequenas. Cada alteração negativa de seu corpo impacta sua saúde, fazendo com que, por sua vez, você deseje cada vez mais alimentos não saudáveis e/ou precise de mais remédios ou procedimentos médicos. Nós nos tornamos dependentes de muitos desses produtos e procedimentos, que *parecem* melhorar nossa saúde e nosso padrão de vida, mas, na verdade, nos deixam doentes e podem acelerar nossa morte. Enquanto isso, o sistema de saúde mundial, apesar do forte financiamento, está entrando em colapso graças ao aumento dos custos financeiros diante das necessidades de um número crescente de pacientes.

## VIVENDO MAIS, PORÉM NÃO TÃO BEM

Há um conceito equivocado de que nossa saúde coletiva melhorou muito nas últimas décadas. (Se esse é o caso, por que estamos com tanto sobrepeso?) Boa parte dessa ideia se baseia no fato de que a expectativa de vida média cresceu nas últimas cinco décadas. Em 1960, a expectativa de vida média do homem norte-americano era de 66,4 anos; em 2013, era dez anos maior.[1] Para as mulheres, as idades médias eram de 73,1 e 81,1, respectivamente. Mas é preciso entender que esses dados são favorecidos por reduções drásticas nas últimas décadas na prevalência de doenças infecciosas, que impactavam bebês e crianças de maneira descomunal. Esse fenômeno é o verdadeiro motivo por que a expectativa de vida parece ter crescido acentuadamente no último meio século. Hoje, as vacinas protegem os pequenos de epidemias mortais de sarampo, rubéola, caxumba, difteria, febre tifoide, escarlatina, coqueluche, gripe, entre outras doenças infecciosas. Os antibióticos salvaram outros milhões de vidas de doenças que antes eram fatais. A mortalidade infantil também despencou de maneira significativa, graças a avanços nas práticas de cuidado pré-natal e do parto. Em 1935, 56 de cada mil crianças nos Estados Unidos não sobreviviam ao seu primeiro ano de vida. Em 2006, esse número era de menos de seis crianças a cada mil,[2] embora crianças negras ainda corram muito mais riscos do que crianças brancas de sucumbir por causa de doenças. Além disso, no quesito de mortalidade infantil, os Estados Unidos estão atrás de outros 25 dos países mais ricos do mundo.[3]

É óbvio que a expectativa de vida é uma medida crucial em qualquer sociedade, mas de igual importância é o que chamo de expectativa de saúde. Apesar de vivermos por mais tempo, estamos vivendo melhor? Hoje em dia, a maioria das pessoas passa boa parte dos seus últimos anos de vida num estado de declínio progressivo. Embora exista a crença de que "os cinquenta são os novos quarenta", em meio a outras afirmações otimistas, estamos coletivamente muito menos saudáveis do que nossos pais quando estavam nessa mesma faixa etária. Um novo estudo revela que, a partir dos cinquenta anos, nossa saúde começa a decair, muito antes do que se presumia.[4] No entanto, a menos que você tenha a sorte de ser um "canário", você não vai notar esse declínio.

Além disso, tomamos muito mais remédios que as gerações anteriores. Na primeira consulta comigo, meus pacientes afirmam tomar uma média de sete medicamentos diferentes. Isso lá é jeito de viver? Tenho uma ideia melhor: morrer jovem — numa idade muito avançada. Ou, como Liping Zhao, um pesquisador chinês de holobioma, disse: "Coma direito. Fique em forma. Viva muito. Morra rápido". Acredito que as pessoas querem isso para sua vida.

Como os Estados Unidos se comparam ao resto da população mundial em termos de expectativa de vida? Globalmente, o país está na 35ª posição, enquanto o Japão fica em segundo lugar. Mas é aí que as coisas ficam interessantes. Os norte-americanos gastam uma média de 8300 dólares por pessoa anualmente em cuidados de saúde, mas apenas 2200 dólares em comida. Os japoneses gastam 3300 e 3200 dólares em saúde e comida, respectivamente.[5] O que isso diz sobre as prioridades dos norte-americanos?

No último meio século, aumentamos a expectativa de vida de forma artificial mas efetiva através de uma grande variedade de procedimentos médicos, remédios e tratamentos. Uma pessoa com demência pode viver por décadas com o tratamento correto, mas ela está vivendo bem? Como cirurgião cardíaco, fiz minha parte para estender a vida de milhares de pessoas, e os aparelhos que inventei tornaram a cirurgia cardíaca mais segura, aumentando as chances de sobrevivência e os anos de vida dos pacientes após a operação. Enquanto isso, o número de pessoas vivendo com diabetes tipo 2 e outros problemas graves de saúde também cresceu de modo exponencial. O período de senescência, ou envelhecimento, se estendeu de maneira significativa, aumentando os custos de saúde para os idosos. Só para deixar claro, não estou defendendo a ideia de que as pessoas devam morrer quando uma intervenção médica puder prolongar sua vida; só estou fazendo uma distinção entre qualidade de vida e anos de vida.

A propósito, para derrubar outro mito, sempre houve pessoas que conseguiram viver bem até os noventa anos, não adoecendo ou sobrevivendo a doenças consideradas mortais. Basta visitar os cemitérios de povoados mais antigos para ver as evidências gravadas nos túmulos.

## DANO INVISÍVEL MAS TRAIÇOEIRO

A maioria das pessoas vai ficar surpresa ao descobrir que as substâncias com que convive todos os dias e que fazem parte da sua dieta — inclusive aquelas que acreditava fazerem bem para a saúde — foram alteradas de tal forma que são capazes de mudar por completo o modo de comunicação das células. E a maior parte dessas mudanças surgiu nos últimos cinquenta anos.

Será que somos iguais àquele sapo nadando na panela de água? E se estivermos sendo atacados dia após dia, mas esse ataque é praticamente imperceptível — isto é, só vamos perceber até o momento de a água ferver? Bom, se você tem alguma das doenças listadas nas páginas 80-2, adivinhe só? A água já está fervendo. Mas quem ligou o fogo?

Tenho evidências espantosas de que pelo menos sete mudanças sutis ocorridas nos últimos cinquenta anos alteraram de maneira drástica a sua saúde. Fomos submetidos a novos padrões de comida, além de novas formas de processamento de alimentos, bem como a novos produtos de higiene pessoal que imitam um conjunto diferente de compostos. Ao mesmo tempo, as toxinas ambientais e a luz elétrica provocaram uma mudança extrema no ambiente. Graças a essas perturbações, que criam casamentos de padrões irregulares, você realmente não é mais "você mesmo". Você já aprendeu sobre outros dois desordenadores: os grãos integrais e a transglutaminase. Como lembrete, os grãos integrais levam as lectinas, em particular a aglutinina do germe do trigo (WGA), diretamente para dentro do seu intestino. Os dois deixam seu intestino permeável aos LPSS, que seguem para sua corrente sanguínea e incitam o mimetismo hormonal. E o consumo de transglutaminase deixa você sensível aos glútens independente do seu nível de sensibilidade a essas proteínas.

## HISTÓRIA DE SUCESSO
### A farsa "saudável"

Quando veio me ver, Jennifer U., de 76 anos, tinha artrite reumatoide e indicadores de inflamação elevados. Ao seguir o Programa do Paradoxo Vegetal, esses números voltaram a se normalizar. Foi uma ótima notícia até Jennifer começar a comer o pão da marca Dave's Killer Bread. Ela pensou que era saudável por ser feito de uma variedade de grãos integrais e prometia "abalar seu mundo". (Um pão continha nada menos do que 21 grãos e sementes!) Quase de imediato todos os seus indicadores de inflamação e artrite reumatoide dispararam, e ela voltou a sofrer de fortes dores articulares. Não é de surpreender que, quando mandei que ela retirasse o pão assassino da sua dieta, todos os seus indicadores voltaram ao normal.

Esses desreguladores, somados aos sete que serão apresentados a seguir, não apenas destroem sua saúde como também aumentam a tendência a ganhar peso. Eles lhe passam informações através da comida que você come, das bebidas que ingere, dos medicamentos que toma, e até das embalagens de alimentos e dos produtos de higiene pessoal que utiliza. E, sem você saber, essas informações transformam você numa máquina de ganhar peso, não importando o que você faça.

## DESREGULADOR 1: ANTIBIÓTICOS DE AMPLO ESPECTRO

Nos últimos cinquenta a sessenta anos, nossa cultura passou por diversas mudanças significativas no que se considera ter uma vida saudável e na prevenção de doenças, mas os avanços médicos podem também ser uma faca de dois gumes semelhante ao paradoxo vegetal. Assim como as plantas, eles mantêm você vivo, ao mesmo tempo que podem matá-lo. Um exemplo excelente desses avanços médicos são os antibióticos de amplo espectro, a princípio vistos como milagrosos. Desenvolvidos no final dos anos 1960 e começo dos anos 1970, os antibióticos de amplo espectro são capazes de matar diversos tipos de bactérias simultaneamente. (A maioria dos antibióticos usados atualmente é desse tipo.) De fato, eles salvaram e continuam salvando inúmeras vidas de doenças como pneumonia e sepse. Contudo, esses antibióticos permitiram que os médicos bombardeassem uma infecção sem saber qual bactéria em particular era a responsável pela doença. Nós, médicos, ficamos tão impressionados com esses antibióticos que os utilizamos até mesmo quando achamos que o culpado seja um vírus, que não é morto por antibióticos.

Mal sabíamos que estávamos bombardeando o nosso próprio corpo. Como assim? Toda vez que você toma por um tempo levofloxacino, ciprofloxacina ou outro antibiótico de amplo espectro para uma infecção do trato urinário ou qualquer outra doença parecida, acaba matando a maioria dos micróbios em seu intestino. É chocante, mas pode demorar até dois anos para eles retornarem. Muitos podem morrer para sempre. Ainda pior: toda vez que uma criança toma antibióticos, aumenta a probabilidade de ela desenvolver doença de Crohn, diabetes, obesidade ou asma mais adiante na vida.[6]

Hoje sabemos mais sobre as bactérias do que antigamente. Muitas espécies que antes víamos como perversas agora são consideradas benéficas. Pense da seguinte forma: seu holobioma é como uma floresta tropical já desenvolvida, um ecossistema incrivelmente complexo em que a existência de uma espécie depende de várias outras. assim, imagine que você acabou de queimar toda essa floresta tropical com napalm, Agente Laranja ou por causa de um fósforo descartado com imprudência. Mesmo se você plantar sementes de todas as espécies de árvores e plantas que foram reduzidas a pó logo depois do acontecido — da mesma maneira que as pessoas tentam recuperar seus intestinos com probióticos —, realmente acha que uma floresta tropical desenvolvida vai surgir em algumas semanas? Agora imagine que, toda vez que essa floresta tropical começa a crescer de novo, ela volta a ser atingida por bombas de napalm — isso é comparável a tomar um antibiótico de amplo espectro só porque pegou um resfriado que deixou você com uma tosse irritante. O padrão recorrente em seu corpo é o de terra arrasada, quando deveria ser o de uma floresta verde exuberante. Não me entenda mal, antibióticos específicos podem salvar vidas; porém, você deve ter muito cuidado ao tomar antibióticos de amplo espectro para qualquer coisa que não seja uma infecção grave.

E o consumo de antibióticos não vem apenas de receitas médicas. Quase todos os frangos ou bifes dos Estados Unidos contêm antibióticos suficientes para matar as bactérias de uma placa de Petri! Pode apostar que eles matam as bactérias benéficas em seu intestino de maneira indiscriminada. Até pouco tempo atrás, era perfeitamente legal dar arsênio a frangos caipiras, para que estes ficassem com um rubor "saudável". Espera, arsênio não é um veneno? Pois é. Além de ser um veneno e um antibiótico, ele também é um desregulador hormonal que mimetiza a ação do estrogênio. Uma lei para proibir o uso de arsênio na ração de frango em Maryland, nos Estados Unidos, chegou a ser derrotada devido a um subsídio generoso da Monsanto, empresa que produz arsênio, doados às campanhas dos senadores desse estado.[7] A lei, por fim, foi aprovada e, em 2013, a FDA proibiu o uso de três das quatro formas de arsênio em todos os Estados Unidos.[8] No entanto, a quarta forma, nitarsone, continuou a ter seu uso legalizado. Finalmente, em 2015, esse composto foi banido. Além disso, tanto a soja como o milho são usados na ração de frango, e esses dois produtos contêm substâncias semelhantes ao estrogênio. Em última análise, aquele peito de frango "saudável" contém o equivalente a uma pílula anticoncepcional de substâncias estrogênicas!

### O PERIGO DE SE REDUZIR A EFICÁCIA

Eu estava na faculdade de medicina nos anos 1970 quando o *Clostridium difficile*, um micróbio relativamente irrelevante encontrado no cólon, de repente começou a matar um monte de gente. O motivo era que os medicamentos de amplo espectro haviam surgido e eliminado todos os micróbios, incluindo os protetores, do nosso tubo digestivo. E, quando os mocinhos desapareceram, um vilão como o *Clostridium difficile* cresceu e dominou o cólon. Deveríamos ter percebido que aquele bombardeio traria esse tipo de consequência e, de fato, o que chamamos hoje de superbactérias são resistentes a esses antibióticos, colocando em risco a vida de algumas pessoas. Uma resistência epidêmica e generalizada a certos antibióticos pode ter consequências desastrosas.

Mais recentemente, o uso generalizado de Baytril (droga irmã do Cipro) para tratar o frango contra E. Coli e uma infecção bacteriana associada a doenças respiratórias levou a um aumento na resistência dos humanos que tomam Cipro para combater uma infecção bacteriana.[9] A FDA reconheceu que a resistência humana está com problemas. Entretanto, um criador de perus não vai aplicar Baytril em um único peru doente; em vez disso, acrescenta o antibiótico na água tomada por todas as aves. E o problema não para com o Baytril, que faz parte de uma classe de medicamentos potentes conhecida como fluoroquinolonas.

A FDA, médicos e grupos de defesa do consumidor estão preocupados que o uso intenso de Baytril em animais possa tornar os humanos resistentes ao Cipro, utilizado para tratar a salmonela, a campylobacter e outras doenças de origem alimentar (bem como antraz). Isso significa que, se uma pessoa consome bactérias em carnes cozidas de forma inadequada ou mexe com carne de maneira imprópria e adoece, ela pode não responder ao tratamento com Cipro. Com efeito, a equipe de urologia no meu hospital descobriu que pelo menos 50% das mulheres com infecções do trato urinário portam bactérias resistentes ao Cipro.

Os antibióticos de amplo espectro fazem porcos, frangos e outros animais crescerem e engordarem de maneira mais rápida. Como eles causam esse efeito nos animais, não é nenhuma surpresa que os humanos sofram os mesmos efeitos. Acredite ou não, se uma mulher grávida tomar uma única dose de antibióticos, os filhos dela podem ficar com sobrepeso. Uma criança pode ficar obesa ao ser tratada com um único ciclo de antibióticos. Ao alterar sua flora intestinal, que se comunica com seu sistema imunológico, os antibióticos fazem seu corpo entrar em estado de guerra, aumentando o estoque de gordura para que suas células imunológicas tenham todo o combustível necessário para combater os invasores. Essas consequências são intensificadas pelos resíduos de antibióticos presentes na carne e no leite de animais que foram tratados com esses remédios, ainda mais quando a pessoa também toma antibióticos de amplo espectro.

---

**HISTÓRIA DE SUCESSO**

*Antibióticos induziram a doença de Crohn*

---

Sara Y., com 71 anos, recebeu doses repetidas de antibióticos por seis semanas para tratar uma infecção do trato urinário. Ela começou a desenvolver forte dor abdominal, seguida por diarreia com sangue e forte dor articular e artrite. Apesar de não ter histórico prévio de problemas gastrintestinais, uma colonoscopia revelou que tinha doença de Crohn. Então, em vez de ligar os pontos, seu médico a encaminhou para um reumatologista que aconselhou tratamento com imunossupressores. Felizmente, Sara recusou um tratamento médico baseado em remédios e, em vez disso, procurou minha ajuda. Ao eliminar as lectinas da sua dieta e reconstruir a "floresta tropical" em seu intestino com o Programa do Paradoxo Vegetal, ela se curou em seis meses.

---

### DESREGULADOR 2: MEDICAMENTOS ANTI-INFLAMATÓRIOS NÃO ESTEROIDES (AINES)

Conhecidos pela indústria farmacêutica como "drogas de entrada" para antibióticos mais potentes, o ibuprofeno, o naproxeno, o meloxicam e outros medicamentos anti-inflamatórios não esteroides (AINES) foram introduzidos no início da década de 1970 como alternativas à aspirina, que danificava o revestimento estomacal. No entanto, sabemos agora que os AINES causam danos à barreira mucosa no intestino delgado e no cólon, permitindo que as lectinas, os LPSS e outras substâncias estranhas atravessem a parede intestinal, dando início a uma guerra dentro do corpo. Evidências dessa guerra estão no aumento da inflamação, que você sente na forma de dor. E, quanto maior a dor, mais AINES você toma.

Como poderíamos não saber disso? Na verdade, as indústrias farmacêuticas sabiam,[10] mas, como as gastroscopias não conseguiam ir tão longe, nós, médicos, inicialmente não tínhamos como ver o dano no intestino delgado. Foi apenas com a criação das cápsulas endoscópicas (pílulas com câmeras que podem ser engolidas) que descobrimos o que realmente estava acontecendo, só que aí os AINES já eram onipresentes. Você se lembra daquela pobre mulher com as redes intestinais? Os AINES tinham destruído tanto as paredes do seu intestino que foram se formando quantidades imensas de tecido cicatricial. Todo esse processo abre caminho para a entrada de mais invasores, ao mesmo tempo que estabelece um ciclo vicioso: quanto mais LPSS escapam, mais dor você sente; e quanto maior a dor, mais AINES você toma — até chegar ao nível de consumir analgésicos sob prescrição. Os AINES não apenas são os campeões de vendas da indústria farmacêutica como também são a ameaça número um à saúde. Portanto, lembre-se disto: engolir um ibuprofeno ou naproxeno é como engolir uma granada. Saiba também que esses compostos foram considerados tão perigosos no momento de sua introdução nos anos 1970 que só podiam ser comprados sob receita.

---

### HISTÓRIA DE SUCESSO
#### *A estudante que veio do frio*

Uma ávida alpinista e estudante universitária do Colorado, Emily J. havia lesionado o tornozelo numa queda cerca de seis meses antes. Seu ortopedista a tratou com altas doses de Motrin e Aleve, mas, depois de um mês, ela notou que seus pés e mãos estavam ficando azuis, e que o clima frio parecia intensificar o problema. Essa doença, conhecida como síndrome de Raynaud, é agora considerada um problema autoimune. Em pouco tempo, Emily não conseguia nem segurar uma caneta e teve de trancar a faculdade. Na esperança de que o clima ameno proporcionasse alívio, ela foi passar o inverno com a avó em Palm Springs. Como as coisas não melhoraram, buscou a ajuda de um mestre de ioga e massoterapeuta, que a encaminhou para mim. Quando conheci Emily, seus pés e mãos estavam frios e azuis. Depois de ouvir sua história, soube que sua parede intestinal tinha sido rompida pelos AINES que o ortopedista lhe havia prescrito, e que as lectinas e os LPSS estavam à solta em seu sistema. O exame de sangue confirmou essas suposições, assim como o nível baixo de vitamina D, embora ela estivesse ingerindo uma grande quantidade dessa substância diariamente. Receitei o Programa do Paradoxo Vegetal para ela, que também passou a tomar probióticos e prebióticos; além disso, elevei seu nível de vitamina D no sangue para 100 ng/mL. Duas semanas depois, os pés e mãos dela estavam mudando de cor e, em seis semanas, haviam retornado ao normal. Emily retomou seus estudos em Colorado e nunca olhou para trás, exceto para agradecer.

## DESREGULADOR 3: BLOQUEADORES DE ÁCIDO GÁSTRICO

Deixe-me contar os motivos por que medicamentos bloqueadores de ácido como ranitidina, omeprazol, esomeprazol e pantoprazol devem ser evitados a todo custo. São, em sua maioria, inibidores da bomba de prótons (IBPS), que reduzem a quantidade de ácido no estômago. No entanto, desde que permaneça em seu devido lugar, o ácido gástrico realiza uma função importante.

O ácido no estômago é tão forte que apenas algumas bactérias importantes conseguem viver nele; por isso, muitas das bactérias maléficas que você ingere morrem por ali. (A propósito, a menos que estejam na forma de esporo ou tenham revestimento entérico, a maioria dos produtos caríssimos que contém bactérias probióticas também não aguenta sair viva do seu estômago!) Os ácidos do estômago normalmente confinam as bactérias no intestino grosso através de um processo chamado gradiente ácido. À medida que os conteúdos do estômago avançam intestino abaixo, mais líquidos alcalinos da bile e do pâncreas diluem o ácido gradualmente, mas é apenas quando o alimento chega ao cólon que o ácido é finalmente diluído. As bactérias no cólon, onde a maioria de nossos micróbios intestinais reside, gostam de um ambiente sem oxigênio e com baixa acidez.

O problema é o seguinte: sem o ácido gástrico para matar as bactérias ruins, essas bactérias patogênicas (causadoras de doenças) podem crescer em excesso, alterando ainda mais a flora intestinal. Além disso, sem o ácido gástrico, as bactérias ruins — e até mesmo as boas — podem facilmente sair do cólon e adentrar o intestino delgado, onde não deveriam ficar. Lá, elas rompem a parede intestinal, causando a síndrome do intestino permeável ou uma condição chamada Sibo (do inglês *small intestine bacterial overgrowth* [supercrescimento bacteriano do intestino delgado]). No intestino delgado, as paredes de células bacterianas (LPSS) e as lectinas têm fácil acesso a seu sistema circulatório. Por sua vez, essa condição estimula seu sistema imunológico a combater os LPSS e as lectinas através da — você adivinhou— inflamação! Com isso, vem o ganho de peso, à medida que seu corpo armazena gorduras para alimentar a batalha dos seus leucócitos contra os inimigos.

O uso de IBPS, como omeprazol e esomeprazol, não só interfere no funcionamento adequado do ácido gástrico como também pode destruir a capacidade de suas mitocôndrias de produzir energia em todas as células do corpo, através das suas próprias bombas de próton. É espantoso como esses IBPS atravessam a barreira hematoencefálica e envenenam as mitocôndrias do cérebro. Um estudo, com 74 mil pessoas com 75 anos ou mais, mostrou que aquelas que haviam tomado esses remédios tinham 44% mais risco de sofrer de demência em comparação com aquelas que não haviam feito uso desses medicamentos.[11] Outros estudos associaram o uso de IBPS à doença renal crônica.[12] De maneira sistemática, estamos envenenando as organelas produtoras de energia de todas as nossas células só para comer mais um pedaço de pizza de pepperoni. Por causa desses riscos, todos esses medicamentos vêm com um alerta de que você não deve tomá-los por mais de duas semanas. Mesmo assim, muitas pessoas chegam a consumi-los por anos, resultando em danos graves. Quando esses bloqueadores de ácido foram introduzidos nos anos 1980, eles eram considerados tão perigosos que só podiam ser vendidos com receita médica. Percebeu que existe um padrão aqui?

O uso de redutores de ácido também estimula o desenvolvimento de uma população totalmente nova de micróbios intestinais — que, em condições normais, seriam mortos pelo nosso ácido gástrico, sendo, portanto, estranhos ao nosso sistema imunológico — a se desenvolver no lugar dos micróbios normais. Pessoas que tomam bloqueadores de ácido têm três vezes mais riscos de contrair pneumonia,[13] causada por esses micróbios estranhos, do que aqueles que não os utilizam. Não bastasse isso, esses remédios também impedem a digestão completa de proteínas. Como as lectinas são proteínas, os antiácidos permitem a entrada de mais lectinas no intestino.

Finalmente, como o ácido gástrico é necessário para decompor a proteína alimentar em aminoácidos antes que ela seja absorvida pelo intestino, criamos uma geração inteira de idosos com deficiência em proteína. Isso não acontece porque eles não estão comendo proteína suficiente; pelo contrário, é porque não têm ácido gástrico para digeri-la! Quando a proteína não pode ser decomposta e absorvida, isso causa desgaste muscular, conhecido como sarcopenia, uma crise de saúde entre idosos. De fato, independentemente da idade e do motivo, a maioria dos pacientes admitidos no hospital tem níveis muito baixos de proteína, não porque comam poucas proteínas — na verdade, estão comendo proteínas demais, como logo vou explicar —, mas porque não conseguem transformá-las em aminoácidos capazes de serem absorvidos, graças à ingestão regular de IBPS.

---

### HISTÓRIA DE SUCESSO
*Uma condição pré-cancerosa desaparece*

Elena J. tinha 67 anos e sofreu de uma forte azia durante a maior parte da vida. Alguns anos antes de Elena vir se consultar comigo, seu gastrenterologista havia feito uma escopia de rotina do esôfago e algumas biopsias. Os resultados confirmaram que ela tinha esôfago de Barrett, uma lesão pré-cancerosa da porção inferior desse órgão. Ela foi tratada com dose dupla de IBP, mas, quanto mais ela tomava esses medicamentos, mais fraca ficava e mais sua barriga doía. Quando Elena veio me ver, seu exame de sangue revelou a clássica intolerância à lectina e um baixo nível de proteína — sem o ácido em seu estômago, ela não conseguia digerir proteína. Recomendei que seguisse o Programa do Paradoxo Vegetal e interrompesse o Nexium e o Protonix imediatamente. "E o conselho do meu gastrenterologista e o Barrett?", ela perguntou. Garanti que, como cirurgião cardiotorácico, eu tratava de esôfagos diariamente e que poderíamos resolver qualquer problema que surgisse. Ela mergulhou de cabeça no programa e, para a sua surpresa, sua azia desapareceu e seu estômago parou de doer. Em seis meses, seus níveis de proteína tinham voltado ao normal. Um ano depois, durante sua escopia de esôfago de acompanhamento, seu gastrenterologista ficou felicíssimo ao contar que todos os sinais do esôfago de Barrett haviam desaparecido e que as biópsias voltaram negativas. "Não está feliz de ter tomado dois redutores de acidez diferentes?", ele perguntou. Ela fez que sim educadamente, mas nunca mais se consultou com ele. Quando perguntei a Elena por que não contou a ele o que tinha feito de verdade, ela só suspirou e disse: "Acha mesmo que ele teria acreditado?". Ela está certa, mas talvez você acredite!

---

### Cavalos de Troia proibidos

Chamo esses desreguladores letais de "cavalos de Troia", porque o inimigo está escondido do lado de dentro, assim como as lectinas problemáticas estão à espreita em muitos alimentos. Além das mudanças alimentares que você vai fazer no Programa do Paradoxo Vegetal, é também muito importante parar de consumir produtos que considero como cavalos de Troia. Não só você deverá eliminar os antibióticos de amplo espectro (com a permissão de seu médico, obviamente), como também se livrar das fontes de outros desreguladores letais e substituí-los por substâncias neutras. Consulte a lista a seguir:

- INIMIGOS ANALGÉSICOS: Ibuprofeno, naproxeno, meloxicam, entre outros AINES.
- Bons substitutos: boswéllia ou casca de salgueiro-branco.
- INIMIGOS REDUTORES DO ÁCIDO GÁSTRICO: ranitidina, omeprazol, pantoprazol, esomeprazol e similares.
- Bons substitutos: Carbonato de cálcio com baixo teor de açúcar.

- INIMIGOS SONÍFEROS: Zolpidem, temazepam, alprazolam e similares.
- Bons substitutos: melatonina de ação prolongada, de 3 mg a 6 mg antes de dormir.

## DESREGULADOR 4: ADOÇANTES ARTIFICIAIS

Produtos como sucralose, sacarina, aspartame e outros adoçantes artificiais não nutritivos alteram o holobioma intestinal, matando bactérias benéficas e permitindo o crescimento excessivo das que nos fazem mal. Acredite ou não, um estudo da Duke University mostrou que um único pacotinho da marca Splenda mata 50% da flora intestinal normal![14] E, mais uma vez, depois que os bandidos assumem, o ganho de peso serve como um mecanismo de defesa para garantir suprimentos para seu exército de defensores. Ironicamente, embora esses produtos anunciem que ajudam a perder peso, eles fazem exatamente o contrário.

Além disso, os sabores doces, antes disponíveis apenas no verão em frutas maduras e no favo de mel ocasional, avisam o corpo que está na hora de armazenar gordura para o inverno, não importando qual seja a estação real. (Agora vivemos em um verão sem fim com a disponibilidade durante o ano todo de frutas e guloseimas feitas com açúcar de verdade ou de mentira.) As papilas gustativas do sabor doce ocupam dois terços da superfície da língua. Elas estão lá para garantir que seus ancestrais não hesitassem em comer, quando disponíveis, frutos ou mel altamente calóricos. Suas papilas gustativas, na verdade, não sentem o açúcar; o que acontece é que quando uma molécula de açúcar (ou qualquer outra substância doce) se fixa ao seu receptor, encaixando-se nele, suas papilas sentem o sabor "doce". Os nervos de sua língua transmitem essa informação para os receptores de prazer em seu cérebro, onde está seu centro de recompensa. Por sua vez, ele estimula você a procurar por substâncias parecidas, uma vez que você acabou de ganhar na loteria das árvores frutíferas e vai ser o grande vencedor quando o inverno chegar e não houver comida por perto.

## É A DOÇURA, NÃO O AÇÚCAR

O problema dos adoçantes não calóricos artificiais ou mesmo naturais (como a estévia) é o seguinte: seu corpo não consegue distinguir entre a doçura do açúcar ou de outras fontes calóricas e desses adoçantes sem calorias. Isso acontece porque a estrutura (padrão) molecular dos adoçantes sem calorias se encaixa na porta de acoplamento do açúcar nas suas papilas gustativas e envia o mesmo sinal de prazer ao seu cérebro que o açúcar de verdade. Então, quando as calorias do açúcar de verdade (glicose) não chegam à sua corrente sanguínea e não são detectadas pelos receptores de glicose em seu cérebro, ele se sente trapaceado. Ele "sabe" que você está comendo açúcar porque sentiu o "gosto" do açúcar, mas está muito bravo pelo açúcar não ter chegado, fazendo você comer mais. E você obedece e vai atrás de mais sabores doces. É por isso que, apesar de tomar oito Cocas Zero por dia — elas viviam coladas na minha mão —, já estive trinta quilos acima do peso. Uma avalanche de pesquisas comprova que, em vez de auxiliar na perda ou na manutenção do peso, adoçantes não nutritivos, na realidade, fazem você ganhar peso.

### ESCUTE SEU RELÓGIO BIOLÓGICO

Adoçantes não nutritivos e sabores doces também têm efeitos endócrinos disruptivos (discutidos a seguir) e atrapalham os ritmos circadianos do relógio interno do seu corpo, sendo esta mais uma causa do ganho de peso. Como isso ocorre? Todas as suas células operam em um relógio circadiano; existe até um gene do relógio. Qualquer pessoa que tenha atravessado fusos horários numa viagem sabe como é a sensação de jet lag, que acontece porque seu ritmo circadiano é perturbado. Quase todas as funções corporais operam de maneira circadiana. Até seu holobioma tem ritmos circadianos. Assim como há relógios de 24 horas, também há relógios de ciclo lunar (acredite em mim, as visitas em salas de emergência para comportamentos malucos seguem ciclos de lua cheia) e relógios sazonais. Esses relógios sazonais são controlados não apenas pela duração do dia, mas também pela disponibilidade sazonal do alimento. No passado não tão distante, os sabores doces não existiam o ano todo. Em vez disso, estavam correlacionados à estação das frutas, que sempre precederam o inverno, quando o alimento tinha disponibilidade limitada. Não importa se o inverno for seco, úmido ou frio, ciclicamente existe uma oferta menor de alimentos nesta estação e mais no verão. Portanto, quando você come alimentos doces o ano todo, mesmo se for o açúcar natural das frutas, você desregula o ritmo ancestral e ganha peso de maneira contínua. Como logo vai descobrir, a disponibilidade de frutas o ano todo é um dos maiores contribuintes para a nossa crise de obesidade.

---

### Cavalos de Troia dos adoçantes artificiais

- O INIMIGO: Todos os adoçantes artificiais, especificamente os de sacarina, aspartame, acesulfame-K, sucralose e neotame. Fique longe também de refrigerantes ou bebidas esportivas, qualquer barra de cereal ou de proteína que contenha qualquer um desses adoçantes, bem como qualquer forma de açúcar, incluindo xarope de milho, xarope de agave ou açúcar de cana puro. O mesmo vale para alimentos processados com esses adoçantes.
- Bons substitutos: Estévia, os açúcares alcoólicos xilitol ou eritritol, xarope de batata yacon e inulina. Use todos com moderação, particularmente os açúcares alcoólicos, que podem provocar gases e diarreia.
- ALERTA: Todo sabor doce, mesmo da estévia, estimula uma resposta de insulina que faz você desejar mais alimentos adocicados, conforme discutido anteriormente.

---

### DESREGULADOR 5: DESREGULADORES ENDÓCRINOS

Também chamados de desreguladores hormonais, esses agentes semelhantes a baixas doses de estrogênio são um grupo diverso e incluem substâncias encontradas na maioria dos plásticos, cosméticos perfumados, conservantes e protetores solares, entre outros produtos tão diferentes como recibos de caixa, o diclorodifenildicloroetileno (DDE), que é um metabólito de diclorodifenildicloroetano (DDT), o inseticida lindano e os bifenilos policlorados (PCBS).[15] Todos criam uma confusão em nossos hormônios. De acordo com uma declaração da Endocrine Society [Sociedade Endócrina] sobre desreguladores endócrinos, a exposição a esses fortes agentes afeta indivíduos e animais que servem de cobaias para testes (bem como seus descendentes) de diversas formas, algumas das quais podem levar anos para aparecer.[16] Os problemas incluem:

- Obesidade, diabetes e outras doenças metabólicas
- Problemas reprodutivos em mulheres e homens
- Cânceres sensíveis a hormônios em mulheres
- Problemas de próstata
- Problemas de tireoide
- Desenvolvimento inadequado do cérebro e dos sistemas neuroendócrinos

### CONSERVANTES PROBLEMÁTICOS

Muitos dos compostos nessa classe de agentes são utilizados como conservantes ou estabilizantes; um ótimo exemplo é o hidroxitolueno butilado (BHT, do inglês *butyl hydroxytoluene*), utilizado em alimentos processados, incluindo produtos à base de grão integral. Com o advento da farinha de grão integral "saudável", a gordura ômega-6, antes descartada no farelo, se oxida e fica rançosa, a menos que haja um agente estabilizante como o BHT para ela não estragar. O bisfenol A (BPA) é utilizado tanto em garrafas plásticas leves de água — e até em chocalhos de bebês![17] — para torná-las fortes e resistentes ao calor, como também no fino revestimento plástico da maioria dos produtos enlatados para impedir que o metal corroa e contamine o conteúdo interno. Parabenos em cosméticos e protetores solares têm um propósito semelhante. O metilparabeno, um composto semelhante ao estrogênio, também é um grande alérgeno, que é usado para preservar a maioria das soluções medicamentosas em embalagens multiúso. Se você pensava ser alérgico ao analgésico novocaína do consultório do seu dentista, na verdade era o metilparabeno no frasco que lhe fazia mal.

Pesquisas recentes sugerem que o terc-butil-hidroquinona (tBHQ), um conservante alimentar sintético, pode ser parcialmente responsável pelo aumento nas alergias a alimentos.[18] Esse aditivo é utilizado em diversos alimentos processados, incluindo pão, waffles, biscoitos e outros produtos panificados, bem como em nozes e óleo de cozinha. A presença do tBHQ não precisa aparecer no rótulo do produto. Tudo indica que o consumo de tBHQ estimula nossas células T, fundamentais para nosso sistema imunológico, a liberarem proteínas capazes de estimular uma resposta alérgica a alimentos como trigo, leite, ovos, nozes e frutos do mar. Em circunstâncias normais, as células T liberam citocinas, que protegem o corpo de invasores, mas a presença de tBHQ restringe a ação normal das células T.

Você já deve saber que as substâncias antibacterianas conhecidas como triclosan, encontradas em higienizadores de mãos, sabonetes, desodorantes, pastas de dente e inúmeros outros produtos de higiene pessoal, destroem os micróbios "bons" da sua boca, do seu intestino e da sua pele. No entanto, você talvez não saiba que também promovem a obesidade alterando a flora intestinal e agindo como o estrogênio. Eu garanto que você precisa de micróbios normais em todos esses lugares — incluindo na sua boca, onde esses micróbios benéficos são responsáveis por pegar os compostos que você exala, convertendo-os em uma substância potente que dilata seus vasos sanguíneos e promove a pressão arterial normal. O uso de enxaguantes bucais, que matam as bactérias bucais ao lhe dar aquele hálito "fresco", causa um aumento acentuado na pressão arterial.[19] Se você usa enxaguante bucal e ouviu de seu médico que precisa tomar algum remédio para reduzir sua pressão arterial, livre-se do enxaguante o mais rápido possível. Foi comprovado que o triclosan em higienizadores de mãos e pastas de dente também causa câncer de bexiga e estimula a proliferação de células pré-cancerosas. Da próxima vez que entrar no supermercado, fique longe da prateleira de higienizadores para ninguém — inclusive seus micróbios intestinais — se machucar.

### DEPLEÇÃO DE VITAMINA D

Protetores solares impedem a absorção de vitamina D. Mas todos os compostos listados acima, seja em protetores solares ou em outros produtos, também reduzem a capacidade do seu fígado de transformar essa vitamina fundamental na sua forma ativa. Isso impede a regeneração de novas células em sua parede intestinal protetora, possibilitando que mais lectinas e LPSs passem por ela, assim como outros corpos estranhos. Homens com câncer de próstata têm níveis muito baixos de vitamina D. Embora meu consultório seja localizado no sul ensolarado da Califórnia, descobri que quase 80% dos meus pacientes têm níveis baixos de vitamina D no sangue. Na realidade, qualquer pessoa com intestino permeável ou alguma doença autoimune apresenta os mesmos níveis baixos. Sem a quantidade necessária de vitamina D, e diante dos repetidos ataques contra as paredes do intestino e da falta de reparo contínuo para manter as lectinas e os LPSs em seu devido lugar, o corpo sente que está em guerra constante. Não surpreende, portanto, que a maioria dos meus pacientes com sobrepeso e obesidade também sofra de deficiência de vitamina D.[20] Essa condição também impede que um osso novo seja produzido, preparando o terreno para o desenvolvimento da osteoporose. Minhas pacientes magras com osteopenia e osteoporose também apresentam níveis baixos dessa vitamina quando fazem sua primeira consulta comigo.

### O HORMÔNIO DE ACÚMULO DE GORDURA

A maioria dos desreguladores hormonais mimetiza a ação do estrogênio, cujo principal propósito é falar para as células armazenarem gordura antecipando a gestação de um novo ser. O problema é que agora, ao longo do ano todo, armazenamos gordura para uma gestação iminente independentemente da nossa idade ou do nosso sexo! Não surpreende, portanto, que as meninas estejam chegando à puberdade aos oito anos ou que os meninos apresentem crescimento de mamas e um intestino que lembra muito o de gestantes prestes a dar à luz. Em vez de se associarem a um receptor para depois irem embora, como os hormônios normais fazem, os compostos semelhantes ao estrogênio se ligam a um receptor e continuam ligados a ele de modo permanente, atrapalhando a comunicação normal do nosso organismo. O efeito cumulativo de quantidades mínimas desses compostos semelhantes ao estrogênio chega a ser mais potente do que o próprio hormônio.[21] O BPA é proibido no Canadá e na Europa,[22] mas, em 2015, um processo nos Estados Unidos que tentou forçar a FDA a proibir o BPA foi derrotado, graças a uma grande doação a campanhas no Congresso norte-americano feita pelo American Chemical Council [Conselho Americano de Empresas Químicas], que se opôs ao projeto de lei.[23]

## TENHA MEDO DOS FTALATOS

Se sua língua tropeçar com a palavra "ftalato", tome isso como um alerta. Esses compostos sintéticos, que começaram a surgir no início do século XX, estão por toda parte. Eles são usados para amolecer plásticos — como em papéis de parede, pisos de vinil, luvas de lavar louça, bandejas usadas para embalar carne e peixe, filme plástico usado para cobrir sobras de comida, brinquedos infantis, e por aí vai. Graças a filmes plásticos e recipientes plásticos, os ftalatos são onipresentes em nossos alimentos. Os ftalatos também agem como solventes em itens de perfumaria, aparecendo em sprays de cabelo, lubrificantes, repelentes e milhares de outros produtos de limpeza e higiene pessoal. Substâncias específicas da família dos ftalatos incluem nomes igualmente difíceis de pronunciar como diciclohexil ftalato (DCHP), bis (2-etilhexil) ftalato (DEHP), di-*n*-octilftalato (DNOP) e bisfenol S (BPS).

Estudos em animais e humanos associaram ftalatos a várias desregulações endócrinas, incluindo testículos menores que o normal em camundongos.[24] A presença de metabólitos de ftalato altamente concentrados na urina de homens foi associada a danos no DNA em esperma.[25] A exposição a essas substâncias na juventude também pode estar ligada ao desenvolvimento prematuro de seios em meninas.[26] Bebês cujos cordões umbilicais revelam exposição mais alta a ftalatos têm mais probabilidade de nascer prematuramente.[27] Esses compostos são grandes desreguladores hormonais, prendendo-se a receptores de estrogênio do cérebro do feto, bem como no seu e no dos seus filhos. Eles também se ligam permanentemente aos receptores hormonais da tireoide, impedindo que o verdadeiro hormônio da tireoide entregue suas mensagens. É como se um avião bloqueasse a ponte de embarque dos passageiros.

Estudos na Europa, no Canadá e na China foram conduzidos na tentativa de definir quanto essa classe de substâncias químicas se encontra nos alimentos. O primeiro estudo feito sobre o assunto nos Estados Unidos só foi acontecer em 2013.[28] Essa pesquisa foi realizada com uma população relativamente intata no interior do estado de Nova York e descobriu que as maiores fontes de ftalatos em humanos eram obtidas (na seguinte ordem) a partir de grãos, carne bovina, carne suína, carne de frango e laticínios. Então, se estiver cansado, com sobrepeso e com o cabelo fino, e estiver comendo alimentos à base de grãos integrais e peito de frango desossado sem pele, e seu médico garantir que os níveis do hormônio da tireoide estão normais, de modo que você não pode ter hipotireoidismo, pense bem. Você pode estar *produzindo* hormônio da tireoide, mas ele não consegue sair para conversar com suas células porque os ftalatos estão bloqueando o caminho. Esses "alimentos saudáveis" cheios de ftalatos são alguns dos itens que você vai parar de consumir (ou restringir bastante) no Programa do Paradoxo Vegetal.

### ARSÊNIO EM NOSSA COMIDA — SEM BRINCADEIRA

Você vai lembrar que o arsênio, que pode ser encontrado no frango, não é apenas um antibiótico e um veneno como também um desregulador hormonal. O frango é um dos alimentos mais consumidos na dieta tradicional dos norte-americanos, substituindo as carnes bovina, ovina, suína, entre outras. Mas aqui vai uma informação para fazer você pensar: quanto mais frango uma gestante consome, menor é o pênis do seu filhinho[29] e menor a capacidade de concentração dele. A contaminação por arsênio e ftalato também influencia na escolha dos brinquedos e no comportamento da criança.[30] Pesquisas em camundongos sugerem que quanto maior o consumo de frango, maior a exposição ao arsênio e a ftalatos, que acabam por expor o cérebro de bebês do sexo masculino a estrogênio mimético no útero (além do estrogênio verdadeiro da mãe), o que causa um impacto no *imprinting* sexual e potencialmente na identidade de gênero da criança.

### OUTRO MOTIVO PARA EVITAR O PÃO

Você gostaria de comer seu tapete de ioga? Bom, a azodicarbonamida, um desregulador endócrino empregado como agente espumante na fabricação de produtos de couro sintético e em revestimentos de carpetes e tapetes de ioga, também é utilizada para branquear a farinha e condicionar massas.[31] A maioria das redes de fast-food, como Wendy's, McDonald's, Burger King e Arby's, utiliza esse composto em alguns ou em todos os seus produtos de panificação. A utilização de azodicarbonamida no pão foi proibido na Europa[32] e na Austrália, onde o Subway voluntariamente parou de usá-lo em seus produtos.[33] Foi comprovado que a exposição à azodicarbonamida provoca asma e alergias,[34] além de reprimir a função imunológica,[35] particularmente quando aquecida ou assada. Além disso, descobriu-se que essa substância decompõe o glúten em suas proteínas individuais, gliadina e glutenina, acelerando sua disponibilidade e, em consequência, suas propriedades de irritar o intestino.

---

Cavalos de Troia dos desreguladores endócrinos

---

Esses desreguladores fortes estão em diversos produtos. Os listados a seguir são apenas a ponta do iceberg.

- INIMIGOS: Qualquer alimento que utilize BHT como agente estabilizante, particularmente produtos de panificação comercial. Dica: se o alimento vier numa embalagem e tiver as palavras "grão integral", deve conter BHT. (Não se esqueça de que todo biscoito, pão, bolacha ou barra "crocante" provavelmente também contêm transglutaminase.)

o Bons substitutos: Produtos panificados caseiros feitos com substitutos de farinha aprovados (ver página 205).

• INIMIGOS: Teflon, marca comercial de politetrafluoretileno (PTFE) e produtos semelhantes usados em panelas antiaderentes, bem como em tecidos e carpetes resistentes a manchas. O ácido perfluoro-octanoico (PFOA) também é utilizado em panelas antiaderentes.

o Bons substitutos: Use panelas convencionais ou aquelas com cobertura cerâmica com certificado de que não contêm PTFE ou PFOA produzidas por T-fal, Amoré, Culina, entre outros.

• INIMIGOS: Recipientes feitos de plástico BPA.

o Bons substitutos: Compre produtos (e armazene sobras) em recipientes de vidro ou aço inoxidável, que não são reativos. Compre alimentos enlatados apenas em latas sem BPA. Algumas águas minerais são vendidas em plástico sem BPA, mas é discutível se esses plásticos são mais seguros. Descobriu-se também que o BPS causa os mesmos, se não outros, problemas que o BPA.[36] Compre uma garrafa de aço inoxidável ou vidro (com um invólucro protetor) e encha-a com água filtrada.

• INIMIGOS: Filme plástico e sacos plásticos.

o Bons substitutos: O bom e velho papel-manteiga funciona, ou reutilize sacos de sanduíche de tecido.

• INIMIGOS: Recibos de loja e de banco impressos em papel térmico, que podem ou não conter BPA.

o Bons substitutos: Peça para receber o saldo bancário por e-mail. Se precisar do recibo de uma loja caso tenha que trocar alguma coisa, peça ao vendedor para colocá-lo na sacola. Quando chegar em casa, use pegadores de cozinha para tirar o recibo de lá e lave as mãos depois. Fotografe os recibos com o smartphone e depois se livre deles.

• INIMIGOS: Protetores solares com parabenos, como o metil-parabeno. Evite todos os protetores solares a menos que o ingrediente ativo seja o dióxido de titânio. Evite também produtos perfumados.

- ○ Bons substitutos: Verifique o guia de protetores solares do site da Environmental Working Group (EWG) [Grupo de Trabalho Ambiental], que inclui alguns produtos sem parabenos: <www.ewg.org/sunscreen/> [em inglês].
- • INIMIGOS: Maquiagem com parabenos.
- ○ Bons substitutos: A EWG também tem uma base de dados de mais de 62 mil produtos cosméticos sem parabenos: <www.ewg.org/skindeep/> [em inglês].
- • INIMIGOS: Desodorantes e antitranspirantes que contêm parabenos ou alumínio.
- ○ Bons substitutos: A EWG também analisou e classificou desodorantes e antitranspirantes como parte de sua base de dados de cosméticos: <www.ewg.org/skindeep/browse/antiperspirant;deodorant> [em inglês].
- • INIMIGOS: Higienizadores de mãos com triclosan e todos os sabonetes antibacterianos. Além de apresentar riscos à saúde, não há necessidade de usar esses produtos. Sabão e água quente são tudo de que você precisa.
- • INIMIGOS: Pastas de dente com triclosan e seu primo triclocarban. O triclosan também se encontra em certos enxaguantes bucais e pastas de dente antibacterianas. Para uma longa lista de outros produtos de higiene pessoal com essa substância, acesse <http://drbenkim.com/articles/triclosan-products.htm> [em inglês]. Evite todos. Também fuja de pastas de dente que contêm lauril éter sulfato de sódio (SLES).
- ○ Bons substitutos: Procure pastas de dente que não contenham nem triclosan nem SLES, geralmente utilizam ingredientes como melaleuca, nem e óleo de coco.

## DESREGULADOR 6: ALIMENTOS GENETICAMENTE MODIFICADOS E O HERBICIDA ROUNDUP

Os herbicidas, inseticidas e pesticidas são diferentes formas de biocidas. Os herbicidas matam as ervas daninhas, permitindo que uma planta de cultivo cresça sem ter de competir por água e nutrientes com outras espécies. Os inseticidas ajudaram a reduzir o número de vítimas de doenças causadas por mosquitos, ao passo que os pesticidas melhoraram a produtividade da safra e forneceram alimento para bilhões de pessoas. Mas as consequências não intencionais dos biocidas são igualmente significativas. Venenos poderosos foram introduzidos em nosso organismo através dos alimentos que comemos, das frutas e verduras que tocamos, e, infelizmente, dos animais que consumimos. Esses venenos entram pelo nosso tubo digestivo ou pela nossa pele, desencadeando programas genéticos dentro de nós, assim como em outros animais e plantas. Os compostos são causadores de padrões irregulares que ativam ou desativam genes em nossas células, mudando fundamentalmente os sinais dentro do corpo.[37]

Os herbicidas Roundup, fabricados pela Monsanto, e Enlist, produzidos pela Dow Chemical, contêm 2,4-D (um ingrediente do famoso Agente Laranja) e glifosato. Vestígios desses dois grandes desreguladores são encontrados na carne e no leite de animais alimentados com grãos e feijões, bem como em plantas de cultivo e produtos feitos à base delas.

Preciso contar agora uma história rápida. Os organismos geneticamente modificados (OGMS) foram criados ao se inserirem genes estranhos nas plantas, com o objetivo de fazer com que a planta produzisse mais de seus inseticidas próprios (as lectinas) ou desenvolvesse resistência ao Roundup. Em teoria, o Roundup mataria as ervas daninhas em volta da plantação, deixando a planta OGM protegida. Isso faz sentido.

Estudos de curta duração sugeriram que traços de Roundup nos grãos ou feijões não fariam mal aos humanos, visto que não temos a chamada via do chiquimato, ou a via da planta que o Roundup utiliza para paralisar as ervas daninhas, levando-as assim à morte. Como resultado, o Roundup foi considerado seguro pela FDA. Então, qual é o problema? Primeiro, a planta GM produz proteínas e/ou lectinas novas que nossos escâneres de códigos de barras reconhecem como estranhas, causando inflamação quando ingeridas. Segundo, quando o Roundup é pulverizado sobre uma plantação de OGMS, a plantação consegue suportar o massacre químico, enquanto as ervas daninhas em volta murcham e morrem. No entanto, em fazendas industriais, o Roundup é aplicado com frequência como um desidratante em plantações não OGM. Uma planta morta e seca facilita a colheita do trigo, do milho, da soja, do feijão e da canola em um calendário preestabelecido, economizando tempo e dinheiro com uma única varredura do campo.

Agora, se você achava que lavavam o Roundup dos grãos colhidos antes de estes serem processados, quanta inocência! O resquício desse glifosato permanece nos grãos e nos feijões, sendo fornecido como alimento ao gado em lotes de ração. A substância, assim, é incorporada à gordura, à carne e ao leite desses animais, que, depois, são consumidos por você. Quase todos os grãos e os feijões que servem de alimento a animais de fazendas industriais também são OGMS. Esses genes alterados foram encontrados não apenas na carne desses animais, mas também no leite de mães lactantes e no sangue do cordão umbilical de seus bebês! E como o Roundup também é utilizado para colher todos os grãos e feijões não GM, você o consome diretamente através desses alimentos "saudáveis", porque a parte externa do grão, antes retirada no processo, é agora mantida para o "bem do grão integral".[38] O Roundup é, então, introduzido em seu intestino, onde lhe faz mal.

Assim como as plantas, as bactérias intestinais utilizam a via do chiquimato para produzir três aminoácidos essenciais: triptofano, tirosina e fenilalanina. Como os animais não possuem essa via, nossa única fonte para obter esses aminoácidos essenciais são os nossos micróbios intestinais. O triptofano e a fenilalanina produzem serotonina, o hormônio do prazer, enquanto a tirosina e a fenilalanina são essenciais para a produção do hormônio da tireoide. Mas, quando comemos alimentos GM ou alimentos cultivados de forma convencional colhidos com Roundup, a via de chiquimato é bloqueada e nossas bactérias intestinais não conseguem produzir esses aminoácidos essenciais.

Quero reiterar o seguinte: como é rotina borrifar Roundup em alimentos não GM e, considerando-se o fato de que esses grãos e feijões são usados para alimentar o gado bovino e os frangos que são vendidos comercialmente, você acaba recebendo uma dose dupla de Roundup mesmo se evitar plantas GM. Não surpreende, portanto, que minhas pacientes magras comessem grãos integrais e tomassem antidepressivos e medicamentos para a tireoide. O glifosato em grãos integrais, soja e outros feijões havia envenenado a produção de serotonina e tirosina dessas mulheres. Isso não apenas paralisa a via de chiquimato e atrapalha o fornecimento daqueles três aminoácidos importantes, como também altera a composição da flora intestinal ao provocar a morte dos micróbios intestinais benéficos.

É muita coisa para absorver, mas nem chegamos ao ponto mais grave. Nossos micróbios intestinais evoluíram para comer glúten. Se você matá-los comendo alimentos que contêm glúten, feijões ou soja borrifados com Roundup, de repente, você perde a principal defesa que tornou o glúten inofensivo para a maioria das pessoas. Isso significa que você se torna sensível ao glúten. Além disso, o Roundup também se associa ao glúten, tornando-o antigênico (capaz de induzir uma resposta imunológica) para pessoas que não são sensíveis ao glúten.[39] Mas não para por aí. O Roundup também paralisa enzimas hepáticas fundamentais (enzimas citocromo P450) que convertem vitamina D em um formato que seu corpo pode utilizar para reciclar o colesterol — o que significa que o Roundup aumenta seu colesterol! Além disso, você precisa de vitamina D para promover o reparo da sua parede intestinal agora danificada.[40]

De novo: você é o que você come e aquilo que o que você come comeu.

### RESULTADOS ASSUSTADORES

Em 2015, a Agência Internacional de Pesquisa em Câncer, da Organização Mundial da Saúde, declarou o glifosato, o ingrediente ativo no Roundup, como um "provável carcinógeno humano".[41] Como resultado, a Organic Consumers Association (OCA) [Associação de Consumidores de Orgânicos] e o Feed the World Project [Projeto Alimente o Mundo] (agora Detox Project) se juntaram para oferecer às pessoas a oportunidade de realizarem testes para verificar a presença de glifosato, o ingrediente ativo no Roundup, na água ou na urina. A reação foi tão avassaladora que os testes tiveram que ser suspensos até que um laboratório maior fosse construído. Os resultados dos primeiros 131 indivíduos que submeteram amostras foram espantosos. De acordo com os resultados liberados em maio de 2016, 93% das amostras de urina deram positivo para glifosato, sendo que as das crianças obtiveram os níveis mais altos. (Nenhum glifosato apareceu nas amostras de água.) Em geral, as pessoas que viviam nos estados do oeste e do centro-oeste dos Estados Unidos apresentaram níveis mais altos do que habitantes de outras regiões do país. Em princípio, como a oca acompanhou esse programa, eram altas as chances de os indivíduos testados consumirem mais alimentos orgânicos do que o público em geral, o que significa que ou os alimentos orgânicos foram contaminados ou há outras fontes ainda desconhecidas de glifosato. Um laboratório no campus de São Francisco da Universidade da Califórnia conduziu esses testes, o primeiro projeto validado e com essa abrangência realizado nos Estados Unidos.

Os organizadores desse projeto desejam não apenas informar o público sobre os riscos do glifosato, mas também persuadir a Agência de Proteção Ambiental dos Estados Unidos a proibir essa substância, que está atualmente sob análise. Enquanto isso, o Departamento de Agricultura dos Estados Unidos (daeu) atualmente não testa os alimentos em busca de resíduos de glifosato, com a justificativa do alto custo de tal empreendimento. No entanto, a fda anunciou no início de 2016 que começaria a testar alimentos como soja, milho, leite e ovos.[42] A partir de 79,99 dólares, o site Detox Project possibilita a qualquer indivíduo comprar um kit de teste caseiro para verificar a quantidade de glifosato presente em determinados alimentos. Os Estados Unidos estão atrás de outros países no que concerne à investigação e à análise dos riscos impostos pelo glifosato. Em 2013, El Salvador proibiu esse desregulador endócrino uma vez que ele foi associado à morte de milhares de trabalhadores rurais por doença renal crônica.

Nos Estados Unidos, o uso dessa substância continua a ser permitido, em meio a debates acirrados sobre seus riscos e méritos. Um número crescente de cientistas está na mira da indústria biotecnológica devido à publicação de estudos que associam o glifosato ao câncer, à insuficiência renal e hepática, a defeitos congênitos, à infertilidade, ao maior risco de alergias e a problemas digestivos, entre outras doenças crônicas.[43] Documentos revelaram que a Monsanto está ciente dos efeitos devastadores dessa substância à saúde humana há quarenta anos.[44]

Ronnie Cummins, diretor internacional da OCA, em comunicado à imprensa anunciando o programa de testes para verificar a presença de Roundup na água e na urina, afirmou o seguinte: "Esperamos que, no mínimo, os estados — e, futuramente, o governo federal — exijam a rotulação obrigatória de alimentos contendo organismos geneticamente modificados, 84% dos quais são cultivados com glifosato e provavelmente contêm resíduos dessa substância. No futuro, porém, essa substância perigosa deve ser banida".[45]

É irônico que o cultivo de OGM tivesse por objetivo aumentar os níveis de produção e reduzir o uso de herbicidas, uma vez que essas promessas não foram cumpridas, segundo uma análise aprofundada do *New York Times*, utilizando dados da Organização das Nações Unidas para Agricultura e Alimentação (FAO), da Union pour la protection des plantes [União para a Proteção das Plantas] (França), do Serviço Geológico dos Estados Unidos e do National Agricultural Statistics Service [Serviço Nacional de Estatísticas Agrícolas] do DAEU.[46]

De fato, o rendimento das culturas por metro quadrado no Canadá e nos Estados Unidos realmente aumentou nos últimos anos, depois que as culturas OGM foram introduzidas. No entanto, o rendimento também aumentou, por vezes com taxas mais elevadas, na Europa ocidental, que proibiu as lavouras OGM em seu território. Além disso, o uso de herbicidas, incluindo o Roundup, cresceu de maneira acentuada nos Estados Unidos nos últimos dez anos. Enquanto isso, a França reduziu o emprego de herbicidas drasticamente.

---

*Cavalos de Troia do glifosato e OGMs*

- INIMIGO: Roundup e produtos similares.
- Bons substitutos: misture um galão de vinagre branco com uma xícara de sal e uma colher de sopa de detergente; borrife essa mistura nas ervas daninhas. Há diversas variações

dessa receita, incluindo o uso de suco de limão no lugar de vinagre branco e sal de Epsom no lugar de sal marinho.

- INIMIGO: alimentos OGMS.
- Bons substitutos: alimentos orgânicos.

---

*Torne-se um decifrador de códigos*

Depois que você se familiarizar com os termos a seguir, vai encontrá-los em uma quantidade extraordinária de produtos alimentícios. Não se deixe enganar por seus efeitos positivos ou aparentemente inofensivos. É bom ficar longe de todos os produtos com esses rótulos. Aqui estão os verdadeiros significados dessas mensagens codificadas:

| Mensagem codificada | Tradução |
|---|---|
| "Alimentado com ração totalmente vegetariana" | Contém grãos, pseudogrãos e/ou soja, sendo todos provavelmente OGMS. Muito encontrado em produtos avícolas. |
| "Frango caipira ou colonial" | De acordo com a lei federal de 2007 dos Estados Unidos, os frangos rotulados como criados soltos (ou caipiras) podem ser enfiados num depósito e alimentados com milho e soja desde que uma porta para um pequeno pedaço de gramado seja aberta por pelo menos cinco minutos por dia. Claro, em condições tão aglomeradas, a maioria dessas aves nunca chega a ver a luz do dia.[47] |
| "Sem glúten" | Contém mais açúcares e lectinas do que o produto com glúten substituído por ele. |
| "Totalmente natural" | Furacões, tornados, terremotos e arsênio também são! É um termo sem sentido, visto que não há definições oficiais sobre seu significado. |
| "Sem colesterol" | As gorduras que substituem o colesterol, na verdade, são repletas de gorduras ômega-6 ruins. |

| "Sem gordura trans" | O mesmo ocorre nesse caso, em que só há quase gorduras ômega-6. |
|---|---|
| "Parcialmente hidrogenado" | Há gorduras ômega-6 *muito* terríveis aqui. |
| "Sem ingredientes artificiais" | Não há nada de "artificial" em cocô de rato também! Na melhor das hipóteses, essa afirmação não faz sentido. |
| "Bom para o coração" | A indústria alimentícia e a indústria farmacêutica querem que você coma isso! E, a propósito, um produto certificado pela FDA como "bom para o coração" é o cereal matinal Froot Loops! No entanto, abacate, salmão e nozes não passam pela análise da FDA. Vai entender. |
| "Só com ingredientes orgânicos" | Consumidor, tome cuidado. Arsênio é orgânico, e está dentro da lei alimentar frangos supostamente orgânicos com ele. É um forte antibiótico e desregulador endócrino. Cultivos de OGM, se criados de maneira orgânica, também podem ser rotulados como "orgânicos". |

Por fim, quando o assunto é frango, não se deixe enganar pelo rótulo de orgânico ou caipira. Devo enfatizar que isso significa que essas aves foram mantidas num depósito (com acesso ao ar livre, embora provavelmente nunca tenham de fato saído do local) e foram alimentadas com milho e soja orgânicos. E, se o rótulo diz "alimentado com uma dieta totalmente vegetariana", devolva a embalagem e se afaste da gôndola. Frangos são insetívoros, não comedores de grãos. Além disso, se o rótulo do peixe informar que é salmão escocês, norueguês ou canadense orgânico, devolva na hora. Isso significa que ele foi alimentado com grãos e soja orgânicos. Você realmente acha que eles seguiriam o salmão para ver se ele estava comendo alga "orgânica"? O mesmo vale para a carne bovina orgânica — se o rótulo não especifica que o animal foi alimentado unicamente à base de gramíneas, fique desconfiado. Todas as vacas em algum ponto da sua vida comem grama. Portanto,

> na teoria e na prática, podemos falar que todas as vacas foram — e são — alimentadas à base de gramíneas, mesmo se passarem a maior parte da vida comendo grãos e feijões em confinamento.

## DESREGULADOR 7: EXPOSIÇÃO CONSTANTE À LUZ AZUL

Durante milênios, nós e todos os outros animais adquirimos o alimento em reação a mudanças na luz do dia, mais especificamente, ao espectro de comprimento de onda azul da luz do dia. Dias longos e noites curtas estimulam o corpo a comer o máximo de alimento possível para se preparar para o próximo inverno. Por outro lado, dias curtos e noites longas nos incentivam a procurar menos alimentos, que são escassos, e, em vez disso, queimar a gordura que adquirimos no verão para obter combustível. Caçar ou coletar comida quando há pouca oferta não faz sentido, uma vez que você gastaria mais calorias e não encontraria a mesma quantidade de alimento para repô-las.

Por isso, no inverno, em vez de buscar comida, somos projetados para queimar a gordura adquirida. O hormônio leptina, que nos faz sentir satisfeitos, ativa esse sinal. Esse ciclo sazonal entre o uso de glicose e gordura como combustível é denominado flexibilidade metabólica. E as instruções para esse ciclo são mediadas pelo espectro azul da luz.

A vida moderna é dominada pela luz azul, criando uma exposição artificial e praticamente ininterrupta a esse comprimento de onda. Televisões, celulares, tablets, outros aparelhos eletrônicos e até certas lâmpadas econômicas emitem luz na faixa azul do espectro, que interfere na qualidade do nosso sono. A luz azul suprime a produção de melatonina, o hormônio que ajuda você a dormir, e a privação do sono é associada à obesidade.[48] A luz azul também estimula a grelina e o cortisol, que são, respectivamente, os hormônios da "fome" e da "vigília". E, como nossa programação genética associa a luz azul à luz do dia, essa exposição constante faz nossos corpos pensarem que estamos perpetuamente na estação com os dias mais longos (verão). Isso faz com que quilinhos extras sejam constantemente acumulados em antecipação aos dias mais curtos do inverno, que nunca chegam, graças à luz elétrica. Agora que esse ritmo ancestral foi completamente perturbado, vivemos 365 dias de um "verão infinito". Por todos esses motivos, recomendo que minimize sua exposição à luz azul à noite.

---

*Cavalos de Troia da luz azul*

- INIMIGO: Exposição constante à luz do espectro azul.
- Bons substitutos:
  - Baixe um aplicativo (<justgetflux.com>) para mudar a luz azul emitida da tela de qualquer aparelho para um tom amarelado quando o sol se põe, bastando digitar sua localização. Utilize a opção de tela amarela no seu iPhone ou Android. O novo iOS tem uma função "Night Shift" fácil de usar.
  - Quando utilizar o celular ou outros aparelhos eletrônicos depois do pôr do sol, use óculos de tons amarelados que bloqueiam ou filtram a luz azul. Um modelo fechado bloqueia a luz azul que vem da lateral bem como a que vem diretamente à sua frente.
  - Substitua as lâmpadas de seu quarto (se não as da sua casa toda) por lâmpadas bloqueadoras de luz azul.

---

## EM CONLUIO COM AS LECTINAS

Como os Sete Desreguladores Letais se aliam às lectinas para nos deixar doentes e com sobrepeso? O dano causado pelas lectinas nos torna mais vulneráveis aos novos ataques incitados pelos desreguladores. Quando o LPSS e as lectinas rompem as paredes de contenção do intestino, seu corpo entra na defensiva. Para ter calorias suficientes a fim de abastecer os leucócitos (seu exército imunológico), seus músculos se tornam resistentes à insulina e à leptina. Ficamos resistentes à insulina e à leptina (algo chamado de síndrome metabólica) *não por-que estamos com sobrepeso; em vez disso, ficamos com sobrepeso porque estamos guardando calorias para a campanha de guerra*, como o próximo capítulo elucidará.

Devido à combinação de confusão hormonal e perturbação do ritmo circadiano causada por esses desreguladores e pela liberação contínua de lectinas e LPSs dentro de nosso corpo, nosso sistema operacional normal entrou em choque total. No próximo capítulo, vamos nos aprofundar nesse tema para ajudar você a entender por que ficamos mais gordos, doentes e menos saudáveis no último meio século. Você também vai aprender por que esses problemas não são culpa sua. Agora, vamos entender onde essa gordura fica armazenada e por que ela está lá.

# 5. Como a dieta moderna engorda (e adoece)

É provável que você ainda não esteja convencido de que a longa lista de condições (inclusive sobrepeso) nas páginas 80-3 possa ser resolvida seguindo o Programa do Paradoxo Vegetal. Mas, como foi demonstrado em revistas médicas renomadas, simplesmente trocar a dieta e realizar algumas mudanças de estilo de vida podem causar transformações incríveis na sua saúde. Como o naturalista e médico britânico do século XVI Thomas Muffet escreveu, "Os homens cavam suas sepulturas com os próprios dentes e morrem por causa deles com mais frequência do que pelas armas de seus inimigos". Cinco séculos depois, suas palavras ainda são verdadeiras, assim como a famosa declaração de Hipócrates: "Que o alimento seja teu remédio e o remédio seja teu alimento".

Minha crença nessas máximas não é apenas uma questão de fé. Ela se baseia em evidências da minha pesquisa, das pesquisas de outros, e dos resultados observados em milhares de pessoas que se queixavam em meu consultório de uma grande variedade de doenças e que se curaram seguindo meu plano alimentar. Muitos dos meus pacientes também estavam com excesso de peso no início. Depois que começaram o programa, a perda de peso foi quase inevitável, em geral sem grande esforço.

## UM PESO SAUDÁVEL

Sei que muitos de vocês estão ansiosos para chegar à parte da perda de peso, mas esperem só mais um pouquinho. É importante entender primeiro que a tendência de acumular quilos a mais e a dificuldade de emagrecer não estão aí porque você é uma pessoa preguiçosa ou indisciplinada. Se você está acima do peso, é provável que esteja comendo os alimentos errados e/ou não esteja comendo os alimentos certos. Na minha experiência, o que o Programa do Paradoxo Vegetal retira da sua dieta é mais importante do que aquilo que ele acrescenta. Esse é meu primeiro ponto. Segundo, questões de doença e de peso costumam ser indissociáveis, e é por esse motivo que este capítulo trata das duas coisas.

Outro ponto central que muita gente não sabe é o papel fundamental que nossos micróbios intestinais têm não apenas na saúde e na doença, mas também na manutenção de um peso normal. Alguns micróbios ajudam a manter você magro e saudável. Outros contribuem para o ganho de peso. Outros ainda deixam você doente interferindo na absorção de nutrientes e dificultando a manutenção de um peso saudável. Você pode estar se enchendo de comida, mas, se seus micróbios intestinais não estiverem facilitando a digestão adequada, você pode estar perdendo calorias e micronutrientes. A doença celíaca é apenas a ponta do iceberg da desnutrição; diversas outras doenças podem interferir na digestão adequada e na disponibilidade de nutrientes.

---

### HISTÓRIA DE SUCESSO
*Usher perde peso e consegue o papel*

Minha assistente recebeu uma ligação de um sr. Raymond que queria me agradecer pessoalmente pelo que eu tinha feito por ele com o Programa do Paradoxo Vegetal. Fiquei confuso porque não conhecia ninguém com esse nome e não lembrava de ter dado a nenhum sr. Raymond a lista de duas páginas da dieta; mas fiquei intrigado, então peguei o telefone. Usher Raymond IV estava na linha.

Sim, o artista. Ao que parece, ele foi escalado para interpretar Sugar Ray Leonard no filme *Mãos de pedra*. Quando o verdadeiro Sugar Ray conheceu Usher, o boxeador o mediu de cima a baixo e disse que ele estava gordo demais para representá-lo! Agora, se você já viu Usher, "gordo" não é a descrição que você usaria. Ter 7% de gordura corporal não é ser gordo. Mesmo assim, Usher estava gordo demais para representar Sugar Ray. Então Usher entrou na dieta paleolítica, depois numa dieta sem glúten e, por fim, numa dieta vegana crudívora. Ele também treinava cinco ou seis horas por dia. Nada parecia fazer efeito. Será que ele precisava se exercitar mais ou cortar mais calorias? Ele estava tão frustrado que quase desistiu.

Por volta dessa época, o agente de Usher visitou uma amiga em Nova York que estava seguindo o Programa do Paradoxo Vegetal com grande sucesso. O agente fez uma cópia da lista de alimentos na geladeira e a passou para Usher. Sete quilos a menos depois, Usher estava no telefone comigo. Agora ele era Sugar Ray Leonard! Ele comia tudo que queria da página "boa" e evitava tudo na página "ruim". Seguindo essa lista, ele havia perdido o peso que precisava perder. Milagre? De jeito nenhum — apenas o funcionamento perfeito de um sistema projetado com perfeição. Agora, Usher quer que o mundo saiba sobre o paradoxo vegetal.

Sei como dietas e exercícios podem ser frustrantes para atingir uma meta difícil de conquistar. E se essa meta estivesse apenas esperando por você? E se o peso e a saúde ideais forem a consequência natural da sua própria natureza prosperando, depois que alimentos "saudáveis" e "naturais" forem removidos da sua vida? É isso que o Programa do Paradoxo Vegetal pode fazer.

## A GUERRA DO PESO — E ALÉM

O sobrepeso (ou subpeso) é um sinal claro — mas apenas um — de que há uma guerra sendo travada dentro do seu corpo. Se você está lendo este livro, suponho que esteja preocupado com o estado da sua saúde — e provavelmente com o seu peso. Você não é o único. Em retrospecto, algo começou a dar errado em nossa saúde coletiva em meados dos anos 1960. Você vai lembrar que, hoje, 70,7% dos adultos norte-americanos estão com sobrepeso. Dentre eles, quase 38% estão obesos, quase o dobro dos menos de 20% de duas décadas atrás.[1] Além disso, houve um aumento enorme na incidência de diabetes, asma, artrite, câncer, doença cardíaca, osteoporose, doença de Parkinson e demência. Uma em cada quatro pessoas agora sofre de uma ou mais doenças autoimunes. Apesar de a maioria das pessoas trabalhar de sete a oito horas por dia e estar mais bem alimentada do que a geração dos nossos avós, muitos sofrem de energia baixa. Há também uma incidência drasticamente maior de alergias. Agora existem até EpiPens, seringas carregadas de adrenalina, que devem ser injetadas em crianças alérgicas a amendoim, quando estas entram em contato com esse alimento na escola sem querer. Amendoins não matavam ninguém em 1960.

Botamos a culpa na nossa dieta, no meio ambiente e no sedentarismo por nossa saúde frágil e nosso excesso de peso. Embora exista uma ponta de verdade em cada um desses fatores, a verdade maior não vem à tona. Ainda que contribuam para o estado precário da saúde humana, não são a *principal* causa desse problema. É por isso que um programa de dieta ou de exercícios pode funcionar por algumas semanas ou até alguns meses — mas então todo o trabalho vai por água abaixo e você volta à estaca zero. Soa familiar? O motivo por que nenhuma dessas "soluções" gera mudanças duradouras é que elas fazem pouco ou nada para pôr fim à batalha do peso dentro do seu corpo.

---

### HISTÓRIA DE SUCESSO
*O artista que não conseguia fazer arte*

A irmã de um escultor japonês de 77 anos o levou ao meu consultório. Curvado e corcunda, mancando um pouco, ele estendeu a mão nodosa e fiquei chocado ao ver a artrite que havia arruinado seu corpo. Ele mal falava inglês, mas sua irmã relatou a história triste de como esse respeitado autor de enormes esculturas de madeira não conseguia mais criar sua arte. Era difícil para ele segurar um machado e um cinzel, uma faca de entalhe ou um pincel (ele também pintava, normalmente em telas grandes). Sob o conselho do seu cirurgião ortopédico, o escultor estava tomando Motrin, Advil e Aleve como se fossem água, e ia operar o joelho, assim como o quadril. Ele me procurou para obter uma avaliação cardíaca que o liberasse para fazer as cirurgias. Sugeri o Programa do Paradoxo Vegetal e ele aceitou. Com a ajuda da irmã dele, mostrei a lista de duas páginas e os alimentos que deviam ser evitados. Ele também interrompeu os AINES.

Quatro meses depois, o escultor voltou, desta vez sem mancar. Ele se levantou da cadeira com um salto e apertou minha mão vigorosamente. Depois, como se tivesse um pincel invisível na mão, ele o passou numa tela no ar, sorrindo e dizendo: "Pintar, pintar, pintar!". Enquanto fazia isso, rodava pela sala de exame. "E a operação de joelho?", perguntei. "Não", ele respondeu. "Joelho bom! Sem operação!"

Isso foi dois anos atrás. Recentemente, eu o vi de novo ao lado da irmã , quando me mostrou uma matéria de capa do *Los Angeles Times* sobre uma exposição de suas obras reunidas no Hammer Museum. Muitas de suas melhores e maiores obras foram produzidas nos últimos dois anos. Sem o tormento da dor, ele estava adorando apresentar seu grande talento para o mundo.

---

*Incrível mas verdadeiro: Corpos e cérebros menores*

Com base em restos mortais antigos, sabemos que, há 12 mil anos, os humanos tinham em média 1,83 metro de altura. No entanto, por volta de 8000 a.C., o humano médio havia encolhido para 1,43 metro — perdemos quarenta centímetros em apenas alguns milhares de anos! Nossos ancestrais ficaram muito mais baixos depois da revolução agrícola, quando grãos e leguminosas se tornaram a base da dieta. Antes desse período, não foram encontradas evidências de artrite em restos mortais. Por outro lado, todos os esqueletos dos humanos modernos, com exceção daqueles que não comem muitos alimentos com lectinas, apresentam artrite. (Você vai lembrar que os restos mumificados dos antigos egípcios revelaram que eles passaram a sofrer de artrite dois milênios depois de terem começado a cultivar grãos.) E não parou por aí: há 12 mil anos, o tamanho do cérebro humano era 15% maior do que é hoje! E chamamos isso de progresso?

## O FRACASSO DAS "DIETAS" E O DILEMA DOS EXERCÍCIOS

Um indício da preocupação que temos com a saúde e o peso é a obsessão por dietas para perder peso, apesar do fracasso contínuo em não se obter resultados duradouros. As "dietas" estão entre os mitos que nos distraíram dos verdadeiros problemas ligados à saúde. Mas as dietas de perda de peso estão fadadas ao fracasso, porque não chegam a tratar a raiz do problema. A revelação de que a maioria dos "vencedores" do reality show *The Biggest Loser* [no Brasil, *O grande perdedor* e *Quem perde, ganha*] havia recuperado a maior parte do seu peso depois de serem "bem-sucedidos" no programa não deveria ser nenhuma surpresa. Se você chegou à conclusão de que 99% de todos esses programas de perda de peso são inúteis a longo prazo, dou-lhe os parabéns.

Se você acabar com a guerra dentro do seu corpo, verá que seu peso também vai se normalizar. Uma parte importante da cura é chegar ao peso que seu corpo "quer" ter. Você também vai aumentar sua expectativa de vida. Fazer dieta para emagrecer e depois retornar aos antigos hábitos nunca é uma solução real. Por outro lado, mudar sua alimentação e determinados comportamentos depois de entender os efeitos que certos alimentos (e produtos) provocam no seu organismo é algo completamente diferente. E é isso que vou mostrar a você. *Dieta*, no sentido de como você se alimenta, é o segredo para o sucesso.

Diversos estudos mostram que fazer exercícios não ajuda a perder peso. Um problema dos exercícios é que eles deixam você com fome.

Outro é que a grande maioria das pessoas com sobrepeso elevado sente muita dor ao se exercitar e, por isso, logo interrompe essa atividade. Mas isso não quer dizer que o exercício, no sentido de ter um estilo de vida ativo, seja inútil. Um outro estudo enorme revelou que fazer atividades físicas regulares (não apenas um treino na academia, mas um comprometimento geral em ser ativo) pode ser importante na *manutenção* do peso.[2] Além disso, manter-se fisicamente ativo traz vários outros benefícios, incluindo melhorar a saúde cardiovascular, moderar a pressão arterial, promover o colesterol HDL ("bom") e reduzir os triglicerídeos. Tanto o exercício aeróbico como o de treinamento com o peso corporal também melhoram o equilíbrio (reduzindo as chances de se machucar numa queda) e o humor, aliviam o estresse, aumentam o nível de energia e aprimoram a qualidade do sono. E isso só para começar.

## SOBRE O QUE É A PESQUISA

Desde que apresentei meu trabalho na Universidade Yale sobre os fatores biológicos e sociais que influenciam a evolução humana, sou fascinado em como a comida e as opções alimentares podem modificar a evolução humana e o crescimento populacional. Usei esse conhecimento e os estudos subsequentes realizados em meu instituto para desenvolver o programa que resultou em *Dr. Gundry's Diet Evolution*. No entanto, esse foi apenas um ponto de partida para o que aprendi nos anos posteriores. Assim como os humanos evoluíram como espécie, minha pesquisa levou a uma evolução do meu pensamento — e isso começou com uma visita à Metagenics, uma grande fabricante nutracêutica. Eles tinham me convidado para falar sobre meu livro com a equipe científica. Na época, eu era completamente contra os carboidratos (açúcares) e acreditava que eles eram a causa de todas as doenças. Tanto que havia restringido seu consumo no meu plano alimentar. Depois de apresentar os dados e hipóteses, um dos pesquisadores da Metagenics se levantou e perguntou: "Como você explica os habitantes da ilha de Kitava?".

Aqueles malditos! A população dessa ilha que faz parte da Papua Nova Guiné, no Pacífico sul, é a prova viva contra a teoria dos pesquisadores que defendem uma dieta com pouco carboidrato e um nível elevado de gordura. Eles fumam como chaminés e cerca de 60% da sua fonte de calorias vêm dos carboidratos e 30% do óleo de coco. Apesar disso, não têm ataques cardíacos e derrames nem apresentam outros indicadores de doenças cardiovasculares, além de serem magros e terem uma vida longa e com pouca necessidade de cuidados médicos. Os defensores da dieta com pouco carboidrato, incluindo meu antigo eu, por muito tempo ignoraram essa população, vendo-a como uma exceção à regra, afirmando (sem evidências, devo acrescentar) que sua saúde extraordinária era tributária de uma dieta de baixas calorias que trazia benefícios à saúde e aumentava a expectativa de vida. Caso encerrado, certo?

Claro que não é bem assim. O principal dever de um pesquisador é testar constantemente sua hipótese. Na verdade, o propósito real da pesquisa é provar que sua hipótese está errada! Só se você *não* conseguir provar que ela está errada é que ela pode estar certa. Então, depois de a princípio ignorar esse povo, retomei minha pesquisa a partir dos estudos que fiz em Yale, buscando as forças motrizes por trás da seleção alimentar de qualquer civilização. E descobri, graças à obra de Staffan Lindeberg, que, apesar de os habitantes de Kitava consumirem um número elevado de calorias, eles são muito magros. O argumento de que uma caloria é uma caloria (calorias que entram equivalem às que saem) parece não se aplicar à Kitava. Pesquisar significa olhar de novo, e foi isso que fiz. Este capítulo é o resultado desse segundo olhar e do que aconteceu com meus pacientes quando apliquei essas novas descobertas.

## OS VERDADEIROS MOTIVOS DE UMA ESCOLHA

Já discutimos como, há cerca de 10 mil anos, a maioria dos humanos trocou uma existência caçadora-coletora nômade por um estilo de vida baseado na agricultura. Os alimentos consumidos antes eram sobretudo frutas sazonais (disponíveis apenas uma vez por ano), grandes caças sazonais, peixes e frutos do mar, além de uma dependência significativa dos amidos nos tubérculos, que poderiam ser comidos depois de assados, quando a humanidade descobriu como se aproveitar do fogo há cerca de 100 mil anos. Ainda que esse regime tenha fornecido calorias abundantes, o número de humanos no planeta continuava minúsculo. Depois, de repente, as calorias começaram a vir de grãos de cereais, leguminosas e — no caso de todas as culturas, menos as asiáticas — leite de vacas, ovelhas e cabras.

A teoria tradicional para explicar essa transição alimentar afirmava que essas lavouras podiam, assim, ser armazenadas e os animais, criados em rebanhos. Era possível cultivar grãos e feijões em uma determinada época do ano e armazená-los do modo adequado quando secos, sem murchar nem apodrecer. As vacas e outros bovinos eram ordenhados e o leite podia ser utilizado imediatamente ou transformado em queijo (que também poderia ser armazenado). Como esses alimentos poderiam ser consumidos o ano todo, isso permitiu que as populações se fixassem, apesar das mudanças de clima e até de períodos de pouca colheita. Essa é a teoria que me ensinaram e que aceitei. Mas suponha que havia outro motivo "oculto" pelo qual os primeiros agricultores escolheram grãos, feijões e leite para se alimentar.

Sempre que entro numa discussão sobre os benefícios da atividade física com um corredor de longa distância, aponto que, por definição, o animal mais bem-sucedido é o que encontra o maior número de calorias com a menor quantidade de esforço. Essa é a definição genética de sucesso. Mas a proposição que estava bem embaixo do meu nariz era a seguinte: o animal mais bem-sucedido é o que armazena a maior quantidade de gordura a partir das calorias disponíveis. Talvez a gente tenha entendido tudo errado. Talvez nossos antigos ancestrais não optaram pelos grãos, feijões e leite porque podiam ser armazenados em depósitos. E se, em vez disso, foi porque descobriram que esse trio de alimentos tinha a habilidade única de turbinar o armazenamento de gordura para cada caloria recebida, em relação a qualquer outro alimento?

### HISTÓRIA DE SUCESSO
*Adeus ao diabetes e a catorze quilos*

Tenho muitos pacientes latinos e, muitas vezes, eles têm a mesma combinação de problemas de saúde que os meus outros pacientes. Eles também têm diabetes, problemas autoimunes e excesso de peso — no caso deles, em grande parte, a responsabilidade por essa característica foi a troca de sua dieta ancestral pela moderna e a mudança de uma sociedade agrícola para um estilo de vida urbano. Maria S. representa muitos desses pacientes. Com 47 anos, ela sofria de diabetes e se tratava com injeções de insulina quando a conheci — ela apresentava um HbA1C (um marcador de diabetes) em 7,9, sendo que o limite normal é no máximo 5,6. Em um ano, Maria havia reduzido seus marcadores positivos de doença autoimune pela metade. Seu HbA1C está agora em 5,9, aproximando-se do normal. Seu nível de açúcar no sangue em jejum despencou de 146 para 109, e ela não precisa mais tomar suas medicações, inclusive a insulina. Como bônus, perdeu catorze quilos. A coisa maravilhosa é que, embora Maria não fale inglês, conseguiu seguir o Programa do Paradoxo Vegetal, graças à ajuda dos filhos que serviram como tradutores.

## O MELHOR JEITO DE ENGORDAR

Ouvi milhares de vezes de meus pacientes: "Grãos integrais e feijões são essenciais para uma alimentação saudável". Mas estou aqui para dizer que as evidências reunidas com animais mostra exatamente o oposto. Cresci nos anos 1950 e 1960 na cidade de Omaha, Nebraska, nos Estados Unidos, a qual, na época, era o maior estábulo do mundo. Lá, engordávamos nossos bois com milho! Por que transportar vacas de todo o centro-oeste do país até Omaha para engordá-las com milho? Porque as vacas não engordam comendo feno e grama — todo criador de gado sabe disso. Já no século XIX, os porcos criados no Vale do rio Ohio eram engordados com milho antes de serem levados para os abatedouros em Cincinnati. O fazendeiro ganhava mais dinheiro levando porcos engordados por milho ao mercado do que transportando milho em barcas até as fazendas de porcos. A expressão popular da época era que se levava o milho ao mercado em um porco.

Você pode ficar surpreso, mas o porco normalmente não é um animal gordo. Javalis e javaporcos são animais magros, esbeltos e musculosos. Talvez não saiba que os porcos têm sistema digestivo e cardiovascular idênticos ao dos humanos, e este é o motivo de as válvulas suínas serem usadas para substituir válvulas humanas defeituosas. Pense nisso na próxima vez em que falarem que você come como um porco! E, assim como os porcos, os humanos engordam ao comer milho.

Muitos dos meus pacientes me buscam para perder peso, mas pelo menos metade quer se livrar de doenças autoimunes. Muitas dessas pessoas têm peso normal. Como mencionei anteriormente, um dos efeitos positivos do meu programa é o retorno a um peso normal, independente do motivo original do paciente para me ver. Mas, ao longo dos anos, tive um pequeno grupo de pacientes que, depois de se curar de suas doenças autoimunes ao seguir meu plano alimentar, continuou perdendo peso por não conseguir mantê-lo. No início, pedi que comessem mais gordura, especialmente abacates, mas isso não ajudou. Com o passar dos anos, os pacientes magros voltavam três ou quatro meses depois com alguns quilinhos a mais. Isso aconteceu porque tinham acrescentado à dieta pão, macarrão, milho ou feijão. Quando nada mais restaurou seu peso perdido, os grãos e os feijões cumpriram essa função. Mas, para a tristeza geral, também elevavam os indicadores de inflamação no sangue. Minha solução mais recente e efetiva é aconselhar que comam grandes quantidades de nozes macadâmias.

Mais uma vez o paradoxo vegetal entrava em ação: os próprios alimentos que promoveram a capacidade dos nossos ancestrais de ganhar peso e sobreviver a um inverno rigoroso, aumentando suas chances de produzir uma nova cópia genética (ou seja, um bebê), eram os mesmos que aceleravam sua morte — e o mesmo acontece com a gente. Se você leu meu primeiro livro, sabe que nossos genes vão sempre escolher esse caminho: maximizar as calorias do alimento para se reproduzir, depois garantir a destruição do progenitor assim que o filho cresce, para que haja comida suficiente para seus descendentes.

Portanto, esse é o motivo pelo qual os grãos e os feijões dominaram o mundo. Não foi porque eram "saudáveis" ou podiam ser armazenados. Não, foi porque esses alimentos acumulam mais gordura por caloria do que qualquer outra fonte de alimento. Isso era bom na época, mas agora não é mais o caso. Também não é bom que esse tipo de dieta reduza a expectativa de vida depois que o período reprodutivo do organismo passa da validade.

Você vai se lembrar de que não são apenas os grãos e os feijões que turbinam o armazenamento de gordura, mas os laticínios também. Animais lactantes usam o leite por um motivo: promover o crescimento rápido e o ganho de peso de sua prole. Todo leite é cheio do hormônio de crescimento semelhante à insulina. Infelizmente, diversos estudos mostram que outro componente do leite, a caseína, em particular, a caseína A1, se transforma na lectina beta-casomorfina, que estimula o acúmulo de gordura promovendo a inflamação. Lembre-se: a inflamação indica uma situação de guerra, que exige combustível para as tropas, estimulando o armazenamento de mais gordura para obter esse combustível.

---

*Inacreditável mas verdadeiro: O poder do cocô*

Se você pegar fezes de ratos obesos e der para ratos magros comerem, os ratos magros engordam num passe de mágica! O inverso também é verdadeiro: o cocô de um rato magro emagrece os ratos gordos. Sim, essa é a interpretação correta: os micro-organismos dos seus intestinos controlam quanto você vai ser magro ou gordo. Estudos recentes indicam que as fezes de humanos obesos, se transformadas na refeição de ratos magros, acabam por engordá-los; é ainda mais efetivo se você acrescentar um pouco de "fertilizante" na forma de açúcares e gorduras! Ainda não está impressionado? Considere o seguinte: nos anos 1930, pacientes internados com depressão grave receberam laxantes para limpar seu cólon e depois receberam transplantes fecais de pessoas felizes. Você adivinhou: os indivíduos deprimidos ficaram felizes.

Quando eu era estudante no Medical College of Georgia nos anos 1970, testemunhei incontáveis curas de colite, uma infecção grave induzida por *Clostridium difficile*, que surgiu em pacientes que haviam tomado antibióticos de amplo espectro recém-lançados. Mais uma vez, o método foi realizar transplantes de fezes nos pacientes, nesse caso feitos com as fezes de estudantes de medicina saudáveis. De fato, uma vez por semana, o "potinho" era passado a todos os estudantes, a fim de sempre ter cocô fresco disponível para tratar essa doença terrível. Mal sabíamos na época que os antibióticos haviam perturbado os intestinos desses pacientes e que os micróbios em nossas fezes restauravam a saúde deles.

## A RELAÇÃO DA LECTINA COM A OBESIDADE E OS PROBLEMAS DE SAÚDE

Já apresentei a aglutinina do germe do trigo (WGA) e expliquei que ela está envolvida com a doença celíaca, além de ter uma semelhança impressionante com a insulina. Agora vamos nos aprofundar sobre as ações da insulina e os efeitos problemáticos que ocorrem quando a WGA mimetiza esse hormônio.

Em geral, quando o açúcar entra na corrente sanguínea a partir do nosso intestino, o pâncreas secreta insulina na corrente sanguínea e, na sequência, ela vai até as células de gordura, as células musculares e os neurônios. A principal função da insulina é abrir a porta para qualquer célula a fim de permitir que a glicose entre e forneça combustível, particularmente para estes três tipos de células.

1. EM CÉLULAS DE GORDURA, a insulina se liga à porta de acoplamento em uma membrana dessa célula e aperta um botão que diz a ela para converter a glicose em gordura e armazená-la. Quando a insulina cumpriu sua função, ela se separa da porta de acoplamento e nenhum outro açúcar pode entrar na célula.

2. EM CÉLULAS MUSCULARES, a insulina abre a porta e traz a glicose para ser usada como combustível.

3. AS CÉLULAS NERVOSAS (neurônios) também exigem que a insulina deixe a glicose entrar passando por sua membrana celular. É relativamente recente a descoberta de que os neurônios precisam que a insulina pegue a glicose. Também sabemos agora que a resistência à insulina pode ocorrer no cérebro e nos nervos, sendo chamada de diabetes tipo 3.

Depois que a insulina se acopla nas portas e libera informações, as células adiposas, musculares ou nervosas dizem ao hormônio que a mensagem foi recebida. O hormônio, então, volta para a porta de acoplamento, deixando-a pronta e disponível para o próximo hormônio se ligar a ela.

Os problemas surgem quando as lectinas mimetizam a insulina e se ligam às portas de acoplamento da célula no lugar dela. As lectinas passam a informação errada ou bloqueiam a liberação da informação correta. Para entender as consequências disso, imagine que você é um passageiro num avião depois de um longo voo, e outro avião ainda está parado na frente da ponte de embarque no terminal. Você não tem como sair (liberar sua informação) até aquele avião se mover. Mas e se ele nunca se mexer? Enquanto as lectinas ocupam a "ponte de embarque", a comunicação adequada é interrompida ou silenciada — por tempo indeterminado.

Agora vamos dar uma olhada no que acontece quando a lectina WGA se encaixa em cada uma das portas de acoplamento dos três tipos de receptores de insulina:

1. No caso de uma membrana de célula adiposa, a WGA bloqueia o receptor em definitivo e continua a instruir a célula a produzir gordura a partir de qualquer açúcar que passa — para sempre. Pense nisto: se você vivesse há 8 mil anos, qualquer composto vegetal que pudesse aumentar sua capacidade de armazenar gordura a partir de calorias escassas seria considerado excelente. Mas esse não é mais

um benefício desejável — e lectinas como a WGA e várias outras que estão nos grãos fazem muito mais do que apenas potencializar o armazenamento de gordura nas células de gordura.

2. Se a WGA se ligar a uma célula muscular, ela bloqueia de maneira igualmente permanente o receptor de insulina — mas, nesse caso, o resultado é o efeito oposto. A WGA impede que a verdadeira insulina se acople ao receptor, assim como outro avião parado na frente da ponte de desembarque impede que você saia. O resultado é que o músculo não consegue obter glicose; ao invés disso, ela é desviada para uma célula de gordura, para a qual a WGA bombeia açúcar continuamente. Seria uma surpresa descobrir que o homem primitivo era muito mais musculoso antes de passar a consumir grãos e feijões? Dê uma olhada nos afrescos e estátuas dos antigos egípcios: eram pessoas magras e não musculosas. Como se provou, o mimetismo da insulina é a verdadeira causa do desgaste muscular que vem com a idade! Quanto mais lectinas comemos, mais os receptores de insulina em nossos músculos se enchem de WGA e outras lectinas, e mais músculos perdemos.

3. Quando a WGA e outras lectinas bloqueiam o receptor de insulina em células nervosas e neurônios, elas também impedem a entrada de açúcar. Se o açúcar não chega aos seus neurônios, o cérebro faminto exige mais calorias. Quando os receptores de insulina são bloqueados pela WGA, o resultado é um humano faminto — que vai comer mais na esperança de ser um grande vencedor quando o inverno chegar. Isso talvez funcionasse bem a curto prazo, promovendo a sobrevivência inicial da humanidade; mas, se esse processo continua, mais WGA e outras lectinas se associam a receptores de insulina no cérebro e nos nervos, fazendo com que as células desses órgãos morram, levando a demência, Parkinson e neuropatia periférica.

O resultado cumulativo é menos massa muscular, um cérebro e células nervosas famintos e gordura de sobra. Parece familiar?

Recentemente, descobriu-se que as lectinas sobem do intestino até o cérebro pelo nervo vago e podem se instalar na substância negra,[3] o centro de transição no cérebro, que provoca a doença de Parkinson. Isso explica por que, segundo um grande estudo chinês, pacientes que sofreram um procedimento chamado vagotomia nos anos 1960 e 1970 (em que o nervo vago foi retirado cirurgicamente para o tratamento de úlceras) têm uma incidência 40% menor de Parkinson em comparação a outras pessoas da mesma idade que não se submeteram a essa cirurgia.[4] As lectinas não chegavam com facilidade ao cérebro e, portanto, não conseguiam causar tanto estrago. Isso também explica por que os vegetarianos apresentam maior incidência de Parkinson, visto que eles consomem mais plantas (e, portanto, mais lectinas). Lembre-se: a planta está apenas cumprindo a função dela, que é livrar o mundo de pragas indesejadas como você!

Em suma, nos tempos em que a comida era escassa, o ganho de peso pelo consumo de lectinas presentes nos grãos e nos feijões trouxe muitos benefícios, mas hoje esse mesmo resultado funciona contra nós. Vamos falar, agora, da segunda forma como as lectinas trabalham, ao mesmo tempo, a nosso favor e contra nós.


## PREPARAÇÃO PARA A GUERRA

Mencionei anteriormente que meus pacientes que precisavam recuperar o peso perdido haviam se voltado para alimentos baseados em grãos e feijões, mas, ao fazer isso, a maioria descobriu que seus níveis de inflamação tinham começado a subir. A inflamação também estava promovendo o ganho de peso deles? Lembre-se de que os LPSS e as lectinas gostam de invasores estranhos, o que faz os TLRS alertarem o corpo para o fato de que ele está sendo atacado, fazendo-o entrar no "modo de guerra". Durante uma guerra, as tropas devem estar bem nutridas para combater o inimigo, portanto o alimento é muitas vezes racionado para os não combatentes. Os leucócitos e o sistema imunológico atuam como as tropas, enquanto os músculos representam a população civil. Ao tornar os músculos e o cérebro resistentes aos efeitos da insulina e da leptina (o hormônio que faz você se sentir saciado), as calorias são desviadas dos músculos e do cérebro, garantindo que haja calorias suficientes para abastecer os leucócitos na frente de batalha. Além disso, se há uma guerra acontecendo, seu corpo envia sinais para incentivar você a consumir mais calorias para serem usadas na campanha de guerra. Quanto mais lectinas você ingere de grãos e feijões, mais faminto fica.

Aí está o ponto-chave: você é resistente à insulina e à leptina não porque tem sobrepeso, mas porque seu corpo está em guerra e está guardando calorias para a campanha de guerra. É o exato oposto do que o senso comum acredita ser a razão de engordarmos. No entanto, se o corpo sente que não há guerra porque nenhuma lectina e nenhum LPS estão entrando, não há motivo para acumular calorias, seja conservando ou buscando alimento. A perda de peso é um "efeito colateral" do fim da guerra. Não é de surpreender que todo mundo era magro há cinquenta anos, quando nosso corpo não estava em guerra constante!

## ARMAZENAMENTO DE GORDURA

Você já deve ter ouvido falar que, se armazena gordura na barriga, seu corpo tem o formato de maçã e esse é um padrão de acúmulo de gordura perigoso, mas não tem problema se armazenar gordura nas nádegas ou nos quadris, ou seja, apresentar o formato de pera. Essa constatação é bastante verdadeira. Para entender por que a gordura é armazenada no intestino, vamos voltar à nossa analogia de guerra. Como precisam ficar na linha de frente, as tropas necessitam de combustível para travar batalhas contra as lectinas e os LPSs. E onde a guerra acontece? Na parede dos seus intestinos, onde as lectinas e os LPSs cruzaram a fronteira. A gordura não é culpada por isso; na verdade, ela é um sinal de que a batalha está sendo travada na sua barriga. Não é à toa que é chamada de "gordura abdominal".

Como cirurgião cardíaco, sei há muitos anos que, quando abrir um paciente para fazer um bypass coronariano, vou encontrar uma grande quantidade de gordura em volta dessas artérias sobre a superfície do coração. Essa gordura é muito espessa e dura, e você vai encontrá-la nessa área mesmo se for magro. Se há muita gordura, sei que uma guerra está sendo travada nas proximidades e que é preciso abastecer as tropas de modo constante. A guerra está acontecendo em suas artérias e estou fazendo um bypass porque você perdeu a guerra. Na verdade, diversos estudos mostram que a gordura pericárdica (nas artérias) tem uma correlação direta com a magnitude da doença dentro dos vasos sanguíneos.[5] Quais são as implicações? Onde há excesso de gordura, há uma guerra sendo travada. A gordura em seu intestino significa que não apenas há uma guerra ocorrendo lá dentro, mas que, infelizmente, ela está se espalhando para o coração e o cérebro, de maneira muito parecida com agentes terroristas adormecidos.

---

## HISTÓRIAS DE SUCESSO
*Uma alternativa à cirurgia*

Cirurgia ou uma mudança na dieta — essas são as opções que dou a muitos de meus pacientes. Embora eu seja um cirurgião cardíaco, se o paciente for um bom candidato ao meu plano alimentar e mostrar interesse nessa alternativa, sempre apresento o Programa do Paradoxo Alimentar. Quando a pessoa segue a dieta, os resultados são incríveis. Aqui estão algumas pessoas que evitaram fazer cirurgias grandes apenas adotando mudanças simples em seu estilo de vida.

SEM MAIS BLOQUEIO. Quando Vincent P., um produtor de teatro de 67 anos, percebeu que sentia dores no peito quando fazia atividades físicas, um angiograma mostrou uma pequena lesão em sua artéria coronária direita, que já havia sido tratada com o implante de um stent. Seu cardiologista o encaminhou para mim para que tratasse por meio de dieta várias outras lesões arteriais, que estavam 60% bloqueadas e não elegíveis para stents (mas ainda assim preocupantes). Depois de seguir o Programa do Paradoxo Vegetal por dez meses, Vincent fez outro angiograma, que mostrou que todos os bloqueios tinham sido resolvidos, tornando a cirurgia ou a implantação de outros stents desnecessários. Seis anos depois, Vincent não toma mais medicamentos, sempre passa nos testes de estresse e, recentemente, estreou um espetáculo off-Broadway.

PROMESSA CUMPRIDA. Sonja R., uma agricultora de 58 anos que sofria de diabetes grave, tinha agendado o implante de um bypass triplo de emergência depois de sofrer um ataque cardíaco. Cinco de suas artérias estavam bloqueadas. Na sala pré-operatória, perguntou se havia alguma outra opção. Depois que contei para ela sobre meu plano alimentar, ela disse que seria minha melhor paciente se eu não a operasse. Ela cumpriu sua promessa: três anos depois, perdeu dezoito quilos, não é mais diabética, não toma mais medicamentos, não sente mais dores no peito e apresenta respostas normais aos testes de estresse cardíaco. Sonja agora cria galinhas e cabras, faz iogurte de cabra, e empurra carrinhos de terra e esterco diariamente.

ADEUS AO DIABETES. Aos 69 anos, Howard L. estava obeso e tomava oito medicamentos diariamente para diabetes e outras doenças. Ele havia sofrido um ataque cardíaco e tinha marcado uma cirurgia de bypass emergencial em cinco vasos. Na sala pré-operatória, percebi que ele estava muito nervoso. Depois de conversarmos um pouco, Howard me contou que não achava que sobreviveria à cirurgia e perguntou se havia outra opção. Quando sugeri minha dieta, ele agarrou a oportunidade com unhas e dentes. Agora, cinco anos depois, seu diabetes e sua dor no peito ficaram para a história, ele não toma medicamentos, perdeu catorze quilos e sempre passa nos testes de estresse anuais.

## UMA ABUNDÂNCIA DE DIETAS DE "SUCESSO"

Por que existem tantas dietas? E por que tantas funcionam (pelo menos temporariamente)? Elas têm algo em comum? Vamos parar e dar uma olhada nas filosofias das dietas mais bem-sucedidas e populares dos últimos anos: a de baixo carboidrato, a da proteína (Atkins, Protein Power, South Beach e Dukan, para citar algumas); de baixo carboidrato, de alta gordura e alta proteína (paleo, paleo cetogênica); de baixa gordura e alto carboidrato (Ornish, McDougall, Fuhrman, Esselstyn). Cada um desses métodos pode ser considerado bem-sucedido por seus seguidores. Alan Levinovitz, Ph.D., parodiou a popularidade e o sucesso dessas dietas totalmente diferentes em *A mentira do glúten — e outros mitos sobre o que você come*. O livro apresenta uma dieta fictícia, a UnPacked, que se baseia em eliminar embalagens plásticas (sem brincadeira). Ele recomenda sites, finge vender produtos e apresenta depoimentos de pacientes. Depois de ler os vários argumentos de Levinovitz a favor do seu programa, você é confrontado com o fato de que ele apresentou os dados de maneira seletiva, usou as palavras de outros gurus da dieta e roubou depoimentos da maioria dos programas dietéticos listados acima. Ele faz piada com a nossa cara. (O que Levinovitz deixa de comentar é que todos os dados que ele cita sobre os perigos dos plásticos são, na verdade, reais, como você aprendeu no último capítulo.)

Tive o privilégio de tratar diversos pacientes que eram seguidores fiéis de cada um dos programas mencionados acima. Eles podem ter conseguido controlar seu peso, mas continuavam com problemas médicos perturbadores, incluindo doença arterial coronariana progressiva e doença autoimune, para citar apenas duas. Vamos nos aprofundar no que realmente acontece nesses programas de dieta.

## O PROBLEMA DA MAIORIA DAS DIETAS DE BAIXO CARBOIDRATO

Uma dieta de baixo carboidrato — como a Atkins ou a South Beach — em geral funciona bem a curto prazo. Poxa, funcionou para mim no começo. Contudo, se e quando você volta a comer quantidades significativas de carboidratos que contêm lectinas, aqueles quilos perdidos costumam voltar. Mesmo se você continuar com o programa, sua perda de peso normalmente para ou diminui de maneira significativa em algum ponto. Todos os regimes de baixo carboidrato são dietas com um nível elevado de proteína e, portanto, restringem os carboidratos, todos os grãos e leguminosas — e, com eles, as lectinas. Quando as dietas de South Beach e de Atkins reintroduzem os grãos e os feijões na fase de manutenção, e as pessoas começam a ganhar peso, o que você sugere? Acertou: volte à primeira fase e elimine os grãos e feijões!

O conceito paleolítico levou a dieta da proteína um passo além, baseando-se na falsa suposição de que o homem primitivo comia carne de búfalo e de outros animais grandes com regularidade e era isso que o tornava saudável. É muito improvável que esse tipo de caça aparecesse todo dia. Ao invés disso, são grandes as chances de que nossos antepassados sobreviviam principalmente à base de tubérculos, bagas, nozes e fontes de proteína animal como peixes, lagartos, caramujos, insetos e pequenos roedores. Não me entenda mal — nossa "dieta ancestral" foi projetada para fazer o que nenhuma dieta faz: garantir que você cresça, se reproduza e depois saia do caminho. Seus genes desenvolveram a dieta ancestral para transformar você num ancestral, se é que me entende. Possibilitar que você viva mais é contraproducente para a maximização do número de humanos que estão nascendo, assim como a produção de carros que duram para sempre é contraproducente para a indústria automobilística. Odeio revelar isto para você, mas todo sucesso que você possa haver tido com a dieta paleo ou outro programa de baixo carboidrato, seja na forma de perda de peso ou melhora na saúde, *não* foi resultado da restrição dos carboidratos e da ingestão de muitas proteínas e gorduras. Qualquer resposta positiva resultou — adivinha? — da eliminação da maioria dos alimentos com lectinas. Não se esqueça de que o conceito paleolítico é definido pelo que nossos ancestrais da Idade da Pedra teriam comido 100 mil anos atrás.

Finalmente, meus colegas da dieta paleolítica não percebem que todos os nossos ancestrais vêm originalmente da África e nunca encontraram nenhum alimento com lectinas originário das Américas. Desculpe, pessoal, mas tomates, "macarrão" de abobrinha, pimentão, *goji berries*, amendoins, castanhas-de-caju, sementes de girassol, chia ou abóbora não são alimentos ancestrais — e são carregados de lectinas.

## OUTRA ESTRATÉGIA PARA RESTRINGIR CARBOIDRATOS

Uma dieta cetogênica, tradicionalmente prescrita para ajudar as pessoas, incluindo crianças, com diabetes a moderar seus níveis de açúcar no sangue e de insulina, também é uma dieta de baixo carboidrato — mas com uma diferença significativa. Em vez de substituir a maioria dos carboidratos por proteína, uma verdadeira dieta cetogênica também limita a quantidade de proteína, baseando-se em certas gorduras como principal fonte de calorias. (A cetose se refere a queimar gordura no lugar da glicose dos carboidratos para obter energia.) Se você limitar a ingestão de proteína animal, como o Programa do Paradoxo Vegetal faz, vai quase certamente perder peso. E, quando limito ainda mais a proteína animal com uma versão cetogênica do Programa do Paradoxo Vegetal, vejo um sucesso impressionante não apenas em pacientes com diabetes (ou com extrema resistência à insulina), mas também naqueles que sofrem de câncer, demência, doença de Parkinson, doença autoimune e diversas doenças intestinais. (O capítulo 10 trata dessa adaptação.) A pergunta é: a maioria das pessoas em uma dieta cetogênica entra em cetose, e é por isso que elas perdem peso? A resposta dos testes de laboratório dos meus pacientes é um retumbante não! Então, por que a perda de peso? Mais uma vez, o que causou a diferença foi a remoção da grande maioria das lectinas da dieta, e não a adição de gordura.

## FIQUE COM A GORDURA E DEIXE OS GRÃOS INTEGRAIS PARA TRÁS

As pessoas perdem peso em dietas de grãos integrais e de baixa gordura como as de Ornish, Esselstyn e T. Colin Campbell (autor de *The China Study*)? Sim, perdem. Muitas delas se tornaram minhas pacientes porque, embora tivessem perdido peso, essas dietas não impediam que sua doença arterial coronariana progredisse. Mas por que elas perdem peso? Acredito que seja o resultado de quatro fatores:

1. Essas dietas removem as gorduras que contêm lectinas, tão presentes na dieta dos norte-americanos, isto é, soja, amendoim, semente de algodão, girassol e canola — todos os quais não apenas contêm lectinas como também um teor extremamente alto de gorduras ômega-6 poli-insaturadas, utilizadas por nossos TLRS para incitar a inflama-

ção. Inflamação é igual a guerra, que é igual a armazenamento de gordura perto da zona de guerra — nas artérias coronárias.

2. Por eliminarem as gorduras, as dietas de baixa gordura não permitem que os LPSS, que têm de se deslocar nos ácidos de cadeia longa, atravessem a parede intestinal, onde causariam inflamação. Isso é uma coisa boa, mas os médicos bem-intencionados que antes demonizavam todas as gorduras e defendiam dietas de baixa gordura descobriram que nem toda gordura é igual. O óleo de peixe é agora parte integral do programa do dr. Dean Ornish, e o dr. Joel Fuhrman tornou as nozes oleaginosas uma parte importante da sua dieta.[6] Por sorte, nenhum desses regimes permite que as lectinas atravessem a barreira intestinal, por isso eles são "seguros".

3. Elas utilizam grãos integrais não processados, e não "grãos integrais" moídos. Agora, me sinto um pouco como Marco Antônio, quando ele disse: "Vim para enterrar César, não para louvá-lo". Então, por que estou defendendo grãos integrais? Primeiro, a maioria das "comidas" de grãos integrais não é feita com grãos integrais de verdade, mas versões moídas deles. Você realmente vê muitos "grãos integrais" naquele pão ou biscoito? As lectinas deles já foram liberadas e, para duplicar a dose, as gorduras desses alimentos são tratadas com BHT para evitar a oxidação.

4. Esses médicos se voltaram corretamente para os grãos orgânicos, que têm muito mais chances de não terem entrado em contato com o Roundup, que leva à morte dos micróbios intestinais normais. Como resultado, essas dietas possibilitam que o intestino faça a digestão do glúten e impedem que os bandidos entrem no vácuo criado pelo herbicida.

E também tem o seguinte fato triste: essas dietas costumam ser intoleráveis, de modo que você não come muito. Nem os irmãos Kellogg conseguiram fazer com que os moradores de seu sanatório comessem grãos integrais, daí nasceram os flocos de milho Kellogg's (que são grãos moídos). Uma revisão do estudo original do dr. Esselstyn mostra uma taxa de desistência de 50%. Não dá para viver dessa dieta, por isso todos os resultados positivos em termos de perda de peso podem durar pouco.

Por que os seguidores desses programas que se tornaram meus pacientes descobriram que sua doença arterial coronariana havia progredido? A WGA no trigo continuou a se associar ao revestimento endotelial das artérias coronarianas, que era atacado pelo sistema imunológico. Se você já se perguntou por que os chineses, japoneses e coreanos (para quem o grão básico é o arroz) têm taxas de doenças cardíacas mais baixas do que os norte-americanos, lembre-se disto: arroz não contém WGA. O mesmo acontece com a raiz taro que os habitantes de Kitava comem em abundância. Do mesmo modo, o painço, o sorgo e o inhame, alimentos básicos da África, não contêm WGA.

## O QUE TEMOS EM COMUM COM OS ELEFANTES

Quer mais um fato chocante sobre gramíneas e grãos? Na natureza selvagem, onde se alimentam de folhas de árvores (como nossos antepassados), os elefantes africanos são sofrem de doença arterial coronariana. Devido à destruição do seu hábitat, porém, manadas de elefantes agora pastam nos campos ou se alimentam de feno e grãos. Por isso, esses animais apresentam uma taxa de 50% de doença arterial coronariana, graças às lectinas que eles nunca foram feitos para comer e que se ligam a suas artérias, incitando um ataque.

Agora, é hora de revelar qual molécula de açúcar o WGA e as outras lectinas estão atrás. Descobriu-se que existe uma molécula de açúcar específica que os elefantes — e os humanos — possuem que causa esse problema. Esse açúcar, chamado $Neu_5Ac$, se liga à lectina, fica no revestimento dos vasos sanguíneos e nas células absortivas na parede intestinal (os enterócitos). A maioria dos mamíferos tem uma molécula de açúcar chamada $Neu_5Gc$ no revestimento da parede intestinal e nas paredes dos vasos sanguíneos. Mas os humanos perderam a capacidade de produzir essa molécula no momento em que nossa espécie se separou dos chimpanzés e gorilas há oito milhões de anos. Assim, produzimos o $Neu_5Ac$, que se liga à lectina, uma característica compartilhada com mariscos, moluscos, galinhas e elefantes. (Sim, são companheiros estranhos!) As lectinas, em particular aquelas dos grãos, se ligam ao $Neu_5Ac$ mas não conseguem se ligar ao $Neu_5Gc$. Isso explica por que os chimpanzés que vivem em cativeiro, comendo uma dieta humana baseada em grãos, não sofrem aterosclerose (endurecimento das artérias) nem doença autoimune, mas os pobres elefantes comedores de grama sofrem doença arterial coronariana. Os chimpanzés não têm a molécula de açúcar que se liga à lectina, mas os elefantes e humanos sim — e isso provoca doenças cardíacas e autoimunes quando comemos lectinas em gramíneas e sementes.

## A ABORDAGEM ANTIENVELHECIMENTO

Lembre-se: sua meta é ter uma alimentação que melhore sua qualidade de vida, não apenas uma dieta que corte os quilinhos a mais e mantenha seu peso. Um problema grave de qualquer estratégia alimentar "ancestral" ou de baixo carboidrato é que o consumo de quantidades significativas de certas proteínas animais, em particular carnes vermelhas, causa o envelhecimento, bem como a aterosclerose e o câncer. De que maneira?

Vamos voltar ao nosso velho amigo $Neu_5Ac$. Aguente mais um pouco, à medida que fica mais complexo para depois eu poder simplificar. Bois, porcos e ovelhas carregam o $Neu_5Gc$, e o nosso sistema imunológico reconhece essa substância como estranha quando você come a carne desses animais. Agora, o $Neu_5Gc$ parece muito com o $Neu_5Ac$ (os códigos de barras são quase idênticos). Há dados significativos sugerindo que, quando o nosso sistema imunológico é exposto à molécula de açúcar $Neu_5Gc$ da carne vermelha, desenvolvemos um anticorpo ao revestimento dos nossos próprios vasos sanguíneos, que têm $Neu_5Ac$. Isso faz o anticorpo se ligar ao revestimento de nossos vasos sanguíneos, confundindo o nosso $Neu_5Ac$ com o $Neu_5Gc$ que foi consumido, o que provoca um ataque total do sistema imunológico.

Este é o exemplo perfeito do fogo amigo e fornece mais provas do motivo por que as pessoas que se alimentam de mariscos, moluscos e peixes têm uma saúde cardíaca melhor do que quem come carne vermelha. Além disso, comprovou-se que as células cancerígenas usam o $Neu_5Gc$ para fazer com que os vasos sanguíneos cresçam na direção delas, através da produção de um hormônio chamado fator de crescimento endotelial vascular (VEGF, do inglês *vascular endothelial growth factor*), que procuro medir em todos os meus pacientes. A produção de VEGF é promovida por um ataque imunológico contra o $Neu_5Gc$. As células cancerígenas até utilizam o $Neu_5Gc$ para se esconder das células imunológicas, basicamente usando-a como um escudo invisível. Além do mais, os tumores humanos contêm grandes quantidades de $Neu_5Gc$, apesar de não termos genes para produzi-la. Isso significa que as células tumorais receberam essa molécula a partir da ingestão da carne de boi, porco ou cordeiro, e não de outro lugar.

Em termos simples, o motivo para não comer carnes vermelhas é para evitar um ataque autoimune que promove doenças cardíacas e câncer, tudo por causa de uma mutação genética de uma molécula de açúcar que atrai lectinas e é encontrada nos humanos.

Comprovou-se que uma dieta com baixo teor de qualquer proteína animal aumenta a expectativa de vida, como será discutido no capítulo 9. Portanto, uma certa quantidade de proteína animal é o verdadeiro causador de problemas quando o assunto é longevidade. Isso significa que alguns carboidratos (aqueles sem lectinas ou com lectinas que seus micróbios conhecem há milênios) não são tão problemáticos quanto achavam a turma do Atkins ou da paleo, desde que o consumo de certas proteínas animais seja minimizado.

E acelerar o processo de envelhecimento não é o único resultado de comer quantidades excessivas de proteína. Lembre-se: comer açúcares simples aumenta a produção de insulina, o hormônio do acúmulo de gordura, assim como comer gordura aumenta o nível de leptina, o hormônio que avisa seu cérebro que você está saciado. Mas você pode não saber que, quando consome açúcares junto com determinadas proteínas mais comuns em animais do que em plantas, eles estimulam o maior receptor de envelhecimento das células, que sente a existência de disponibilidade de energia. Vamos discutir esse receptor de envelhecimento no capítulo 9.

A energia — a comida, por exemplo — costuma estar disponível de maneira cíclica, com base nos ritmos circadianos das estações e da luz do dia. Se a energia é abundante, então é tempo de crescer e se reproduzir, isto é, fazer bebês. Quando a energia é escassa, é hora de ficar quietinho, se livrar dos agregados e esperar a poeira baixar. Durante períodos de escassez, usamos a gordura armazenada; enquanto isso, nossas mitocôndrias passam a queimar gordura em vez de açúcar (glicose), no que é chamado de flexibilidade metabólica. Isso significa que uma dieta com alto teor de açúcares e proteína estimula o ganho de peso e torna a pessoa mais suscetível a doenças — e, portanto, pode reduzir — e, de fato, reduz — a expectativa de vida, assim como a expectativa de saúde e a qualidade de vida.

Aqui surge um outro paradoxo: seus genes querem se reproduzir e substituir você. Depois que isso acontecer, seus genes não dão a mínima para quanto tempo você vive — certo, você precisa viver tempo suficiente para ensinar sua prole a sobreviver por conta própria — e, daí, eles fazem de tudo para sair do caminho. A barriga da meia-idade é um exemplo perfeito do que estou falando. Deveríamos morrer depois que somos substituídos. Mas, se quisermos viver o máximo de tempo possível da forma mais saudável, precisamos mudar nossa alimentação.

## UMA DIETA PALEO QUE PERDURA

Vamos voltar ao meu dilema anterior, os habitantes de Kitava, uma pequena população de agricultores que mora numa ilha igualmente pequena na Papua Nova Guiné. De acordo com o médico sueco Staffan Lindeberg, que estuda essa comunidade, esse povo obtém 60% de suas calorias dos carboidratos, 30% da gordura (a maior parte saturada) e apenas 10% da proteína. A maioria dos ilhéus fuma e não é muito ativa, mas eles vivem bem até os noventa anos sem assistência médica. Sua alimentação parece contradizer a maior parte das suposições convencionais sobre o que constitui uma dieta saudável e, no entanto, eles parecem intocados pela maioria das doenças do homem moderno.

O estudo de Lindeberg, em que ele comparou 220 habitantes da ilha com o mesmo número de suecos do mesmo sexo e idade, produziu resultados instigantes.[7] Os homens de Kitava a partir dos vinte anos tinham índices de massa corporal (IMC), pressão arterial e colesterol LDL ("ruim") total mais baixos do que os homens suecos da mesma idade. Os dois grupos apresentaram níveis de colesterol HDL ("bom") parecidos. As mulheres de Kitava com idade acima de sessenta anos tinham níveis mais baixos de APoB (apolipoproteína B), um indicador de colesterol LDG associado a doenças cardíacas e vasculares, do que as mulheres suecas. Além disso, os ilhéus nunca sofrem derrames ou ataques cardíacos.

## QUANDO O CARBOIDRATO NÃO É UM CARBOIDRATO?

Então, como os moradores de Kitava ficam magros e evitam ataques cardíacos, mesmo comendo sobretudo carboidratos e uma grande quantidade de gorduras saturadas, no que é considerado por aqui uma receita para a obesidade (e doenças cardíacas, no caso das gorduras)? A resposta está no fato de que os carboidratos que eles consomem são principalmente amidos resistentes, que dão a você um passe livre (bom, quase livre) quando o assunto é conteúdo calórico. Se parece bom demais para ser verdade, seja bem-vindo ao mundo dos amidos resistentes. No trato GI, esse subconjunto de amidos se comporta de maneira diferente do milho, do arroz, do trigo e de outros amidos comuns ou açúcares simples. Em vez de serem convertidos rapidamente em glicose (açúcar no sangue), que é queimado para obter energia ou armazenado na forma de gordura, o inhame, o taro, a banana-da-terra e outros amidos resistentes simplesmente passam pelo seu intestino delgado intatos. Esses alimentos são resistentes às enzimas que quebram os amidos complexos — daí vem o seu nome.

Isso significa que você não absorve as calorias na forma de açúcar, o que estimularia um pico de insulina — mas o que é ainda melhor é que esses amidos são exatamente o que o médico receitou para seus micróbios, que devoram os amidos resistentes com prazer e prosperam, enquanto os convertem em ácidos graxos de cadeia curta como acetato, propionato e butirato (o combustível preferido do cólon, bem como um combustível perfeito para os neurônios). Os amidos resistentes também aumentam a proporção de bactérias "boas" em seu intestino, assim como um prebiótico, não apenas melhorando a digestão e a absorção de nutrientes, mas também promovendo o crescimento de micróbios que alimentam a camada mucosa do seu intestino.[8] Mais muco significa menos lectinas atravessando para abrir as junções fechadas e o fim de todo o ciclo de ganho de peso e angústia.[9]

Além de não aumentar os níveis de açúcar no sangue ou de insulina, o amido resistente auxilia no controle do peso por:

- Reduzir a ingestão de calorias quando substitui a farinha de trigo e outros carboidratos metabolizados rapidamente.[10]

- Fazer você se sentir saciado por mais tempo e, assim, consumir menos alimento.[11]

- Acelerar a queima de gordura e reduzir o acúmulo de gordura após uma refeição.[12]

Você não precisa viver em uma ilha e comer taro todos os dias para ter os benefícios do amido resistente. Na parte II, vou apresentar para você outras fontes de alimentos benéficos aos micróbios e explicar como prepará-los para maximizar seus efeitos.

---

*Como as folhas se tornam uma dieta de alta gordura*

Um gorila é um grande herbívoro, sobrevivendo principalmente à base de folhas. (Sim, às vezes eles comem um inseto ou dois nas folhas sem querer.) Não é de surpreender que um gorila coma sete quilos de folhas "sem gordura" por dia, mas 60% a 70% das calorias que o animal absorve depois da digestão vêm na forma de gorduras! Como pode ser? Bom, os micróbios intestinais, como bons trabalhadores convidados que são, decompõem as paredes celulares das plantas e fermentam a energia na forma de combustível utilizável, principalmente as gorduras que acabamos de discutir e que o animal consegue absorver. Como resultado, o gorila "come" uma dieta de teor extremamente alto de gordura! Assim como o povo de Kitava!

## OUTROS POVOS MAGROS DE VIDA LONGA

Devo mencionar que, com o crescimento da globalização, as dietas tradicionais estão sendo trocadas por uma dieta mais próxima da norte-americana. Mas a população de Kitava não é a única a viver com longevidade e boa saúde. Os okinawanos, os cretenses e os sardos também são conhecidos por terem uma vida longa. Embora suas dietas sejam distintas, todos consomem comidas que alimentam as bactérias intestinais. Se examinarmos com atenção as dietas de sociedades longevas, incluindo os adventistas do sétimo dia de Loma Linda, na Califórnia, onde fui professor por anos, percebemos um incrível padrão nessas dietas aparentemente díspares. Os okinawanos e os habitantes de Kitava têm uma dieta com teor muito alto de amidos resistentes, o inhame-da-índia e o taro, respectivamente; os cretenses e os sardos têm uma dieta com um alto teor de gordura (azeite de oliva); enquanto os adventistas seguem uma dieta composta de 60% de gordura, apesar de serem vegetarianos.

Qual poderia ser o elo comum? É a ingestão mínima de proteína animal. A maioria dessas culturas de vida longa recebe a maior parte de suas calorias de fontes que não a proteína. E mesmo os que comem muitos carboidratos, como o povo de Kitava e de Okinawa, transformam seus amidos resistentes em gordura usável, graças a seus micróbios. Vamos voltar a visitar essas sociedades longevas na parte II.

# A CULPA DA OBESIDADE INFANTIL É DA PIZZA E DO FRANGO

É óbvio que a dieta norte-americana mudou drasticamente no último século. Ao mesmo tempo e, em particular nos últimos cinquenta anos, nós (e nossos filhos) nos tornamos significativamente mais pesados. Em sua dissertação de doutorado de 2009, no programa de estudos urbanos e políticas públicas na Universidade de Akron, Lisaann Schelli Gittner explorou a relação entre as mudanças na dieta norte--americana e o crescimento da obesidade infantil.[13] Sua tese, intitulada *From Farm to Fat Kids* [Da fazenda à obesidade infantil], abordou uma das consequências imprevistas das políticas agrícolas governamentais, mudando a oferta de alimentos de maneira significativa. Isso levou à criação de um nicho de alimentos processados e refinados a preços acessíveis; o aumento do consumo dessas comidas está relacionado à incidência crescente da obesidade em crianças. No começo dos anos 1960, o plantio intensivo de lavouras como milho, trigo, beterraba, canola (colza) e soja mudou a oferta de alimentos vegetais que estava disponível por volta de 1900. Essa transição modificou desde a dieta dos animais alimentados com gramíneas e as gorduras derivadas deles (manteiga e banha) e dos frangos que comiam insetos, até a produção de tubérculos e do consumo bastante limitado de frutas. Assim, a dieta passou a ter um alto teor de gorduras poli-insaturadas, açúcar, quantidades enormes de produtos frutícolas como suco de maçã e outros alimentos processados, além de um baixo consumo de verduras. O aumento no IMC das crianças ao longo dos anos refletiu essa mudança nos hábitos alimentares.

Mas, apesar de tudo isso, apenas dois alimentos tiveram uma correlação perfeita com o aumento das taxas de obesidade infantil: a pizza e o frango. Nos anos 1970, as crianças começaram a comer muito esses dois alimentos. Quanto mais pizza e frango as crianças consumiam, mais alto era seu IMC médio. Embora o foco de Gittner fosse em políticas públicas, e não em lectinas, esses dois alimentos são bombas de lectinas. A pizza típica contém pelo menos três ingredientes cheios delas: trigo, queijo cheio de caseína A1 e fator de crescimento semelhante à insulina, e molho de tomate. E o frango? Ao contrário de seus antepassados, que ciscavam no galinheiro em busca de larvas e insetos, o frango típico da nossa época passa sua breve vida comendo soja e milho, junto com os compostos de arsênio e ftalatos semelhantes ao estrogênio. Passe farinha de trigo nesse frango para empanar e frite-o com óleo de amendoim ou soja, e você terá uma bomba perfeita de lectina e estrogênio. Coma esses dois alimentos com frequência e seu nível de lectina crescerá — e, com ela, muito provavelmente seu peso.

Agora você tem uma compreensão aprofundada de como entramos nessa crise de saúde, graças a mudanças sutis nos alimentos, em produtos de higiene pessoal, na iluminação e em novos medicamentos, e por que seu excesso de peso e seus problemas de saúde não são culpa sua. Esse é o momento de retomar o controle do seu corpo e da sua vida. Como digo aos meus pacientes, seu corpo é o único lar em que você vai viver para sempre. Se você empregar o mesmo esforço que dedica à sua casa, seu apartamento ou seu carro ao seu corpo, os dividendos serão uma vida longa e vibrante. Vamos avançar para a parte II, onde vou lhe apresentar as ferramentas e as orientações para você atingir um peso saudável e uma saúde vibrante.

PARTE II
APRESENTANDO O PROGRAMA
DO PARADOXO VEGETAL

# 6. Reveja seus hábitos

Certo, era isso que você estava esperando. Agora que sabe a ciência por trás do Programa do Paradoxo Vegetal, e o que ele fez por várias outras pessoas, está na hora de mergulhar de cabeça e assumir o controle da sua saúde descobrindo o que ele pode fazer por *você*. Mas, antes de começar, quero que guarde na memória as quatro regras que regem o programa, bem como a frase a seguir, que é a coisa mais importante que vou dizer em toda a parte II: *Toda vez que vacilar, toda vez que procurar justificativas sobre o que comer, toda vez que ouvir aquela vozinha na sua cabeça dizendo: "Mas isso é saudável", pare e retorne imediatamente à Regra Número 1* (a seguir).

Vou contar o que aprendi com todos os pacientes que tratei nos últimos dezesseis anos como diretor do Center for Restorative Medicine e que serve de base para a Regra Número 1: o que você deixa de comer é mais importante do que o que você começa a comer. Meu paciente Tony, cujo vitiligo foi curado depois de seguir o programa, é um exemplo perfeito. Quando a pigmentação de sua pele voltou, eu poderia ter dito que sua pele se normalizou milagrosamente porque meu programa alimentar era extremamente anti-inflamatório, com alto teor de antioxidantes e azeite de oliva, com baixo teor de carboidratos simples e blá-blá-blá. Os criadores de dietas fazem esse tipo de afirmação. Só que, para ser sincero, essas justificativas sobre o motivo de um programa de dieta funcionar estão erradas. Por quê? Porque o que fez a diferença na saúde de Tony não foi o que falei para ele comer, mas sim o que falei para ele *não* comer.

### SIGA AS REGRAS

Você vai obter sucesso no Programa do Paradoxo Vegetal seguindo estas quatro regras simples.

REGRA NÚMERO 1: O QUE VOCÊ *PARA* DE COMER TEM UM IMPACTO MUITO MAIOR EM SUA SAÚDE DO QUE O QUE VOCÊ *COMEÇA* A COMER

Até onde sei, a primeira pessoa a proferir essa regra foi o professor John Soothill do Great Ormond Street, em Londres, hospital onde eu trabalhava. Se você só se ativer a esta regra e seguir de verdade as listas de alimentos do Paradoxo Vegetal, posso garantir que já vai alcançar uma saúde boa e sustentável. Não estou sugerindo que simplesmente pare de comer, embora a capacidade de cura de um simples jejum de água seja espantosa.[1] Esta regra, inclusive, confirma a máxima de Hipócrates de que "toda doença começa no intestino". Se você parar de danificar seu intestino, de modo geral, vai se tornar mais saudável. Seu holobioma intestinal contém 90% das células que fazem parte de você, além de apresentar 99% de todo seu material genético — portanto, o que acontece em seu intestino, ao contrário de Las Vegas, não fica em seu intestino. O que nos leva à segunda regra.

REGRA NÚMERO 2: CUIDE E ALIMENTE SEUS MICRÓBIOS INTESTINAIS, ASSIM ELES VÃO CUIDAR DE VOCÊ E ALIMENTÁ-LO. AFINAL, VOCÊ É O LAR DELES.

Outra forma de expressar esta regra é: dê aos seus micróbios intestinais o que eles querem e ninguém se machuca. Parece bem fácil, exceto por uma questão. A parte i deve ter convencido você de que a maioria de nós tem uma terra arrasada em nosso intestino. O uso contínuo de antibióticos, antiácidos e AINES, somado à dieta norte-americana com alto teor de gordura e açúcar, dizimou a "floresta tropical" antes densa do nosso intestino. Um "deserto alimentar" é uma área em que não existe a disponibilidade de uma comida de qualidade, mesmo se as pessoas quiserem comê-la. Imagine seu intestino como um enorme deserto alimentar praticamente inabitável, onde apenas os micróbios ruins conseguem sobreviver e prosperar com as coisas que você os alimenta. Lembre-se de Audrey ii, a planta carnívora de *A pequena loja dos horrores*, que vivia gritando: "Me alimente, Seymour. Me alimente!". Do mesmo modo, os micróbios do mal exigem mais açúcares, carboidratos refinados e gorduras saturadas — em outras palavras, junk food. É exatamente o que os micróbios ruins adoram comer, o que nos leva de volta à Regra Número 1. Pare de alimentar os bandidos com o que os fortalece, e eles irão embora. Simples assim.

---

## HISTÓRIA DE SUCESSO
*Todo esforço ajuda*

Lydia B., de 23 anos, tinha uma tosse e dores de garganta persistentes, que estavam sendo tratadas com ciclos de antibióticos de amplo espectro. Ela desenvolveu um exantema, que seu médico chamou de "exantema por antibiótico". Como esse problema não foi resolvido, ele a mandou para um reumatologista, que a diagnosticou com lúpus e começou a tratá-la com altas doses de esteroides. O exantema sumiu, mas, a essa altura, a acne, o ganho de peso e as variações de humor — todos resultados do uso de esteroides — tinham deixado essa jovem, antes vivaz, obesa e infeliz. Essa é a história clássica: seus amiguinhos intestinais tinham sido bombardeados, os micróbios ruins haviam invadido o local e seu próprio sistema imunológico começou a atacá-la por engano.

Quando foi se consultar comigo, nosso trabalho foi tentar deter os ataques contínuos das lectinas, restaurar a parede intestinal e reconstruir os micróbios bons do intestino. Diminuímos rapidamente os esteroides e instituímos o Programa do Paradoxo Vegetal. Em três meses, Lydia estava completamente livre dos esteroides, a acne virou coisa do passado, os exantemas em seu rosto e braços haviam desaparecido e estava perdendo peso. Sua depressão também melhorou. Tudo estava bem.

Então, certa manhã alguns meses depois, Lydia entrou correndo no meu consultório, em pânico. Por sorte, eu estava sentado à mesa da recepção preenchendo um formulário e vi que ela se encontrava coberta da cabeça aos pés por enormes manchas vermelhas, o clássico eritema multiforme, um sintoma de uma reação autoimune no lúpus. Envergonhada, ela admitiu que havia comido uma fatia de pão de fermento natural na noite anterior e acordou com aquele presentinho. Felizmente, uma pequena dose de Benadryl e quercetina resolveram seu problema, mas foi uma lição que ela nunca esqueceu.

## REGRA NÚMERO 3: FRUTOS SÃO COMO DOCES

Esqueça a ideia de que frutos são alimentos saudáveis. Como você aprendeu, comer frutas da estação permitiu que nossos ancestrais engordassem para se preparar para o inverno; agora, porém, as frutas estão presentes ao longo de todo o ano. Da próxima vez que pedir uma salada de frutas para tomar um café da manhã "saudável", sugiro que coma uma tigela de Skittles. Os dois são venenosos. A lógica da Regra Número 3 é a seguinte: se tiver sementes, é um fruto! Isso significa que abobrinha, tomate, pimentão, berinjela e picles são frutos! E, quando ingeridos, passam aos seus genes e ao seu cérebro a mesma mensagem química que uma maçã passaria: armazene gordura para o inverno. Além do mais (e isso vai ser uma surpresa para quase todo mundo), comer a frutose de frutos faz seus rins incharem e sofrerem lesões, o que pode destruí-los.[2]

Só para deixar claro, existem *sim* frutos que você pode comer, desde que os coma quando estiverem ainda verdes, como banana, manga e mamão. Frutas tropicais não maduras ainda não tiveram seu teor de açúcar (frutose) aumentado, pois são compostas de amidos resistentes, que seus micróbios intestinais do bem adoram comer, mas nós, humanos comuns, não temos as enzimas para digeri-los. Fatias de mamão e manga verdes ficam ótimos em uma salada. Farinha de banana verde é útil para fazer panquecas e pães sem grãos. Nosso querido amigo abacate é o único fruto maduro aceitável, porque não contém nenhum traço de açúcar e é composto de gordura boa e fibra solúvel, o que ajuda a perder peso e absorver vitaminas e antioxidantes lipossolúveis.

Tratei do conceito a seguir várias vezes na parte I, mas é tão importante que merece ser a quarta e última regra.

### REGRA NÚMERO 4: VOCÊ É AQUILO QUE O QUE VOCÊ COME COMEU

Se comer carne, frango, peixe criado em cativeiro, ovos e laticínios, você acaba se tornando, em parte, uma espiga de milho e uma pilha de grãos de soja, porque é isso que quase todos os animais criados industrialmente para a alimentação comem regularmente.

### O QUE NÃO É TÃO EVIDENTE ASSIM

Por que não mencionei quantas calorias você pode consumir por dia? A velha regra de equilibrar as calorias que entram e saem parte do princípio de que *você* está absorvendo todas essas calorias. Ela não considera o fato de que, no Programa do Paradoxo Vegetal, seus amiguinhos intestinais têm uma capacidade incrível de consumir muitas das calorias que você ingere. Eles utilizam essas calorias para criar muitas cópias suas, seja indisponibilizando essas calorias para você ou transformando-as em gorduras especiais que promovem a boa saúde dando-lhe energia. Neste programa, você vai garantir que seus companheiros intestinais sejam bem alimentados, o que significa que poderá comer muito mais do que antes e, ainda assim, perder peso. Sem brincadeira.

Vamos agora falar sobre o que você vai e não vai comer e, depois, entrar em mais detalhes nos próximos capítulos. Conforme você for avançando pelas três fases do Programa do Paradoxo Vegetal, suas opções vão aumentar à medida que seu intestino e sua tolerância a certos alimentos com lectinas forem se curando. Mas, ao contrário da maioria dos "planos de dieta", não haverá contagem de calorias ou de carboidratos. A única coisa que você vai precisar ficar de olho é na ingestão de proteína animal.

## BANQUETE DE MILHO

O milho é onipresente na dieta norte-americana, especialmente em alimentos processados. As cadeias de fast-food usam óleo de milho, amido de milho, farinha de milho, xarope de milho e uma enxurrada de outros ingredientes extraídos do milho. Quando cientistas examinaram cerca de 480 hambúrgueres de vários fast-foods, descobriram que 93% deles possuíam uma "assinatura" de carbono C4, um indicador de que a carne da qual o hambúrguer se originou veio do milho (o que significa que a dieta do animal continha alto teor de milho).[3] O mesmo vale para o frango. Na realidade, todo o frango servido nas redes de fast-food que fizeram parte desse estudo vinha de uma única empresa, a Tyson Foods, que alimenta essas aves com milho — e apenas milho. Não há como fugir do milho nesses restaurantes.

Se 93% da carne moída em um hambúrguer se originou do milho, a próxima pergunta lógica seria: "Quanto de mim se originou do milho?". A boa notícia? Menos de 93%. Agora a má notícia: cientistas na Universidade da Califórnia, em Berkeley, testaram o carbono dos fios de cabelo de norte-americanos e descobriram que 69% eram de milho.[4] (Até a análise do cabelo do guru da saúde Sanjay Gupta encontrou essa mesma porcentagem de carbono de milho.[5]) E aqui vai a surpresa: quando o mesmo teste de carbono foi realizado nos fios de cabelo de europeus, o teor de milho era de meros 5%.

Infelizmente, existem notícias ainda piores. A maior parte do milho em condição de campo (que é dado para gado bovino) cultivado nos Estados Unidos é uma versão geneticamente modificada chamada milho Bt. Nele, é inserido um gene do galanto que desenvolve uma lectina potente para torná-lo mais resistente a insetos. E, assim que essa lectina entra no milho, ela vai parar no intestino de vacas, frangos e porcos, e, depois que você come esses animais ou bebe o leite da vaca, essa lectina entra no seu organismo! Todos reagem a essa lectina, tanto que ela é encontrada até no leite materno das norte-americanas.

Outro fato sério: o milho geneticamente modificado causa osteopenia e osteoporose nos frangos.[6] (E você achava que só mulheres na pós-menopausa desenvolviam essas duas doenças de deterioração óssea.) Um motivo por que os frangos são confinados dentro de galinheiros apertados é que os ossos das pernas deles são tão frágeis por causa da dieta que acabam fraturando-os quando tentam andar. Portanto, da próxima vez que for tomar remédio para osteoporose de manhã e almoçar ou jantar um peito de frango desossado, faça a seguinte variação daquela pergunta: o que veio primeiro, a osteoporose ou a galinha? Na verdade, a resposta correta é o milho. De novo, você está comendo o que esses animais comeram.[7]

Como o gado norte-americano recebe antibióticos rotineiramente, se tornou hospedeiro de múltiplas formas de bactérias resistentes a antibióticos. Quase toda semana, surgem relatos de um recall de carne de boi ou frango por causa de um surto de diarreia mortal.

Espere — ainda não terminei. Descobriu-se que a galinha (tanto os ovos como a carne), o porco, a carne bovina e o leite da vaca estão contaminados de aflatoxinas, subprodutos tóxicos de musgos e fungos que crescem no milho, no trigo e na soja. Esses compostos são tóxicos para animais e seres humanos, e seu consumo foi associado a mudanças genéticas e câncer.[8] Grãos de cereais e soja (o tipo dado ao frango) são especialmente sujeitos à contaminação por aflatoxina.[9] Embora o Departamento de Agricultura dos Estados Unidos defina padrões para a quantidade de toxinas fúngicas permitidas no milho, nos grãos e na soja dados a galinhas, perus, vacas e porcos, não há controle ou requisitos sobre a quantidade máxima permitida dessas toxinas nos produtos finais — as carnes que comemos e o leite que tomamos. E, francamente, essa quantidade chega a ser espantosa de tão alta. Ao que parece, o DAEU está mais preocupado com o consumo de toxinas por esses animais do que com os humanos consumindo essas mesmas toxinas nos animais. Pense nisso na próxima vez que pedir um Chicken McNuggets. Você pode estar recebendo uma dose dupla de aflatoxinas dos frangos e da farinha. Acrescente um copo de leite e você amplia ainda mais sua probabilidade de intoxicação.

## HISTÓRIA DE SUCESSO
*Ela preferiu mudar a sofrer com a esclerose múltipla*

Marcia D, uma bela mulher de 29 anos, foi encaminhada para mim com esclerose múltipla (EM) progressiva crônica, mesmo tomando medicamentos imunossupressores fortes e seguindo uma dieta sem glúten praticamente vegetariana. Uma confusão mental persistente e uma dormência progressiva da mão esquerda impediam-na de se locomover até o trabalho, de tal maneira que ela trabalhava em casa. Ela tinha notado que havia melhorado depois de largar o glúten, mas alguns dos seus alimentos sem glúten favoritos — como salgadinhos de milho, batata e tomate — pareciam piorar seus sintomas. Como de costume, seu exame de sangue mostrou o padrão típico de sensibilidade à lectina e de exposição aos alimentos que contêm essa substância. Por isso, ela largou essas comidas e, em três meses, estava de volta ao trabalho sem os remédios imunossupressores e sem ter que lidar com a confusão mental e a dormência.

Isso foi há cinco anos. Seu último exame de sangue reflete como as lectinas não fazem mais parte da sua dieta, embora ela me telefone de vez em quando em busca de ajuda. Lembro-me bem de uma vez que ela me ligou em pânico. Ela havia acordado uma manhã com os dedos da mão esquerda dormentes e a cabeça zonza. "O que você fez ontem à noite?", perguntei. "Estava com alguns amigos e comi uma fatia de pizza sem glúten", ela respondeu. A pizza sem glúten é uma verdadeira bomba de lectina, normalmente com uma crosta feita de farinha de aveia, milho ou arroz, sem falar no molho de tomate e no queijo feito de vacas com a mutação da caseína A1. Entendi na hora. Perguntei para Marcia o que ela esperava comendo aquela pizza. Ela respondeu que tinha 33 anos e precisava ter uma vida! "Tudo bem", respondi. "Faça isso e aproveite sua vida numa cadeira de rodas. A escolha é sempre sua." Ela nunca mais vacilou depois daquela manhã.

## O SISTEMA AMIGO

De volta à Regra Número 2, que se aplica aos micróbios bons, seus amiguinhos intestinais. As bactérias benéficas são como vizinhos que investiram na vizinhança (seu corpo). O seu objetivo é proteger e estimular o crescimento dessas bactérias, mas, em geral, as necessidades e vontades delas foram deixadas de lado em favor dos micróbios ruins. Como resultado, os micróbios bons ficam escondidos em suas casas, com medo de sair. Mas, se você matar os bandidos de fome e salvar os mocinhos, estes vão ressurgir para apoiar a vizinhança. Além do mais, essas bactérias benéficas vão começar a pedir os alimentos que as fazem prosperar. Foi engraçado e interessante ver, ao longo dos anos, como pessoas convictas de que gostavam de carne com batata voltavam meses depois do início do programa dizendo que agora sentiam desejo por saladas verdes. Tanto que, quando passavam alguns dias sem comer algum prato parecido, ficavam dispostas a matar para chegar ao bufê de saladas! Elas ficavam completamente chocadas diante desse comportamento, que passou a ser controlado por um novo conjunto de micróbios, seus verdadeiros amiguinhos intestinais, que comunicavam novas instruções ao organismo. Essas bactérias do bem estão dizendo em alto e bom som a seus hospedeiros: "Me ajudem a cuidar da nossa casa".

O presente mais importante que seus companheiros intestinais podem lhe dar é direcionar seu apetite e controlar seus desejos. Isso liberta você da constante batalha que é controlar suas vontades e de tarefas desagradáveis como contar calorias e demonizar aquelas junk foods de aparência maravilhosa. Dê aos seus companheiros intestinais aquilo que eles querem, e eles vão retribuir esse favor.[10] Em pouco tempo, os micróbios do mal responsáveis por esses desejos vão abandonar o local.

Esses desejos que vivem torturando as pessoas em dietas de alta proteína, alta gordura e baixo carboidrato não surgem quando a fonte de proteína é o peixe e os carboidratos resistentes de verduras e tubérculos são abundantes. Mas as gorduras em dietas de alta proteína tendem a vir da banha da carne bovina e das gorduras saturadas de outros animais. Os LPSS em seu intestino se escondem nessas gorduras saturadas para adentrar a parede intestinal; depois, são transportados direto para o centro do cérebro que controla a sua fome, o hipotálamo. Lá, a inflamação resultante em seu cérebro desperta sua fome.

O fato de você não sentir essa fome constante é uma das características que difere o Programa do Paradoxo Vegetal da dieta paleolítica e de outras dietas cetogênicas, que incluem muitas gorduras animais. O Programa do Paradoxo Vegetal contém quantidades adequadas de gorduras animais — e deixe-me lembrar que existem versões vegetarianas e veganas do programa para aqueles que não comem carne vermelha, peixe ou frango, e também para aqueles que não chegam perto de laticínios ou ovos. Pessoas que insistem que precisamos comer proteína animal logo vão aprender o que qualquer gorila já sabe: existe uma quantidade imensa de proteínas que incentivam o crescimento muscular nas folhas. Não está convencido? Basta olhar para o cavalo. Ele não conseguiu aqueles músculos elegantes pastando hambúrgueres.

## UMA VISÃO GERAL DO PROGRAMA DO PARADOXO VEGETAL

A perspectiva revolucionária do Programa do Paradoxo Vegetal vai ajudar você a atingir a saúde ideal e a capacidade de controlar seu peso com o alimento de que você e seus micróbios precisam. Nos próximos três capítulos vamos apresentar de forma mais detalhada as três fases que constituem o Programa do Paradoxo Vegetal. Por enquanto, aqui vai o básico:

- FASE 1: essa desintoxicação de três dias é o pontapé inicial do processo de reparação do intestino, fortificando os micróbios bons e expulsando a maior parte dos maus. Ao final dos três dias, seus micro-organismos intestinais vão ter mudado e, em consequência, seu intestino também vai ter passado por mudanças. Assim, você deve avançar direto da Fase 1 para a 2 a fim de evitar o retorno imediato dos vilões.

- FASE 2: é aqui que o Programa do Paradoxo Vegetal começa de verdade. Só peço que me dê duas semanas e, em troca, vou lhe dar sua vida de volta. Depois desse período, você vai sentir a mudança — é uma coisa realmente poderosa. E, depois de seis semanas, esses novos hábitos alimentares já vão estar incutidos no seu cotidiano. Durante esse tempo, vou pedir que elimine ou reduza certos alimentos e coma mais outros. Esta é uma visão geral:

  - Inicialmente, você vai eliminar as principais lectinas (grãos e leguminosas, incluindo milho e soja, que também contêm substâncias semelhantes ao estrogênio), alimentos GM, alimentos tratados com Roundup e muitas gorduras saturadas. Isso inclui produtos de grãos integrais que hipersensibilizam o sistema imunológico. Mas não se preocupem, vegetarianos e veganos, trago uma solução para vocês a seguir.

  - Elimine todos os açúcares e adoçantes artificiais.

  - Minimize o consumo da maioria das gorduras ômega-6, que estimulam o modo de ataque do corpo, promovendo o acúmulo de gordura e a sensação de fome.

  - Elimine frango e gado bovino criados em cativeiro industrial (incluindo o suposto frango caipira, assim como os derivados do leite vindos deles), e todo peixe criado em cativeiro, pois eles são alimentados com antibióticos, milho e feijões cheios de ômega-6 e cobertos por Roundup.

  - Você pode comer uma pequena porção de nozes, guacamole ou simplesmente meio avocado como lanche.[11] Com o tempo, vai descobrir que, se comer os alimentos certos, não vai mais sentir necessidade de fazer lanchinhos. Os alimentos errados, por outro lado, apenas deixam você com mais fome.

○ Evite o uso de produtos com desreguladores endócrinos.

○ No lugar disso, você vai consumir o seguinte:

- Todos as verduras, alguns legumes e uma quantidade substancial de tubérculos e outros alimentos que contêm amido resistente. A princípio, você vai deixar os frutos de lado. Depois, pode reintroduzi-los apenas quando estiverem na estação e como se fossem um "doce".

- Alimentos com gorduras ômega-3, como óleo de peixe, óleo de perilla, óleo de linhaça e outros óleos aprovados, como abacate, noz, azeitona ou macadâmia, bem como triglicerídeos de cadeia média (TCMS), todos os quais permitem o reparo rápido da barreira intestinal.

- Não consuma mais do que 227 g de proteína animal por dia (lembre-se: peixes e mariscos são animais) e prefira peixes e mariscos selvagens, que contêm alto teor de ácidos graxos ômega-3 e não contêm a $Neu_5Gc$ destruidora de artérias, bem como ovos de galinhas alimentadas em pasto ou com ômega-3.

- Apenas 100 g de sua ingestão diária de proteína devem vir de carne de animais alimentados por gramíneas ou criados em pasto, que contêm mais ômega-3 e menos ômega-6 do que os animais alimentados com grãos e soja, mas que ainda contêm muita $Neu_5Gc$.

- Consuma laticínios apenas de certas raças de vacas ou de ovelhas, cabras e búfalas, que produzem caseína A2. No entanto, em geral, com a exceção do ghee, limite todos os laticínios por causa da presença de $Neu_5Gc$.

• FASE 3 (opcional): reduza a ingestão de toda proteína animal, incluindo o peixe, a um total de 56 g a 114 g por dia e pratique um jejum intermitente.

- O Programa de Tratamento Intensivo do Paradoxo Vegetal Cetogênico, apresentado no capítulo 10, é feito para aqueles com diabetes, câncer ou insuficiência renal, ou que foram diagnosticados com doenças neurológicas como demência, Parkinson, Alzheimer ou ELA. Se for o seu caso, faça a Desintoxicação Inicial de Três Dias, depois vá direto para o capítulo 10 e mergulhe de cabeça. Vou apresentar as instruções para determinar quando, e se, você pode seguir para a Fase 2.

## BOAS NOTÍCIAS PARA OS VEGETARIANOS E VEGANOS

Entre os meus seguidores, existe um grande número de vegetarianos e veganos que pediram minha ajuda ao longo dos anos. Infelizmente, a maioria consumia macarrão, grãos e feijões. Pedir para abandonarem suas fontes de proteína vegetal habituais, por mais que esses alimentos os deixassem doentes, foi uma luta para eles e para mim. Felizmente, trabalhando com meus "canários" vegetarianos e veganos, encontrei formas de contornar o problema. A primeira notícia boa é a seguinte: uma panela de pressão destrói as lectinas em feijões e outras leguminosas, que são uma fonte fantástica de proteína, bem como em legumes da família das solanáceas e das abóboras (na verdade, frutos). Melhor ainda, feijões cozidos em panela de pressão, desprovidos de suas lectinas agressivas, são um verdadeiro bufê para seus amiguinhos intestinais, e podem aumentar a longevidade e aprimorar a memória. Portanto, os vegetarianos e veganos podem consumir pequenas quantidades de leguminosas preparadas adequadamente e outros alimentos com lectinas na Fase 2 do Programa do Paradoxo Vegetal.

Infelizmente, as lectinas no trigo, no centeio, na cevada e na aveia — sim, os grãos que contêm glúten — não podem ser destruídas, portanto esses alimentos continuam proibidos. Mas usar uma panela de pressão destrói as lectinas em outros grãos e pseudogrãos, o que os torna seguros para o consumo. (Ver a seguir "Não é mais a panela de pressão da vovó".) Na realidade, como as lectinas são destruídas, o papel delas no ganho de peso também é reduzido. Mas só introduza esses alimentos na Fase 3, caso queira introduzi-los. Lembre-se, os humanos não precisam desses grãos.

Falarei de novo aos meus colegas e amigos veganos e vegetarianos, assim como a todos que desejam reduzir sua ingestão de proteína animal. Tudo que separa você da boa saúde são as lectinas nos pães e em certos grãos, e elas podem ser destruídas com alguns minutos na boca do fogão.

---

### Não é mais a panela de pressão da vovó

Você pode ficar relutante em comprar uma panela de pressão, temendo que ela seja perigosa. Quase todos que cresceram nos anos 1950 ouviram falar de uma panela de pressão que explodiu, criando uma bagunça terrível e, às vezes, até queimando o cozinheiro. As panelas de pressão daquela época tinham apenas um regulador mecânico, que podia deixar que a pressão se acumulasse com efeitos desastrosos. As panelas de hoje são completamente diferentes, graças à tampa de travamento de metal projetada para suportar uma pressão enorme, uma vedação hermética e uma válvula de descompressão para permitir que o utensílio mantenha uma pressão constante. Para um estilo de vida sem problemas e sem lectinas, não há nada igual a uma boa panela de pressão.

---

### Qual é a quantidade certa de proteína?

É essencial consumir quantidades suficientes de proteína para fornecer energia ao corpo e ganhar massa muscular. A proteína que você consome deve prover o organismo dos aminoácidos essenciais que suprem o corpo dos elementos constitutivos das proteínas que você não consegue produzir por conta própria. No entanto, a maioria dos norte-americanos consome mais proteína do que o necessário, particularmente proteína animal. Os subsídios governamentais do milho, de outros grãos e da soja usados para alimentar animais de criação industrial, frangos e até peixes fizeram a proteína animal ser vendida a preços bastante acessíveis. Mesmo barato, ninguém precisa comer de uma vez meio quilo de lombo. Como discutimos, o consumo excessivo de proteínas que, depois, têm que ser metabolizadas no açúcar está associado a níveis mais altos de açúcar no sangue, obesidade e uma expectativa de vida menor.[12] Além do mais, certos aminoácidos na proteína animal — metionina, leucina e isoleucina — parecem ser os verdadeiros culpados pela aceleração do envelhecimento e pelo desenvolvimento do câncer.[13]

Então, quanto de proteína você *realmente* precisa? A maior parte das recomendações se baseia não no seu peso, mas sim em sua massa corporal magra. Para facilitar isso, eu e o dr. Valter Longo, do Longevity Institute [Instituto de Longevidade] da Universidade do Sul da Califórnia, concordamos que as pessoas precisam de *apenas 0,37 g de proteína por quilograma de peso corporal*.[14] Portanto, um homem de 68 kg precisa de cerca de 24 g de proteína por dia, ao passo que uma mulher de 57 kg precisa de cerca de 21 g. Para descobrir quantos gramas de proteína você precisa consumir por dia, multiplique seu peso em quilogramas por 0,37. Para se ter uma ideia, 20 g de proteína equivalem a uma colher de proteína em pó, a dois ovos e meio, a uma barra de proteína, a 57 g a 85 g de peixe ou frango, a uma lata de 85 g de atum, a uma lata de 106 g de sardinha e a 113 g de carne de caranguejo enlatado. Para controlar melhor sua ingestão de proteína animal, basta lembrar a regra "Coma uma e pronto", o que significa uma única porção de 85 g por dia.

E, por favor, não caia na armadilha da "combinação de proteína", que afirma que você deve comer todos os aminoácidos essenciais em todas as refeições. Isso é uma bobagem do ponto de vista evolutivo. Seus ancestrais não examinavam suas escolhas alimentares em todas as refeições com o intuito de consumir a combinação correta de proteínas. Seu corpo recicla os aminoácidos essenciais; você não precisa de uma nova dose diária de cada um deles.

Para complicar a situação, os cálculos acima não levam em conta que todo dia reciclamos cerca de 20 g da proteína descartada pelo nosso intestino e pelo nosso muco. Em outras palavras, tanto o muco como as células do seu revestimento intestinal contêm proteína e, quando o muco é produzido ou as células do seu revestimento intestinal morrem e são substituídas, digerimos essas proteínas no nosso intestino. Seu sistema digestivo é muito econômico! Se quiser ser um verdadeiro purista no cálculo da proteína, pode cortar pela metade a recomendação diária que apresentei aqui, já que está sempre reciclando sua própria proteína. Como você pode ver, a quantidade de proteína de que necessitamos é surpreendentemente pequena.

Na prática, isso significa que, se você comeu dois ovos médios no café da manhã (cerca de 15 g de proteína), uma salada grande com 28 g de queijo de cabra cremoso (cerca de 5 g) no almoço, uma colher de sopa de pistache (cerca de 3 g) no lanche da tarde e 85 g de salmão no jantar (22 g), você excedeu suas necessidades proteicas — isso sem contar a proteína nos vegetais. Sim, existe proteína nos vegetais. Meia xícara de couve-flor no vapor fornece 1 g de proteína; uma batata-doce média assada, 2 g; e uma alcachofra, cerca de 4 g. A proteína se soma rapidamente e, como você vai ver, vou ser flexível na quantidade de proteína que você pode comer no início do Programa do Paradoxo Vegetal. Mas, na Fase 3, por bons motivos, você vai tentar restringir ainda mais tanto sua ingestão geral de proteína quanto de proteína animal.

## PARE DE CRIAR DESCULPAS E SE INSPIRE

Na parte I, falei sobre os alimentos supostamente saudáveis que não são dignos desse rótulo. Como um novato no paradoxo vegetal, você pode ainda ter dúvidas sobre a ideia de cortar grãos integrais, frango orgânico, iogurte de leite de vaca, edamame, tofu e outros alimentos vendidos como "saudáveis". Você vai precisar superar essa barreira para ter sucesso no Programa do Paradoxo Vegetal. Por um lado, o programa é muito simples — que outra dieta tem apenas quatro regras? —, mas admito que ela exige certo realinhamento físico e mental caso você se sustente com a dieta superproteica típica dos Estados Unidos, ou se vem seguindo o que pensa ser uma alimentação saudável. O mesmo vale para o consumo de uma variedade de vegetais, pois existem diferenças importantes entre, por exemplo, uma batata e um inhame. A seguir estão algumas das desculpas mais comuns, conforme as experiências de alguns dos meus pacientes, que se tornaram defensores do paradoxo vegetal depois de mudarem sua alimentação e passarem por mudanças drásticas em sua saúde — e, quase sempre, em seu peso. Quando ler sobre essas recuperações dramáticas, você provavelmente vai decidir que também está disposto a fazer mudanças relativamente pequenas, a fim de obter ganhos consideráveis em sua saúde, seu peso e sua sensação geral de bem-estar.

### DESCULPA Nº 1: VOCÊ JÁ É MAGRO, CONDICIONADO E ATIVO

Nesse caso, pode achar que não precisa mudar sua alimentação. A seguir, está a história de um homem que, aparentemente, estava em boa forma, mas que não sabia que sofria de um problema grave de saúde, que poderia piorar. Quando ele descobriu, decidiu fazer alguma coisa. Resignar-se a aceitar o inevitável nunca foi uma opção.

---

**DESCULPA Nº 1 HISTÓRIA DE SUCESSO**
*Um atleta de esportes radicais melhora todos os seus números*

Simon V. veio me ver seguindo o conselho de um amigo. Ele tinha quarenta anos de idade, pedalava de 240 a 320 quilômetros por semana, era magro e musculoso e, aparentemente, estava em ótima forma. De início, queria melhorar seu desempenho esportivo, mas um teste revelou que ele não teria uma expectativa de vida saudável. Seu nível de colesterol LDL ("mau") oxidado, um indicador da rigidez do colesterol, era extremamente alto e ele tinha um nível baixo de colesterol HDL ("bom"). Ele também tinha o chamado gene do Alzheimer, conhecido como ApoE4 (30% de nós carregamos esse gene). Para sorte dele, sou um grande especialista em montar dietas para pessoas com ApoE4. Depois de adotar o Programa do Paradoxo Vegetal, Simon reduziu sua gordura corporal ao número incrivelmente baixo de 8%. Seu LDL caiu de 107 para 47, dentro da faixa normal, e seu HDL subiu para 62, também na faixa normal.

> Simon não apenas melhorou suas chances de ter uma vida longa e saudável como também aprimorou seu desempenho esportivo. Agora consegue sustentar uma frequência cardíaca de 180 batimentos por minuto durante trinta minutos, e sua frequência cardíaca em repouso caiu mais oito pontos.

## DESCULPA Nº 2: VOCÊ RECEIA QUE O PROGRAMA EXIJA UMA COMPREENSÃO PROFUNDA DO METABOLISMO HUMANO E DE CONCEITOS NUTRICIONAIS

A boa notícia é que tive vários pacientes com síndrome de Down ou que possuíam algum outro tipo de dificuldade intelectual, e eles obtiveram ótimos resultados. Também tive muitos pacientes que não falam inglês que conseguiram resultados positivos. Embora seja importante ler este livro para entender por que o Programa do Paradoxo Vegetal funciona, o sucesso vem em conhecer as listas com os alimentos que devem ser consumidos e evitados e obedecer a elas.

---

### DESCULPA Nº 2 HISTÓRIA DE SUCESSO
*Garantindo um futuro saudável*

Molly S. tinha síndrome de Down, além de vários outros problemas de saúde. Aos 47 anos, sofria de fígado gorduroso, colesterol alto e pré-diabetes, e estava com insuficiência renal. Ela também era obesa. Sua mãe estava receosa em relação ao futuro da filha a longo prazo, considerando seu conjunto de problemas, e, por isso, as duas vieram me ver. A mãe de Molly estava especialmente preocupada porque, na escola especial que a filha frequentava, os alunos eram alimentados com biscoitos, sorvetes e outros lanchinhos problemáticos. Depois que a mãe de Molly entendeu o Programa do Paradoxo Vegetal, ela o implementou junto com Molly, explicando para a filha como segui-lo e preparando comida para ela levar à escola. Molly seguiu o programa ao pé da letra e, em seis meses, tinha perdido catorze quilos. Sua função renal voltou ao normal e todos os seus níveis de colesterol, função renal e pressão arterial também se normalizaram. Molly aprendeu que os alimentos dados a ela na escola deixavam-na doente. Agora, ela também tenta ajudar os colegas a evitá-los.

## DESCULPA Nº 3: VOCÊ É VELHO DEMAIS PARA FAZER MUDANÇAS SIGNIFICATIVAS NA SUA ALIMENTAÇÃO E EM OUTROS HÁBITOS (OU ACHA ISSO DOS SEUS ENTES QUERIDOS)

Muitos dos pacientes que vejo na minha clínica de Palm Springs são aposentados. Sempre me inspiro com a disposição de pessoas idosas ou extremamente doentes de querer fazer mudanças para melhorar sua vida. A seguir, apresento apenas uma dessas histórias inspiradoras que resumem bem o que vejo todos os dias. Nunca é tarde demais para melhorar sua saúde. A cada três meses, você substitui 90% de suas células antigas por células novas, seja qual for a sua idade. Você vai se sentir renovado ao fornecer material de alta qualidade a essas células, através da ingestão dos alimentos certos tanto para você quanto para seus micróbios!

### DESCULPA Nº 3 HISTÓRIA DE SUCESSO
*Nunca é tarde demais para fazer escolhas melhores!*

Conheci Rebecca L. há dez anos, quando ela tinha 85. Como única cuidadora de sua filha de sessenta anos com deficiência mental, ela me falou em nossa primeira consulta: "Você precisa me ajudar. Não posso morrer". Naquela época, Rebecca estava com doença arterial coronariana grave, insuficiência cardíaca congestiva, diabetes e azia. Ela tinha dificuldade para andar porque sofria de artrite e estava obesa. Bom, seguindo o Programa do Paradoxo Vegetal, ela perdeu 32 quilos e manteve esse peso. Todos os seus problemas de saúde ficaram para a história, por isso ela não toma mais nenhum medicamento. Aos 95 anos, essa linda ruiva está morando com um rapaz de apenas 85!

Com essa inspiração em mente, confio que você está pronto para começar. Mas, se ainda tiver dúvidas, considere o seguinte:

- Os grandes primatas comem frutos para ganhar peso para o inverno. O que torna você diferente? Nada.

- Os fazendeiros usam grãos, milho e favas para engordar o gado para o abate. O que torna você diferente? Nada.

- Os cavalos são alimentados com aveia para que engordem para o inverno, quando as pastagens rareiam. O que torna você diferente? Nada.

Sempre que você pensar que as "regras" não se aplicam a você, tente responder à mesma pergunta: o que faz você pensar que é diferente? Acho que você sabe qual é a resposta.

A menos que você *não* queira emagrecer nem melhorar sua saúde, vamos passar para a fase de desintoxicação do Programa do Paradoxo Vegetal.

# 7. Fase 1
## *Comece com uma desintoxicação de três dias*

Seja bem-vindo à Fase 1 do Programa do Paradoxo Vegetal, a Desintoxicação Inicial de Três Dias. Como você sabe, as bactérias e outros organismos unicelulares podem controlar você de diversas maneiras, inclusive criando um apetite insaciável e fazendo você desejar os alimentos errados. Esses invasores dominaram e "fazem a festa" em seu intestino, enquanto você sofre as consequências. Está na hora de botá--los para fora.

Assim como um jardineiro ou agricultor prepara o solo antes do plantio, você precisa preparar o ambiente em seu intestino antes de plantar as sementes do bem-estar. Pense na palavra francesa *"terroir"*, que se refere à combinação de solo, clima e região que produz um vinho característico, como uma metáfora para o ambiente individual em seu intestino. Com base na minha experiência estudando dezenas de milhares de pacientes, posso garantir que, se seu intestino está danificado, você pode comer todo tipo de alimento bom para a saúde e não vai receber os benefícios. É aí que entra esta desintoxicação de três dias — é uma espécie de jejum modificado, se preferir pensar assim; ela inicia o processo de restauração do seu intestino.

Estudos bem elaborados mostraram que uma desintoxicação de três dias muda completamente os tipos de bactérias que habitam seu intestino — mas basta um dia para todos os mocinhos irem embora e os vilões retornarem, caso tenha uma recaída e volte aos velhos hábitos.[1] O importante, porém, é o seguinte: embora o foco desses estudos estivesse nos micróbios que habitam o cólon, pesquisas recentes sugerem que a *verdadeira* guerra acontece no intestino delgado.[2] Médicos e cientistas vinham testando as fezes dos pacientes porque não havia as ferramentas necessárias para se chegar ao intestino delgado, mas é lá que a ação começa. Apenas o Programa do Paradoxo Vegetal se concentra no seu intestino e nos companheiros que estão dentro de você e ao seu redor.

Como é muito importante manter esses companheiros intestinais por perto, depois de três dias de desintoxicação, você vai avançar direto para a Fase 2. Apesar da pesquisa sólida sobre como uma desintoxicação de três dias modifica a flora intestinal, esses três dias são opcionais. Fique à vontade para começar na Fase 2 se preferir, mas entenda que vai levar um pouco mais de tempo para atingir os resultados.

## ESTRATÉGIAS DA FASE 1

Prepare seu intestino para "plantar" uma safra nova eliminando as coisas ruins e preparando o "solo" para as boas. Em apenas três dias, esse jejum modificado não apenas vai reparar seu intestino como também vai repelir os invasores — os destruidores do intestino —, matando de fome muitas das bactérias intestinais que deixam você doente e com sobrepeso e que estimulam uma resposta imunológica. A desintoxicação completa é formada de três componentes e, embora eu recomende seguir todos os três, você vai obter resultados mesmo se não seguir essa fase inicial.

### COMPONENTE 1: DENTRO E FORA DO CARDÁPIO

Durante essa breve desintoxicação, você não vai comer laticínios, grãos ou pseudogrãos, frutos, açúcar, sementes, ovos, soja, plantas solanáceas, raízes ou tubérculos. Também estão fora do cardápio milho, soja, canola ou outros óleos inflamatórios, bem como qualquer forma de carne bovina ou de outro animal de fazenda. Em vez disso, *vai* comer pratos deliciosos feitos com vegetais e pequenas quantidades de peixe ou frango criados em regime de pasto. Também oferecemos opções vegetarianas e veganas de receitas para substituir o peixe ou o frango. Esse plano de três dias se baseia na Desintoxicação Inicial, que minha querida amiga Irina Skoeries projetou para o Programa do Paradoxo Vegetal. Fundadora da Catalyst Cuisine, Irina desenvolveu as receitas para esta fase, sendo que algumas delas também se repetem no plano de refeições da Fase 2. Os cardápios da Fase 1 estão nas páginas 285-6 e incluem versões vegetarianas. As receitas começam na página 312 e também incluem variações veganas e vegetarianas. Usando os princípios do meu programa, Irina se curou da artrite reumatoide que antes a paralisava. Removendo os alimentos certos da sua dieta, você também vai extinguir as chamas da inflamação, permitindo que seu corpo inicie o processo de cura.

Os ingredientes para as receitas desta fase podem ser encontrados na maioria dos supermercados com bom abastecimento. Se for necessário, você pode modificar as receitas dela ou fazer as suas próprias, desde que siga as orientações a seguir:

*VEGETAIS*

- Seja bem-vindo ao maravilhoso mundo dos vegetais, com ênfase em particular na família do repolho, incluindo acelga chinesa, brócolis, couve-de-bruxelas, todo tipo de repolho, couve-flor, couve-crespa e folhas de mostarda. As verduras incluem endívia, todo tipo de alface, espinafre, acelga suíça e agrião. Também estão no cardápio alcachofra, aspargos, aipo, erva-doce e rabanete, bem como ervas frescas como hortelã, salsa, manjericão e coentro, além de alho e todo tipo de cebola, incluindo alho-poró e cebolinha francesa. Não se esqueça dos vegetais marinhos como kelp e macroalgas, incluindo folhas de nori.

- Você pode comer quanto quiser desses vegetais, sejam eles cozidos ou crus. Se tiver síndrome do intestino irritável (sii), sibo, diarreia ou outro problema intestinal, consuma poucos vegetais crus e cozinhe bem o restante.

*PROTEÍNA*

- Não consuma mais que 227 g por dia de peixe selvagem (como salmão, mariscos ou moluscos) ou frango criado em regime de pasto, dividindo essa quantidade em duas porções de 100 g (aproximadamente o tamanho de um baralho). Tempeh (sem grãos) também é aceitável.

*GORDURAS E ÓLEOS*

- Você pode e deve comer um avocado por dia. Azeitonas de todo tipo também são permitidas.

- Use apenas óleo de abacate, óleo de coco, óleo de macadâmia, óleo de semente de sésamo, óleo de noz, óleo de gergelim, azeite de oliva extravirgem e óleo de linhaça. O óleo TCM (também chamado de óleo de coco líquido), o óleo de perilla e o óleo de algas, que vamos discutir mais adiante, também são boas escolhas, mas podem ser difíceis de encontrar.

*LANCHES*

- Coma um ou dois lanches de barquinhos de alface-romana recheados com guacamole (página 320) ou meio abacate com um toque de suco de limão-siciliano ou ¼ de xícara do mundialmente famoso mix de nozes do dr. G. (página 333) ou qualquer combinação de nozes aprovadas.

*CONDIMENTOS E TEMPEROS*

- Use suco de limão-siciliano fresco, vinagre, mostarda, pimenta-do-reino recém-moída e sal marinho, bem como suas ervas e temperos prediletos.

- Evite todos os molhos preparados comercialmente.

*BEBIDAS*

- Tome um smoothie verde (página 315) toda manhã.

- Beba oito copos de água filtrada por dia ou água San Pellegrino ou outra água mineral com gás italiana (ou Acqua Panna, uma água mineral sem gás).

- Beba muitos chás verdes, pretos ou de ervas, ou café comum ou descafeinado.

- Se quiser, adoce o chá ou café com extrato de estévia.

*E NÃO ESQUEÇA*

- Durma pelo menos oito horas por noite.

- Exercite-se com moderação, de preferência ao ar livre.

## SÓ OS MELHORES

A fonte e a qualidade dos alimentos que você utiliza para fazer seus lanches e refeições são fundamentais. De preferência:

- Todos os vegetais devem ser 100% orgânicos.

- Os vegetais podem ser frescos ou orgânicos. Se frescos, devem ser da estação, cultivados localmente e, se possível, com práticas agrícolas sustentáveis.

- Todos os peixes e mariscos devem ser selvagens.

- Todos os frangos devem ser criados em regime de pasto.

Mas, como sempre digo, faça o melhor possível. Seguir essas orientações vai garantir que a comida que você come vai fornecer a quantidade máxima de nutrientes e mínima de desreguladores e de lectinas. Sei que, em alguns casos, se não houver a versão orgânica, pode ser preciso usar o hortifrúti convencional, mas é importante entender que, quanto mais puros os ingredientes, melhores os resultados da desintoxicação.

Para garantir que você não vai criar inflamação ao cozinhar ou preparar molhos, você vai usar apenas determinados óleos. As receitas da Fase 1 (ver páginas 315-24) utilizam óleo de abacate para saltear, mas você também pode cozinhar com a maioria dos óleos listados acima. O azeite de oliva extravirgem nunca deve ser exposto a fogo alto, mas não há problema se estiver em fogo baixo. O óleo de linhaça nunca deve ser aquecido, então reserve-o para molhos de salada e outros vegetais.

Veja "Como facilitar a desintoxicação" na página 314 para dicas práticas.

## COMPONENTE 2: PREPARE O "SOLO" E RETIRE AS "ERVAS DANINHAS"

Minha paciente mais antiga, Michelle Q., que apresentei no meu primeiro livro, tem agora 105 anos de idade! Ela ainda entra em meu escritório com seus saltos de cinco centímetros, bem-arrumada, com o cabelo e a maquiagem impecáveis. Quando se tornou minha paciente, há quinze anos, perguntei por que tinha vindo me ver. Ela respondeu que eu era o único médico que falava exatamente como o excelente nutricionista falecido Gaylord Hauser, que mudou a vida dela quando tinha vinte e poucos anos. Graças a Michelle, li tudo que Hauser escreveu e, ao longo dos anos, incorporei boa parte do que ele ensinava em minha prática. Testei seus fundamentos em mim mesmo, bem como em meus pacientes, e não me surpreendi quando os exames de sangue sofisticados que uso confirmaram a maior parte de seus ensinamentos.

A primeira regra de Hauser era trabalhar como se o intestino fosse uma tela em branco. Seu laxante de ervas foi projetado para fazer exatamente isso: preparar o intestino para o "plantio" de uma nova safra, eliminando as coisas ruins e preparando o "solo" para as boas. Embora não seja fundamental, a recomendação sensata de Hauser de limpar o intestino com um laxante à base da erva sene tem funcionado há quase um século, e sem dúvida vai dar um pontapé inicial nos resultados incríveis do Programa do Paradoxo Vegetal.

Outros ingredientes que destroem os micróbios ruins incluem semente de anis, flor de calêndula, semente de cominho, hibisco, folhas de pêssego, óleo de hortelã-pimenta e folhas de morango, bem como alguns agentes de ligação. Se não quiser ou estiver preocupado com o possível desconforto que isso pode causar, reitero que o uso desse laxante é totalmente opcional. Se optar por usá-lo, tome uma noite antes de começar a desintoxicação, com um copo de água. Não há necessidade de repetir nos dias seguintes. É uma boa ideia começar essa parte da Desintoxicação Inicial de Três Dias quando for ficar em casa na manhã seguinte.

## COMPONENTE 3: ASSISTÊNCIA SUPLEMENTAR

O ideal é não se contentar em apenas preparar o solo e matar as "ervas daninhas". Fiquei muito impressionado com a capacidade de vários suplementos naturais em matar bactérias, mofos e fungos intestinais adversos. Nenhum deles é absolutamente essencial; porém, se você sofre de SII, síndrome do intestino permeável ou qualquer doença autoimune, considere acrescentá-los ao seu regime inicial. Vou apresentar as doses na seção de suplementos (páginas 272-81). Os suplementos sugeridos incluem:

- Extrato de raiz de uva do Oregon ou seu ingrediente ativo, a berberina.

- Extrato de semente de toranja (não confundir com outro suplemento excelente que é o extrato de semente de uva).

- Cogumelos ou extratos de cogumelos.

- Temperos como pimenta-do-reino, cravo, canela e absinto para matar parasitas, fungos e outros micróbios prejudiciais da flora intestinal.

## COLHA AS RECOMPENSAS

Deixe-me lembrar que, seguindo essa desintoxicação, em apenas três dias você pode mudar o equilíbrio dos micróbios em seu organismo a favor de espécies mais benéficas. Essa é a boa notícia. Mas, se depois desses três dias voltar aos antigos hábitos alimentares, toda melhora conseguida em sua flora intestinal não vai durar por muito tempo, e os bandidos vão retornar para se vingar. Por outro lado, se fizer a transição imediata para uma dieta que promove o crescimento de micróbios bons, isto é, a Fase 2 do Programa do Paradoxo Vegetal, no dia seguinte depois de completar a desintoxicação, você vai estar a caminho de solidificar os ganhos obtidos.

Ao fim desses três dias, você vai:

- Mudar completamente o equilíbrio de suas bactérias intestinais para melhor.

- Quase certamente perder de um a dois quilos, formados sobretudo por acúmulo de água.

- Reduzir drasticamente a inflamação.

- Sentir uma melhora no bem-estar graças à redução da inflamação.

- Solidificar os ganhos (e perdas) que atingiu passando imediatamente para a Fase 2.


## DICAS PARA O SUCESSO

Durante esses três dias, você vai comer alimentos deliciosos; porém, é provável que seu corpo sinta falta de todos os alimentos viciantes (e causadores de inflamação) com os quais está acostumado. Você pode sentir um pouco de fome e, talvez, falta de energia. Se sentir que precisa comer mais do que os pratos sugeridos no cardápio da Fase 1, escolha itens da lista dos vegetais aceitáveis, mas não coma mais do que duas porções de guacamole ou abacate, nem nenhum peixe ou frango a mais. E, antes de recorrer a alimentos sólidos, experimente beber alguns copos de água filtrada.

Talvez você me odeie por 72 horas! Mas, no quarto dia, quando passar para a Fase 2, vai adorar o fato de que sua energia voltou com tudo e sua calça está visivelmente mais larga.

Antes de passarmos para a Fase 2, mesmo correndo o risco de parecer um disco riscado, é muito importante que você vá imediatamente para a Fase 2. Para manter seus companheiros intestinais trabalhando a seu favor, comece a fase seguinte na manhã do quarto dia. Vire a página para ir com tudo para a próxima fase.

# 8. Fase 2
## *Repare e restaure*

Se o barco está afundando e a água estiver jorrando para dentro, em vez de tirar a água com mais rapidez ou usar um balde maior, que são atitudes inúteis, você precisa tapar os buracos. Do mesmo modo, se tiver um problema de saúde, ao contrário do que a medicina moderna propaga, interromper seu desenvolvimento não vai resolver a questão; o que precisa ser feito é impedir o avanço do problema. Somente assim seu corpo pode começar a se curar. Acredite em mim: seu corpo tem a capacidade de restaurar sua saúde depois que você eliminar os alimentos e os outros fatores que são obstáculos à sua cura.

Depois de passar pela fase de eliminação das ervas daninhas do Programa do Paradoxo Vegetal, está na hora de começar o processo de reparo de (no mínimo) seis semanas. O primeiro passo é deixar de comer os alimentos cheios de lectinas que estão abrindo buracos de forma contínua nas paredes do seu intestino. Se você fez a desintoxicação de três dias, já começou a eliminar esses alimentos. Mais uma vez, deixe-me destacar o ponto da Regra Número 1 (ver capítulo 6, página 174) — ao contrário do que se acredita, são as coisas que você *não* come que vão mudar sua saúde. Depois que tiver esse princípio bem claro em sua cabeça para praticá-lo diariamente, você pode passar para a Regra Número 2, que diz que comer certos alimentos e tomar certos suplementos nutrem as bactérias benéficas e seus amigos, que começaram a sair do esconderijo durante os três dias da Fase 1. Ao mesmo tempo, você vai continuar a matar de fome as bactérias ruins ao eliminar os alimentos que as fazem proliferar, bem como os produtos desreguladores que inibem a cura.

Não se engane. Durante as duas primeiras semanas vai ser difícil, porque você vai eliminar uma quantidade enorme de alimentos supostamente saudáveis que, na verdade, estavam deixando você doente. Você pode até sofrer alguns sintomas de abstinência, como baixa energia, dores de cabeça, mau humor e cãibras musculares. Nesse caso, entenda que isso apenas confirma o velho ditado: a definição de um viciado é alguém que usa ou come alguma coisa que sabe que não lhe faz bem e, mesmo assim, continua a consumi-la. Tudo que peço é que me dê duas semanas, durante as quais você vai me odiar, para, depois, perceber quanto vai gostar de mim. Mas lembre-se: apesar de você ver as mudanças em duas semanas, leva pelo menos seis para consolidar os novos hábitos. Continue na linha por seis semanas e você vai perceber que entrará logo no piloto automático.

A seguir, apresento as tão faladas listas. Durante as próximas duas semanas, você vai comer apenas os alimentos da lista do "Sim" e não vai comer nenhum dos alimentos da lista do "Não". As receitas da Fase 2 (páginas 324-63) incluem muitos dos alimentos da lista do "Sim". Os cardápios da Fase 2 aparecem nas páginas 287-93, e também incluem variações veganas e vegetarianas. (Dependendo de como você reagir às duas primeiras semanas, pode começar a reintroduzir, lenta e progressivamente, alguns alimentos com lectinas, mas recomendo que não acrescente esses alimentos durante as seis primeiras semanas.) Sugiro que faça uma cópia dessa lista e a carregue sempre com você. Leve-a ao supermercado e aos restaurantes. Tenha uma cópia no seu local de trabalho. Consulte-a com frequência. Em breve, segui-la vai passar a ser natural.

Para as pessoas impacientes que não conseguiram esperar para iniciar o Programa do Paradoxo Vegetal e pularam para cá sem ler a parte I, há um breve resumo do por que estou falando para você fazer essas "maluquices" depois da lista. Espero sinceramente que, à medida que começar a ver os resultados do programa, separe um tempo para ler os capítulos anteriores. Isso vai ajudar você a entender por que o

Programa do Paradoxo Vegetal funciona e por que é uma estratégia alimentar de caráter permanente, e não uma dieta rapidinha para seguir e depois retornar aos velhos hábitos.

## LISTA DO "SIM" DE ALIMENTOS ACEITÁVEIS

**ÓLEOS**
Óleo de algas
Azeite de oliva
Óleo de coco
Óleo de macadâmia
Óleo TCM
Óleo de abacate
Óleo de perilla
Óleo de nozes
Azeite de dendê
Óleo de farelo de
   arroz
Óleo de gergelim
Óleo de fígado
   de bacalhau
   aromatizado

**ADOÇANTES**
Estévia
Inulina
Yacon
Fruta-dos-monges
Luo han guo
Eritritol
Xilitol

**NOZES E SEMENTES**
(1/2 xícara/dia)
Macadâmia
Nozes

Pistache
Pecã
Coco (não água de
   coco)
Leite de coco
   (substituto de
   leite de vaca não
   adoçado)
Leite de coco
   cremoso
   (engarrafado
   integral não
   adoçado)
Avelã
Castanha
Castanha-do-pará
   (em quantidades
   limitadas)
Pinhão (em
   quantidades
   limitadas)
Linhaça
Psyllium

**AZEITONAS**
Todas

**CHOCOLATE AMARGO**
72% ou mais (28 g/
   dia)

**VINAGRES**
Todos (sem adição
   de açúcar)

**ERVAS E TEMPEROS**
Todos, exceto
   pimenta chili em
   flocos
Missô

**BARRAS ENERGÉTICAS**
Barras Quest:
   apenas Lemon
   Cream Pie,
   Banana Nut,
   Strawberry
   Cheesecake,
   Cinnamon Roll e
   Double Chocolate
   Chunk
Barras B-Up (às
   vezes encontradas
   como barras Yup):
   apenas Chocolate
   Mint, Chocolate
   Chip Cookie
   Dough e Sugar
   Cookie

204

**FARINHAS**

Coco

Amêndoa

Avelã

Gergelim (e
   sementes)

Castanha

Mandioca

Banana verde

Batata-doce

Junça

Semente de uva

Araruta

**MACARRÕES**

Massas sem glúten
   e sem grãos

Macarrão shirataki

Macarrão de kelp

Macarrão konjac
   e macarrão de
   ágar-ágar

Macarrão de
   batata-doce
   coreano

**LATICÍNIOS** (28 g de
queijo ou 100 g de
iogurte/dia)

Parmesão
   verdadeiro
   (Parmigiano-
   -Reggiano)

Manteiga francesa/
   italiana

Manteiga de búfala

Ghee

Iogurte de cabra
   (natural)

Leite de cabra para
   misturar com café

Queijo de cabra

Manteiga

Kefir de cabra e
   ovelha

Queijo e iogurte de
   ovelha (natural)

Iogurte de coco

Queijo francês/
   italiano

Queijo suíço

Mozarela de búfala

Whey protein

Leite caseína A-2
   (apenas para
   misturar com café)

Creme de leite
   fresco orgânico

Sour cream orgânico

Cream cheese
   orgânico

**VINHO** (117 mL/dia)

Tinto

**DESTILADOS** (30 mL/
dia)

**PEIXE** (todos
selvagens — 100 g/
dia)

Peixe branco

Robalo de água
   doce

Halibute do Alasca

Atum enlatado

Salmão do Alasca

Peixe havaiano

Camarão

Caranguejo

Lagosta

Vieiras

Lula

Mariscos

Ostras

Mexilhões

Sardinhas

Anchovas

**FRUTAS** (limite todas,
menos o abacate)

Abacate

Mirtilo

Framboesa

Amora

Morango

Cereja

Pera crocante
   (d'Anjou, Bosc,
   Comice)

Romã

Kiwi

Maçã

Frutas cítricas
   (exceto suco)

Nectarina

Pêssego

Ameixa

Damasco

Figo

Tâmara

**VEGETAIS**

*Vegetais crucíferos*

Brócolis

Couve-de-bruxelas

Couve-flor

Acelga chinesa

Couve-da-china

Acelga

Rúcula

Agrião

Couve

Couve-rábano

Couve-crespa

Repolho verde
  e roxo

Radicchio

Chucrute cru

Kimchi

*Outros vegetais*

Cacto nopal

Aipo

Cebola

Alho-poró

Cebolinha francesa

Cebolinha verde

Chicória

Cenoura (crua)

Folhas de cenoura

Alcachofra

Beterraba (crua)

Rabanete

Rabanete branco

Alcachofra-girassol

Palmito

Coentro

Quiabo

Aspargos

Alho

Cogumelos

*Verduras*

Alface-romana

Alface de folhas
  vermelhas e
  verdes

Mix de folhas verdes

Espinafre

Endívia

Folhas de dente-de-
  -leão

Alface-manteiga

Funcho (erva-doce)

Escarola

Folhas de mostarda

Mizuna

Salsa

Manjericão

Hortelã

Onze-horas

Perilla

Algas

Macroalga

Vegetais do mar

**AMIDOS RESISTENTES**
*(Com moderação)*

Banana-da-terra
  verde

Banana verde

Fruto do baobá

Mandioca (tapioca)

Batata-doce ou
  inhame

Rutabaga

Pastinaca

Yucca

Raiz de aipo
  (aipo-rábano)

Glucomannan (raiz
  de konjac)

Caqui

Jicama

Taro

Nabo

Junça

Manga verde

Painço

Sorgo

Mamão verde

**AVES CRIADAS EM REGIME DE PASTO** (não ao ar livre — 100 g/dia)

Frango

Peru

Avestruz

Ovos de galinhas
  criadas em regime
  de pasto ou com
  ômega-3 (até
  quatro por dia)

Pato

Ganso

Faisão

Perdiz

Pombo

| | | |
|---|---|---|
| Codorna | Bisão | Cordeiro |
| | Carne de caça | Boi |
| **CARNE VERMELHA** | Carne de veado | Prosciutto |
| (alimentada | Javali | |
| apenas com | Alce | **"CARNE" VEGETAL** |
| gramíneas — | Porco (criado de | Tempeh (apenas |
| 100 g/dia) | forma humana) | sem grãos) |

## LISTA DO "NÃO" DE ALIMENTOS COM LECTINAS

| ALIMENTOS REFINADOS RICOS EM AMIDO | VEGETAIS | NOZES E SEMENTES |
|---|---|---|
| Macarrão | Ervilha | Abóbora |
| Arroz | Ervilha em vagem | Girassol |
| Batata | Leguminosas* | Chia |
| Batata frita | Vagem | Amendoim |
| Leite | Grão-de-bico* | Caju |
| Pão | (incluindo na | |
| Tortilha | forma de homus) | FRUTOS (alguns são |
| Produtos de | Soja | conhecidos como |
| pastelaria | Tofu | legumes) |
| Farinha | Edamame | Pepino |
| Biscoitos salgados | Proteína de soja | Abobrinha |
| Biscoitos doces | Proteína texturizada | Abóbora |
| Cereal | de soja (PTS) | Todas as variedades |
| Açúcar | Proteína de ervilha | de abóbora |
| Agave | Todos os feijões, | Melão (todas as |
| Acesulfame K | incluindo brotos | variedades) |
| Sucralose | Todas as lentilhas* | Berinjela |
| Aspartame | *Veganos e | Tomate |
| Sacarina | vegetarianos | Pimentão |
| Bebidas diet | podem comer essas | Pimenta chili |
| Maltodextrina | leguminosas na | Goji berries |
| | Fase 2, mas apenas | |
| | se preparadas | |
| | corretamente numa | |
| | panela de pressão. | |

| | | |
|---|---|---|
| LATICÍNIOS DE VACAS QUE NÃO SÃO DO SUL DA EUROPA (contêm caseína A1) | de trigo) Trigo Einkorn Trigo Kamut | Amido de milho Xarope de milho Pipoca |
| Iogurte (incluindo iogurte grego) | Aveia (não pode ser cozida na pressão) Quinoa | Erva de trigo Erva de cevada |
| Sorvete Sorvete de iogurte Queijo | Centeio (não pode ser cozido na pressão) | ÓLEOS Soja Semente de uva |
| Ricota Queijo cottage | Triguilho Arroz branco Arroz integral | Milho Amendoim Semente de algodão |
| KEFIR, GRÃOS GEMINADOS, PSEUDOGRÃOS E GRAMÍNEAS | Arroz selvagem Cevada (não pode ser cozida na pressão) | Cártamo (açafrão- -bastardo) Girassol |
| Trigo (o cozimento na panela de pressão não retira as lectinas de nenhuma forma | Trigo-sarraceno Kashi Espelta Milho Produtos de milho | "Parcialmente hidrogenados" Vegetal Canola |

## NÃO SIGNIFICA NÃO

A lista do "Não" reúne alimentos que *nenhum* ser humano comia até pelo menos 10 mil anos, quando o homem começou a cultivar grãos e outras culturas. Até aquele ponto, grãos, pseudogrãos e favas não faziam parte da dieta dos nossos antepassados. Como resultado, nossos ancestrais e seus amigos intestinais nunca encontraram ou digeriram as lectinas dessas sementes. Em termos de evolução, passar a conhecer uma nova lectina e desenvolver uma tolerância imunológica a ela em um período de 10 mil anos é como *speed dating* — simplesmente impossível. Essas sementes modernas são completamente diferentes das plantas e demais alimentos que formam a base do Programa do Paradoxo Vegetal. Por outro lado, os alimentos antigos que você vai comer foram as fontes de uma nutrição humana vibrante durante milhões de anos. Também é importante saber que as lectinas e os polifenóis nessas plantas benéficas e suas folhas fazem parte da dieta humana há tanto tempo que seu sistema imunológico e seus amigos do intestino desenvolveram uma relação íntima e simbiótica com eles.

Sim, é isso mesmo. Nem todas as lectinas são problemáticas; contudo, leva tempo, muito tempo, para nossa espécie aprender a lidar com elas e com as mensagens que elas transmitem. Como essa comunicação é constante e consistente há milhões de anos, essas plantas promovem a saúde humana. (Já que entrei no assunto, vou esclarecer de novo que você não vai eliminar *todas* as lectinas da sua dieta. No entanto, pode controlar quais delas consome, assim como suas quantidades.)

Por isso, repito a pergunta: você vai confiar numa planta que a humanidade conhece há milhões de anos e com quem criou uma relação de admiração mútua ou em uma que os humanos encontraram pela primeira vez há alguns poucos milhares de anos?[1] Se não sabe o que responder, vou seguir a linha do filme *Perseguidor implacável* e dizer: "Você tem que se fazer a seguinte pergunta: 'Eu estou com sorte? Você está com sorte, vagabundo?'". Depois de tratar dezenas de milhares de pacientes, garanto que as pessoas que se achavam sortudas por poder comer o que quisessem são as mesmas que acreditam que os cassinos querem que você ganhe nas apostas.

## FIQUE COM O BRANCO

Como discutimos nos capítulos anteriores, todas as culturas tentaram lidar com as lectinas que causavam doenças. Há 10 mil anos, a humanidade tem tentado produzir pão branco. A grande maioria das lectinas perversas, especialmente a aglutinina do germe do trigo (WGA), está no farelo, que faz parte do pão integral. A maioria das culturas conseguiu se livrar do farelo — pense nas baguetes francesas ou na massa branca italiana. Os italianos nunca aprovariam o macarrão integral! (Enquanto isso, o pão integral era relegado aos pobres.) A mesma lição se aplica ao arroz, a base alimentar de 4 bilhões de pessoas. Por que durante os últimos 8 mil anos em que o arroz vem sendo cultivado foi feito todo tipo de esforço para remover a casca do grão e produzir arroz branco? Bom, a casca contém lectinas e essas culturas sábias descobriram como eliminá-las. No entanto, recentemente, tudo isso mudou com o famigerado conselho de comer o "grão integral". Vou reiterar o que foi ensinado na parte i: o "grão integral" é um desastre moderno — na verdade, algo que seus ancestrais tentaram e conseguiram eliminar ou reduzir desde que os grãos entraram na dieta humana. Baguetes, croissants, macarrão, arroz de sushi e macarrão de *soba* integrais? Em primeiro lugar, isso é besteira e, em segundo, é um veneno.

## O REI DAS LECTINAS

Como aprendemos, feijão, ervilha, soja, lentilha e outros membros da família das leguminosas (também conhecidos como oleráceas) são outra adição relativamente recente à dieta humana. Um feijão individual pode ser pequeno, mas, como é detentor do maior teor de lectinas, pode causar um impacto grande. Cinco feijões-pretos ou feijões-roxos crus podem coagular sua corrente sanguínea em cinco minutos. A ricina, a lectina encontrada na mamona, uma planta nativa da África mas que agora prospera no sul da Califórnia, é a lectina mais potente de que se tem notícia. Algumas moléculas de ricina matam um ser humano em questão de minutos, tornando-a uma excelente ferramenta para um espião. Lembre-se: as plantas não gostam de você e (assim como os bebês delas) elas são armadas e perigosas!

Quer alguns exemplos da guerra química dos feijões? Grandes surtos de "intoxicação alimentar" ocorreram em escolas e hospitais quando os refeitórios serviram inadvertidamente, como parte de um programa de "dias de alimentação saudável", feijões malcozidos.[2] Segundo os Centros de Controle de Doenças, 20% dos casos de intoxicação alimentar nos Estados Unidos são provocados pelas lectinas de feijões malcozidos.[3] Isso parece saudável? Comer feijões enlatados também pode aumentar a pressão arterial, graças às lectinas e ao BPA no revestimento da maioria das latas.[4] É melhor fugir dos feijões enlatados. O mesmo vale para o tofu e o edamame (grãos de soja verde), bem como qualquer outro produto de soja não fermentado. São alimentos que só aparentam ser saudáveis. Lembre-se: são alimentos que usamos para engordar animais para o abate. O que torna você diferente?

Apesar disso, o cozimento na pressão é uma excelente forma de destruir as lectinas e reter os nutrientes em lentilhas, feijões-roxos e no restante dessa família vegetal grande e variada. (Ver página 185 e "Não é mais a panela de pressão da vovó", página 186.)


## O DILEMA DO LEITE

Outro ícone alimentar da cultura norte-americana, e que é sempre colocado no topo da lista de alimentos saudáveis, é o leite, principalmente o da vaca. Isso não tem cabimento em uma dieta saudável. Se você acha que tem intolerância à lactose ou que o leite estimula a produção de muco, você, na verdade, está reagindo à proteína caseína A1 semelhante à lectina (ver capítulo 2 para uma explicação completa sobre a mutação da caseína A1 e seus efeitos em vacas em todo o mundo). Felizmente, cabras e ovelhas não são afetadas por essa mutação, tornando o leite e os laticínios delas aceitáveis no Programa do Paradoxo Vegetal, com o alerta de que também possuem $Neu_5Gc$, a molécula de açúcar associada ao câncer e à doença cardíaca.


## LECTINAS DO NOVO MUNDO

Discutimos como a "descoberta" das Américas levou à introdução de plantas do Novo Mundo na Europa, na África e no Extremo Oriente. Assim, meus amigos da dieta paleo parecem não entender que nenhum europeu, africano e asiático nunca tinha sido exposto a essas plantas (e suas lectinas) antes desse continente ter sido "descoberto". Portanto, é desconcertante elas terem espaço na dieta paleolítica. As mesmas pessoas que combatem os males dos grãos — e estou do lado delas nessa causa — adoram as plantas de origem americana, incluindo as famílias das solanáceas[5] e das abobrinhas, bem como amendoins, cajus e sementes de girassol, chia e abóbora. Considere o seguinte: entre as lectinas da família das solanáceas está a solanina, uma neurotoxina.[6] Repito: todas as plantas do Novo Mundo têm lectinas problemáticas que a maior parte da humanidade come há menos de quinhentos anos. Até os indígenas vieram da Ásia, portanto essas plantas são "novas" para todos os povos.

Segundo meu amigo e colega Loren Cordain, Ph.D., autor de *The Paleo Diet* [A dieta paleolítica], o primeiro livro sobre o tema, estudos provaram que os humanos conseguiam absorver as gorduras ômega-3 em sementes de chia. Só havia um problema: os pesquisadores queriam demonstrar que essas gorduras ômega-3 podiam reduzir inflamações. Contudo, os indicadores de inflamação nos indivíduos testados que comeram sementes de chia subiram ligeiramente ao invés de caírem, como se esperava.[7] Você pode receber alguns ácidos graxos ômega-3 das sementes de chia, mas o teor de lectinas delas anula qualquer benefício.

---

*Amendoins não são nozes*

O amendoim, originário das Américas, é uma leguminosa, não uma noz. Como tal, está carregado de lectinas assassinas. Sabia que 94% dos humanos carregam um anticorpo pré-formado à lectina do amendoim?[8] Veja o seguinte: a lectina no óleo de amendoim produziu aterosclerose em cobaias, incluindo macacos rhesus, que são nossos primos primatas —, mas, quando a lectina foi removida do óleo, a aterosclerose não se desenvolveu.[9] E o mais chocante: quando os humanos comem amendoins e suas fezes são dadas como alimento para ratos, surgem lesões pré-cancerosas no cólon desses animais.[10] Todos esses efeitos perigosos resultam do consumo da lectina do amendoim. Pense nisso antes de consumi-lo de novo!

## A IRRITANTE CASTANHA-DE-CAJU

Apesar do nome, à semelhança do amendoim, a castanha-de-caju não é uma castanha. Originária das florestas tropicais da Amazônia, ela também é uma leguminosa, que cresce separada do fruto. Graças às suas potentes lectinas, os habitantes da floresta sempre jogavam a "castanha" fora e comiam apenas o fruto. A casca em volta da castanha é um irritante tão forte que quem trabalha colhendo castanhas precisa usar luvas protetoras. Existem diversos relatos na literatura médica dermatológica de surtos de exantemas após o consumo de castanhas ou de manteiga de castanha-de-caju.[11] A castanha-de-caju é, inclusive, da mesma família botânica da hera-venenosa. Lembre-se disso antes de comê-las. E, na minha experiência clínica, as castanhas-de-caju aumentam de forma drástica a inflamação, em particular nos pacientes com artrite reumatoide.

## HISTÓRIA DE SUCESSO

*A conexão da castanha-de-caju*

Este é um exemplo do que pode acontecer quando um único alimento problemático volta a fazer parte da sua dieta. Patrice L. era uma mulher extremamente magra que havia lutado contra a artrite reumatoide desde a adolescência e, por isso, apresentava deformidades articulares. Aos 59 anos, ficou assustada com os efeitos dos esteroides e dos imunossupressores de ação prolongada, especialmente no avanço da sua osteoporose. Iniciamos o Programa do Paradoxo Vegetal e, em três meses, ela parou de tomar esteroides e outros medicamentos, e os indicadores de inflamação haviam se normalizado. Assim que se sentiu melhor, começamos a fazer exames de sangue ao longo de três meses junto com o programa de acompanhamento. Dois anos depois, observei que, em um dos exames, um indicador típico que acompanho para ver a ingestão de lectina (TNF-alfa) estava levemente elevado pela primeira vez desde que seus marcadores haviam se normalizado. Perguntei se ela estava fugindo de alguma parte do programa. Patrice ficou horrorizada com essa desconfiança! "Não. Nunca. Por que eu faria isso?", ela respondeu. Então, revisamos a lista de "alimentos ruins". Fiel à sua palavra, ela estava evitando todos os suspeitos óbvios como o diabo foge da cruz. Então, chegamos às castanhas-de-caju. Ela disse que tinha se esquecido completamente de que eles estavam na lista de alimentos a serem evitados e que tinha consumido recentemente um punhado de castanhas-de-caju! Inclusive, havia um saquinho deles em seu carro, que ela estava comendo no caminho para a consulta. Um mês depois, uma nova checagem mostrou que a inflamação era coisa do passado — assim como as castanhas-de-caju.

## VILÕES AMERICANOS

Dois dos piores alimentos com lectinas que entraram para nossa dieta são o grão de milho e o pseudogrão quinoa. Falamos bastante sobre os perigos do milho, mas você sabia que os franceses proibiram o milho para o consumo humano em 1900, permitindo seu uso apenas para engordar porcos? Isso foi provocado por um surto de retardo mental congênito (cretinismo) no norte da Itália, que havia adotado o milho como principal grão da sua dieta. Como você agora sabe, o milho também não é um alimento natural para as vacas.[12]

A quinoa é igualmente problemática. Os incas realizavam três processos de desintoxicação para remover as lectinas desse pseudogrão. Primeiro, colocavam a quinoa de molho, depois a deixavam apodrecer (fermentação) e, por fim, a cozinhavam. Se você já fez quinoa, sabe que essas duas primeiras instruções não estão na embalagem. Não preciso acrescentar que a maioria das pessoas que fica sem glúten considera a quinoa um excelente substituto para os grãos que elas deixaram de consumir? Na verdade, as lectinas na quinoa só confundem ainda mais sua parede intestinal.

## HISTÓRIA DE SUCESSO

*A mamãe sabe das coisas!*

Alicia M., uma peruana de quarenta anos, se mudou de Lima para Los Angeles há um ano, mas continuou a comer sua dieta tradicional, que incluía quinoa como principal amido. No entanto, desde a mudança, seu funcionamento intestinal e sua saúde em geral pioraram. Ela ficou com inchaço, dificuldades para dormir, SII e confusão mental nos Estados Unidos. No entanto, continuou com sua dieta tradicional (e evitou os fast-foods norte-americanos) — até vir até mim.

Alicia ficou chocada quando viu que a quinoa estava na lista do "Não"! Ela tinha comido aquilo a vida toda sem nenhum problema. Quando comecei a explicar que os incas realizavam três passos para eliminar as lectinas da quinoa antes de comê-la, ela arregalou os olhos. "Ah, meu Deus!", ela exclamou. "Minha mãe sempre disse que não se pode comer quinoa sem cozinhar na panela de pressão. Pensei que fosse só uma história de gente velha, então tenho comido quinoa sem cozinhá-la na panela de pressão desde que me mudei para os Estados Unidos. E você não vai acreditar, mas minha mãe me visitou há duas semanas e me comprou uma panela de pressão! Ela estava certa, mas achei que só estava sendo antiquada."

Seis semanas depois, recebi esta ligação. "Você e minha mãe estavam certos", Alicia me disse. "Voltei ao normal e adorei minha panela de pressão!"

## LIDANDO COM AS SOLANÁCEAS LETAIS

Você vai se lembrar de que fazem parte da família das solanáceas as berinjelas, as batatas, as pimentas, os goji berries e os tomates. Seria uma surpresa descobrir que os italianos se recusaram a comer tomates por dois séculos depois de estes terem sido trazidos das Américas? Até hoje, os italianos descascam e tiram as sementes dos tomates antes de fazer o molho, porque as cascas e as sementes contêm lectinas. Espertos, eles também modificaram o tomate italiano para maximizar a proporção de polpa com pele e sementes. Os cozinheiros escaldam o tomate em água fervente, tiram a pele, cortam o fruto no meio, tiram as sementes e pronto — polpa menos a pele e as sementes. E, aliás, o molho de tomate e a pizza foram inventados há apenas 120 anos, o que os torna alimentos muito jovens em termos de evolução.

A mesma estratégia se aplica à pimenta vermelha italiana. Quando você abre um pote delas, vê alguma pele ou semente? Não. Elas foram removidas, o que não necessariamente ocorre na maioria dos produtos vendidos nos Estados Unidos. Os indígenas da região sudoeste norte-americana sempre assam, descascam e tiram as sementes de suas pimentas, também para se livrar das lectinas. Do mesmo modo, você não vai ver peles e sementes em uma lata de chilis verdes. Mais uma vez, as lectinas foram removidas. E por que o Tabasco e outros molhos picantes são fermentados? Porque usar bactérias para decompor lectinas é um método clássico para reduzir a carga dessas proteínas, assim como os incas faziam com a quinoa. Existem evidências substanciais de que a fermentação reduz significativamente o teor de lectinas. Por exemplo, a fermentação natural em pães mata o glúten.[13] E a fermentação elimina 98% das lectinas nas lentilhas.[14] Se estiver disposto a investir seu tempo, pode extinguir as lectinas com a antiga técnica da fermentação — embora uma panela de pressão cumpra esse trabalho em uma fração do tempo. Apenas se lembre de que essa prática não vai funcionar com grãos que contêm glúten.

Já que estamos tratando dos métodos utilizados para minimizar o impacto das lectinas, vou agora derrubar mais alguns mitos. Deixar grãos secos de molho não remove o glúten nem a WGA. E fazer brotar as leguminosas não facilita sua digestão; pelo contrário, aumenta o teor de lectinas.[15] Foi comprovado que dar favas ou grãos geminados para cobaias provoca câncer.[16] No entanto, como vamos discutir mais detalhadamente no próximo capítulo, remover as cascas e sementes de tomates e pimentas, bem como descascar e tirar as sementes de abóboras, reduz a carga de lectinas. Por falar em abóboras...

# A FAMÍLIA DAS ABÓBORAS

Com a exceção do pepino, que foi descrito na Índia pela primeira vez há 3 mil anos, mas só chegou à África e à Europa com o comércio com o Novo Mundo, a família das abóboras vem das Américas. Como tal, seus integrantes contêm lectinas. Vale repetir que qualquer "legume" com sementes, como abóbora ou abobrinha, é um fruto que cresce apenas no verão. E os açúcares nesses frutos de verão que chamamos de legumes avisam o sistema operacional central do seu corpo que o inverno está chegando. Isso significa que há dois motivos para evitar a família das abóboras: o teor de lectinas e a mensagem que transmitem ao seu corpo para armazenar gordura para o inverno.

---

### HISTÓRIA DE SUCESSO
*O ataque dos tomates assassinos*

Quando Renate Z., de cinquenta anos, buscou minha ajuda, ela estava tomando três medicamentos e usando dois inaladores para controlar uma asma grave, que havia se manifestado junto com uma forte artrite, hipertensão e colesterol alto. Um mês depois de começar o Programa do Paradoxo Vegetal, ela tinha se livrado de todos os medicamentos, incluindo os remédios de pressão arterial, e jogado fora os inaladores. Nos seis meses seguintes, também perdeu catorze quilos. Depois de dez meses no programa, ela me contou que, cerca de um mês antes, em uma noite, ficou com fome e foi até a geladeira, onde seu marido tinha deixado à vista um pote de tomates-cerejas. Fazia nove meses que Renate não comia nenhum tomate e pensou consigo mesma: "Dane-se. Vou comer só três". Quinze minutos depois, sofreu um forte ataque de asma! Como tinha jogado fora os inaladores e as medicações, precisou chamar uma ambulância. A noite no hospital aumentou sua convicção na capacidade das plantas de ferir seus predadores com armas químicas. Desde então, ela não vacilou mais.

---

## VOCÊ É O QUE *ELES* COMERAM

Sim, eu já disse isso algumas vezes, mas é tão importante que vale a pena repetir (mais uma vez). Se você der grãos ou feijões para peixes, frangos, vacas, porcos ou cordeiros, eles se tornam espigas de milho ou alqueires de soja ambulantes, cacarejantes e nadadores. Essa transformação ocorreu apenas nos últimos cinquenta anos, coincidindo com a crise de saúde coletiva que estamos vivendo. Algumas das lectinas vegetais mais perigosas agora se encontram na carne dos animais que comemos. Esse é apenas um dos motivos para moderar a ingestão de proteína. Tanto as minhas pesquisas quanto a de outros profissionais confirmam que somos uma sociedade que consome proteína em excesso. Desde a infância, somos programados a nos tornar viciados em proteína. E comer a proteína animal moderna é uma das principais causas da epidemia de obesidade.[17] Como você logo vai aprender, o único fator que se destaca em sociedades longevas é o baixo consumo de proteína, em particular proteína animal. Limitar a proteína animal — os peixes também são animais — estende a expectativa de saúde e de vida.


## GORDURAS BOAS, GORDURAS MÁS

Os óleos listados na lista do "Não" nas páginas 207-8 são todos derivados químicos de sementes ou favas que contêm lectinas, o que significa que devem ser evitados o máximo possível. Antigamente, eu incluía óleo de canola, feito de colza, em minha lista de alimentos aceitáveis; no entanto, quase todos os óleos de canola agora vêm de sementes GM, por isso o tirei da lista. Por enquanto e por pelo menos duas semanas, quero que você limite sua ingestão de gorduras saturadas de cadeia longa, como óleo de coco e gorduras animais, bem como a maioria das gorduras monoinsaturadas e poli-insaturadas de cadeia longa, como azeite de oliva, óleo de abacate e óleo de TCM. Restrinja também o consumo de queijo, *sour cream*, creme de leite e cream cheese (mesmo de animais alimentados com gramíneas), todos os quais contêm gorduras saturadas.

Em vez de usar azeite de oliva ou óleo de coco nesse período, recomendo usar óleo de perilla. Ele tem o teor mais elevado de ácido rosmarínico (derivado do alecrim), que melhora a cognição e a memória.[18] Você pode nunca ter ouvido falar dele, mas é o principal óleo culinário na Coreia, no Japão e na China. Pode ser encontrado em mercados asiáticos, lojas de alimentos naturais, bem como pela internet. O óleo de perilla também tem o teor mais elevado de ácido alfalinolênico,[19] uma forma de gordura ômega-3 usada na Dieta do Coração de Lyon (cidade da França), que mostrou ser mais efetiva na prevenção de doenças cardíacas do que a dieta de baixa gordura da Associação Americana do Coração.[20] A Dieta do Coração de Lyon definiu o padrão de excelência das dietas para a saúde cardíaca em 1994. Outra boa alternativa é o óleo de TCM (que significa triglicerídeos de cadeia média), 100% composto de cetonas. Também é chamado de óleo de coco líquido porque permanece líquido mesmo em temperaturas frias. O corpo queima as cetonas de TCM para obter combustível fácil sem transformá-las em gordura corporal. Ao contrário do óleo de coco comum, ele não contém nenhum dos ácidos graxos de cadeia longa que podem transportar os perversos lipopolissacarídeos (LPSS). Outras boas opções incluem o óleo de macadâmia, o óleo de nozes, o óleo de abacate, o óleo de algas Thrive e o ghee. (Ghee é uma manteiga clarificada, o que significa que os sólidos do leite — as proteínas — foram removidos e, com eles, a lesiva caseína semelhante à lectina.) Você também pode usar o óleo de fígado de bacalhau com aroma de frutas cítricas em saladas ou como molho para acompanhar vegetais cozidos.

Junto com o óleo de perilla, que cumpre melhor essa função, todos os óleos e gorduras na lista do "Sim" impedem os LPSS de invadirem a barreira intestinal. Ao contrário de outras gorduras poli-insaturadas, o ômega-3 do óleo de peixe de cadeia longa também bloqueia a entrada de LPSS pela sua parede intestinal.[21] Já comentei antes que os LPSS entram no seu corpo pelo intestino escondidos em gorduras saturadas. Mas essas gorduras não conseguem atravessar sem a presença de moléculas especiais chamadas quilomícrons. Os LPSS sobem nos quilomícrons, que transportam as gorduras saturadas de cadeia longa, pegando uma carona para atravessar a parede intestinal. A última coisa que você quer são LPSs invadindo seu corpo neste momento. Infelizmente, até meu melhor amigo, o azeite de oliva, deve ser limitado nas duas primeiras semanas desta fase do Programa do Paradoxo Vegetal, visto que ele também é transportado por quilomícrons.

Um conselho a todos os seguidores das dietas paleo e cetogênica que acreditam que as gorduras saturadas fazem bem: um estudo recente mostra que as gorduras saturadas como a banha de porco aumentam a fome e o apetite, levando LPSs para o hipotálamo, o centro do cérebro que controla a fome;[22] por outro lado, o óleo de peixe faz exatamente o contrário, mandando sinais para o cérebro que ajudam a moderar a ingestão de alimentos![23] Não surpreende que tantas receitas paleolíticas sejam para fazer sobremesas. Tem um site famoso de dieta paleolítica chamado "All Day I Dream About Food" [Todos os dias sonho com comida]. Essa é a última coisa que vai acontecer quando o Programa do Paradoxo Vegetal fizer efeito.

O PROGRAMA: FASE 2

Agora que você tem a lista de alimentos e outras informações, e presumindo que tenha feito a desintoxicação de três dias (ou decidido não fazê-la), está na hora de colocar o restante do programa em ação. Você vai seguir a Fase 2 por seis semanas. Por que tanto tempo? Embora você possa começar a curar seu intestino e expulsar a maior parte dos bandidos em poucos dias com a Fase 1, alguns ainda estarão à espreita, tramando para voltar a dominar a vizinhança. Durante a Fase 2, você não pode baixar a guarda enquanto segue a lista de alimentos aceitáveis. Descobri que as pessoas normalmente precisam de pelo menos seis semanas para mudar antigos hábitos. É claro que hábitos e vícios são difíceis de quebrar, como qualquer pessoa que passou por uma desintoxicação em um centro de reabilitação ou um spa durante algumas semanas sabe bem. Sim, você vai começar a se sentir ótimo em algumas semanas, mas não se engane. Os micróbios maus ainda estão lá, marginalizados sem dúvida, mas ainda estão esperando para voltar. Durante seis semanas, não seja misericordioso com eles. Depois do que eles fizeram, você precisa puni-los sem dó nem piedade, e expulsá-los da sua vida.

CONTINUE A TAPAR OS BURACOS

O que você vai evitar ou se livrar para permitir que seu corpo se cure?

- Como indicado na lista do "Não", elimine a maioria dos alimentos que contêm lectinas, incluindo os vegetais da família das solanáceas e os vegetais com sementes — com a exceção do abacate —, bem como grãos, macarrão, pão, cereais, biscoitos etc.

- Livre-se de todas os frutos fora da estação (exceto aqueles com amidos resistentes, frutos ainda não maduros da lista do "Sim" e abacates). De preferência, abandone todos os outros frutos, cuja versão moderna faz tanto mal quanto os doces.

- Durante as primeiras duas semanas, evite gorduras saturadas de cadeia longa, além de limitar o consumo do azeite de oliva e do óleo de coco, para impedir que os LPSS atravessem a parede intestinal.

- Não consuma mais do que 100 g de toda proteína animal duas vezes por dia (não ultrapassando o total de 227 g). Por exemplo, se você comer dois ovos no café da manhã, espere até o jantar para ingerir a próxima porção de 100 g de proteína animal.

- Neu o quê? Considere comer menos carne bovina, suína e ovina para reduzir sua ingestão de $Neu_5Gc$ (ver páginas 162-4). Isso também se aplica a animais alimentados com gramíneas.

- Consuma apenas frangos, patos e perus criados em regime de pasto.

- Tente fazer com que peixes e mariscos selvagens sejam sua principal fonte de proteína, mas evite todos os peixes criados em cativeiro (não se deixe enganar por alegações de que são orgânicos), em particular salmão, tilápia, bagre e camarão.

- Evite peixes do topo da cadeia alimentar como peixe-espada, garoupa, namorado e atum para sushi, que acumulam mais mercúrio e outros metais pesados.

- Os vegetarianos e veganos devem eliminar o tofu e outros produtos de soja não fermentados.

## CONTINUE A ALIMENTAR SEUS AMIGOS DO INTESTINO

O que você *vai* comer para alimentar esses seres que vivem dentro de você?

- Maximize sua ingestão de amidos resistentes para permitir que seus micróbios intestinais benéficos produzam ácidos graxos de cadeia curta e cetonas (as gorduras que você pode usar diretamente como combustível) que você pode absorver através do seu intestino (ver página 166). Esses amidos incluem banana-da-terra, taro, macarrão shirataki e outros "macarrões" sem grãos, pastinaca, nabo, jicama, raiz de aipo e alcachofras-girassol, bem como frutos não maduros como bananas, mangas e mamões verdes.

- Coma muitos fruto-oligossacarídeos (FOSS), uma forma de açúcar não digerível (para você) na forma de inulina e seu primo *yacon*, com os quais seus micróbios intestinais prosperam. Esses compostos são encontrados em vegetais como radicchio, chicória-de-bruxelas, alcachofra-girassol, quiabo, alcachofra, cebola e alho. (Veja "Seus amigos do intestino podem comer açúcar", página 224.)

- Coma cogumelos crus ou cozidos, que fornecem mais FOSS específicos para mimar seus amiguinhos do seu intestino.

- Consuma o máximo possível de verduras com folhas e vegetais da família do repolho (crucíferos). (Ver "O paradoxo crucífero", página 224.)

- Aumente as bactérias gram-positivas e suas amigas (os "companheiros intestinais") consumindo os complexos polifenóis na polpa de todos os frutos aceitáveis. Volte a ligar seu juicer fazendo "suco reverso". Faça suco com as suas frutas, jogue fora o suco (que é onde o "docinho" se esconde) e acrescente a polpa num smoothie ou bata com iogurte natural de cabra, ovelha ou coco e coloque em qualquer molho de salada.

- Consuma suco de limão-siciliano e vinagres, incluindo vinagre balsâmico italiano de Modena, que também contém polifenóis.

- Além de cozinhar com os óleos aceitáveis, tome uma cápsula de óleo de peixe antes de cada refeição. Ou misture o óleo de fígado de bacalhau aromatizado — adoro os sabores de limão ou laranja da Carlson — com um óleo aceitável para fazer molhos de saladas ou vegetais cozidos. Já os veganos e vegetarianos podem usar uma cápsula de DHA de algas.

- Nozes, bem como pistaches, macadâmias e pecãs, que são cheias de polifenóis, promovem o crescimento dos "amigos do intestino". O consumo de nozes também é associado à redução do risco de mortalidade em geral.[24] Você pode comer ¼ de xícara do mundialmente famoso mix de nozes do dr. G (página 333) duas vezes por dia.

- Consuma figos (que tecnicamente são flores, não frutos) e use tâmaras ou figos secos como adoçante em quantidades limitadas. Ambos são cheios dos FOSS que promovem o crescimento das bactérias intestinais boas e melhoram a saúde geral. Acrescente figos e tâmaras em saladas ou coloque algumas tâmaras num smoothie.

Sei que é muita coisa para absorver, mas quero que faça o melhor que puder com o que tiver em mãos, seja onde estiver. Veja a lista do "Sim" para mais detalhes. Se não conhecer alguns desses alimentos, veja as páginas 204-7 e 304-11 para fontes e mais explicações.

## O paradoxo crucífero

Embora deva comer o máximo possível de vegetais da família do repolho (crucíferos), se você tiver SII ou intestino permeável (ou se desconfiar que possa ter alguma dessas condições), sempre cozinhe bem todos os crucíferos, pelo menos no início. Quando comidos crus ou em grandes quantidades, esses vegetais muitas vezes causam desconforto estomacal e diarreia. Se forem novidade para você, aumente aos poucos a ingestão deles. Os crucíferos, incluindo o chucrute, ativam leucócitos especializados no revestimento intestinal, e essas células contêm receptores que acalmam o sistema imunológico desregulado. Os compostos em vegetais crucíferos acalmam, assim, a patrulha de fronteira na sua parede intestinal para não atirar em tudo que se move. Esses receptores são chamados de receptores AhR — quando ativados, suas células imunológicas dizem "Ah". Agora você sabe por que sua mãe obrigava você a comer brócolis!

## Seus amigos do intestino podem comer açúcar

Seus amigos intestinais precisam de açúcares não digeríveis para crescer e funcionar adequadamente, em particular aqueles que protegem e alimentam as células que revestem seu intestino. Esses açúcares não digeríveis são chamados de prebióticos, e não devem ser confundidos com os probióticos, as bactérias benéficas que são as sementes para sua nova floresta tropical. A menos que você dê aos probióticos o que eles precisam para crescer, ou seja, prebióticos, eles vão perecer. Os fruto-oligossacarídeos (FOSS) são uma forma especial de prebiótico, que alimenta os companheiros intestinais que vivem perto de sua parede intestinal, estimulando a produção de muco que protege você das lectinas e dos LPSS. Quer mais notícias boas? Muitos prebióticos contêm polifenóis. De acordo com pesquisas na Cleveland Clinic, os polifenóis na polpa de frutas também paralisam certas enzimas nos micróbios intestinais, impedindo que convertam as proteínas animais carnitina e colina em um composto prejudicial às artérias chamado TMAO.[25]

DÊ ADEUS AOS DESTRUIDORES DO INTESTINO

Além de realizar as mudanças alimentares propostas, se possível, pare de tomar antibióticos. Mas não faça isso antes de consultar seu médico. Não deixe também de:

- Eliminar todos os bloqueadores de ácido gástrico. Use antiácidos apenas quando necessário. Você vai ficar chocado com a rapidez com que sua azia vai passar seguindo este programa. Você também pode tomar betaína ou raiz de malvarisco. (Para mais informações, acesse <www.drgundry.com> [em inglês].)

- Elimine os AINES e os substitua por paracetamol ou, de preferência, extrato de boswéllia. (Novamente, para mais informações, acesse <www.drgundry.com> [em inglês].)

## OUTROS SUPLEMENTOS IMPORTANTES

Já aconselhei você a tomar suplemento de óleo de peixe antes de cada refeição, mas serei mais específico. Em termos de dosagem, tome a cápsula com o número mais alto de miligramas de DHA que conseguir pagar — você vai precisar de cerca de mil miligramas por dia. Além de proteger o revestimento do seu intestino, o consumo de óleo de peixe está associado a um hipocampo maior, assim como ao aumento de tamanho do cérebro, o que o torna uma ferramenta importante para evitar demência e outros problemas neurológicos associados ao envelhecimento.[26]

Não posso deixar de destacar que a grande maioria das pessoas tem uma deficiência profunda de vitamina D. Na minha opinião, a vitamina D é o ingrediente ausente mais importante para restaurar sua saúde intestinal e, em consequência, sua saúde geral. É essencial estimular o crescimento de células-tronco enterócitas, as quais reparam a parede intestinal que tem sido danificada diariamente pelas lectinas.[27] Segundo os meus quinze anos de experiência como profissional de medicina restaurativa, é necessário elevar os níveis de vitamina D para 70 a 100 ng/mL por dia para a maioria das pessoas, e podem ser necessárias até 40 mil uis para conseguir isso. Não tenho o menor pudor de manter os níveis de vitamina D dos meus pacientes acima dos 100 mL, que é como mantenho o meu. No entanto, a menos que um profissional de saúde esteja verificando seus níveis, fique entre 5 mil e 10 mil uis inicialmente.

Além disso:

- Restaure a flora intestinal com probióticos como *L. Reuteri* e *saccharomyces boulardii*, e fortalecedores de muco intestinal como olmo vermelho e raiz de malvarisco.

- Afaste os invasores reconstruindo o ácido gástrico com betaína e extrato de semente de toranja.

- Repare a parede intestinal com vitamina D e óleo de peixe, como discutido anteriormente, bem como com L-glutamina (uma proteína que alimenta as células intestinais), polifenóis como extrato de semente de uva e picnogenol, polifenóis de bagas escuras como amoras. Todos podem ser encontrados em farmácias comuns, farmácias de manipulação ou lojas de produtos naturais.

- Reative e acalme os leucócitos no revestimento intestinal com os suplementos indol-3-carbinol e dim, ou simplesmente aumente sua ingestão de crucíferos.

- Para doses e horários recomendados, acesse <www.drgundry.com> [em inglês].

---

### HISTÓRIA DE SUCESSO
*Domando a conserva*

Jane Y., uma enfermeira de cinquenta anos que mora no noroeste dos Estados Unidos, sofreu de enxaquecas intratáveis durante a maior parte da vida. Ela havia experimentado vários tratamentos sem resultado. Jane me procurou depois de saber dos meus sucessos com outras vítimas da enxaqueca, incluindo a mim mesmo — sei por experiência própria como as enxaquecas podem ser terríveis. Ela iniciou o Programa do Paradoxo Vegetal imediatamente e, em questão de dias, suas enxaquecas diminuíram. Ficou encantada, mas, depois de alguns meses, voltou a me visitar para discutir um dilema. Uma das paixões de Jane era produzir (e comer) conservas de abobrinha e tomate feitas com os vegetais do seu jardim. Como os dois frutos eram agora proibidos e a época de fazer conservas estava se aproximando, ela estava dividida. Sugeri que fizéssemos um desafio das lectinas: ela deveria fazer metade da conserva usando seu método tradicional e a outra metade usando uma panela de pressão. Jane voltou para casa, felicíssima, e me ligou algumas semanas depois. Ela contou que poucos minutos depois de comer a conserva feita com seu método tradicional, bum, estourou uma enxaqueca. Mas, no dia seguinte, quando experimentou com cautela a conserva cozida na panela de pressão, nada aconteceu. Ela comeu mais um pouco e, de novo, nada. Jane estava de volta ao ramo das conservas! Graças à sua sensibilidade a lectinas, ela se tornou um dos meus canários favoritos. Apesar de seus esforços de cozinhar trigo, aveia, centeio e cevada por uma hora (que é muito tempo numa panela de pressão), ela ainda sente enxaquecas ao ingerir esses grãos.

## JUNTANDO TUDO

Meus pacientes foram muito bem-sucedidos ao elaborarem dietas para a vida, seguindo apenas as duas listas de alimentos e as regras acima. Dito isso, devo dar algumas dicas.

- CAFÉ DA MANHÃ. Pode parecer difícil no começo, mas na realidade é bem fácil. Eu e minha mulher, Penny, tomamos um smoothie verde (página 315) quase todos os dias, a menos que eu esteja fazendo um jejum intermitente, que será discutido no próximo capítulo. Barras de proteína aprovadas também funcionam bem. Mas, de longe, os cafés da manhã favoritos dos meus pacientes são meus muffins, seja o de canela e linhaça (páginas 327-8) ou o de coco e farinha de amêndoas (páginas 324-5). Prontos em questão de minutos no micro-ondas, eles podem ser levados facilmente para o trabalho ou para a escola. Experimente as panquecas perfeitas de banana-da-terra (páginas 330-1) no fim de semana. Por fim, dois ovos de galinhas criadas em pasto ou enriquecidos com ômega-3 ou ¼ de xícara do mundialmente famoso mix de nozes do dr. G (página 333) já deve deixar você satisfeito, tornando possível pular o lanchinho matinal. Precisa tomar iogurte? Prefiro iogurte de leite de coco natural (sem sabor nem adoçante), mas, se não encontrar, iogurte natural de leite de cabra ou ovelha são bons substitutos. Ambos possuem caseína A2, o que é bom, embora contenham $Neu_5Gc$.

- LANCHINHOS. Você pode comer um lanchinho de manhã e um à tarde nesta fase, pelo menos a princípio. Uma porção de guacamole individual é meu lanchinho predileto, quando preciso. Compre jicama fatiada para servir como "chips" ou asse uma fornada de Biscoitos do Paradoxo (página 332). Outra opção é levar folhas de alface-romana, couve-da-china ou chicória-de-bruxelas num pote de vidro ou aço inoxidável. Ou coma ¼ de xícara do meu mix de nozes. Apenas não exagere nas nozes, pois é muito difícil parar de comê-las.

- ALMOÇO RÁPIDO. Essa é a refeição que meus pacientes acham menos difícil de adaptar ao seu estilo de vida. Uma salada sempre funciona! Leve uma pronta com você ou compre em mercados ou restaurantes. Lembre-se de que a maioria dos molhos de saladas preparados, mesmo os melhores, são feitos com óleos tóxicos — e muitas vezes com xarope de milho. Leve uma porção de vinagre balsâmico ou algum outro vinagre misturado com azeite de oliva extravirgem numa garrafinha. No restaurante, peça o molho à parte ou simplesmente azeite de oliva e vinagre. Não tem azeite de oliva? Vinagre e/ou suco de limão já bastam.

- JANTAR. É aqui que você se diverte e dá a seus amigos do intestino o que eles querem. Isso significa que a proteína animal representa um papel secundário em suas refeições, e não o central com que a maioria de nós está acostumado. Considere a palma de sua mão (sem incluir os dedos) como o tamanho da porção de proteína a ser consumida de noite. Prefiro que você escolha peixes pequenos ou mariscos selvagens que não estão ameaçados de extinção. Um guia confiável está disponível no Monterey Aquarium (<www.seafoodwatch.org> [em inglês]). Sempre considere incorporar a proteína numa salada — pense numa salada Caesar coberta com camarões grelhados ou cozidos — ou misturada com macarrão shirataki, de alga, *konjac* ou outra forma aceitável de "macarrão". Um fatiador em espiral é uma ótima forma de transformar raízes vegetais em "macarrão". Eu e minha esposa comemos uma tigelona de salada toda noite, independente do acompanhamento — e, alguns dias da semana, só comemos isso! Garanto que nunca passamos fome. Os vegetarianos podem usar tempeh sem grãos, encontrado em alguns mercados ou lojas de alimentos saudáveis. Evite a todo custo as bombas de lectinas em outros hambúrgueres veganos. Veja as receitas a partir da página 312 para mais sugestões.


## SAIA DA ROTINA NO JANTAR

Sempre tento incentivar meus pacientes a alternar as opções vegetais com a disponibilidade sazonal, mas sei que estudos mostram que a maioria das pessoas alterna entre cinco e seis vegetais prediletos. Por que não tentar sacudir essa dinâmica? Afinal, cada vegetal tem seu conjunto particular de fitonutrientes. Mudá-los com frequência é uma delícia para seus companheiros intestinais. E mudar as coisas ajuda a evitar a monotonia na hora de comer.

Devido a conselhos nutricionais falaciosos, o jantar é muitas vezes associado ao amido. Mas raramente inclui-se uma certa categoria de amidos que devia ser valorizada, a dos amidos resistentes, também conhecidos como fibras solúveis. Trata-se de cadeias bem fechadas de moléculas de açúcar que são quase impossíveis de ser decompostas por suas enzimas digestivas para serem absorvidas — por isso são chamados de resistentes. Esses açúcares não absorvidos chegam ao fundo do seu intestino, onde seus amiguinhos estão apenas esperando pelo prato favorito deles! As bactérias intestinais convertem esses açúcares em gorduras saturadas de cadeia média que dão força a você e suas células intestinais. E a melhor notícia é que os bandidos não conseguem usar esses açúcares como combustível, por isso morrem de fome. Aproveite aquela batata-doce ou alguns nabos, pastinacas ou rutabaga, entre a variedade de outras opções da lista do "Sim". Seus amigos do intestino agradecem.

Depois de cerca de seis semanas, a maioria das pessoas realmente começa a entrar no clima. Se você for uma delas, está na hora de se juntar a mim no próximo estágio do programa. Caso contrário, pode continuar nesta fase por mais tempo.

Na verdade, não é necessário avançar. Alguns dos meus pacientes levaram um ano para fazer crescer a floresta tropical em seu intestino. Você pode levar ainda mais tempo. Cada pessoa é diferente. Você pode até preferir passar o resto da vida nesta fase. Existem opções saudáveis de sobra para você, e não há necessidade de se comparar às outras pessoas — isto não é uma corrida.

Dito isso, se:

- seu peso voltar ao normal,

- as dores forem aliviadas ou desaparecerem,

- a cognição mental estiver clara,

- os problemas intestinais persistentes e quaisquer sintomas autoimunes diminuírem,

está na hora de me encontrar no próximo capítulo.

# 9. Fase 3
## *Colha as recompensas*

A Fase 3 é a da colheita, quando você desfruta dos benefícios prolongados da relação simbiótica entre você e seu holobioma: vitalidade, controle de peso e longevidade conseguida devido a uma boa saúde. Pense da seguinte forma: seu objetivo é morrer jovem com uma idade bem avançada.

Depois que seu "eu interior", o intestino, se estabiliza, a maioria dos meus pacientes que veio se consultar comigo primeiro para perder peso nota que esse resultado faz parte de uma melhora geral em sua saúde. Em outras palavras, se estiver fazendo tudo certo, vai retornar ao seu peso adequado, não importa se estiver com subpeso ou sobrepeso no momento que iniciar o Programa do Paradoxo Vegetal. Meus pacientes com doenças autoimunes e artrite passam a aproveitar uma nova vida sem dor e cheia de energia. De fato, todos os meus pacientes que obtiveram sucesso com o programa concordam que ele é um estilo de vida, e não uma simples dieta.

Você vai conseguir duas coisas nesta fase. Primeiro, vai determinar se seu intestino foi realmente curado, e que seus amigos do intestino estão felizes e fortalecidos para manter você com uma saúde boa. Segundo, vai testar se pode reintroduzir algumas lectinas — mas apenas se esses micróbios intestinais estiverem contentes e depois de passadas no mínimo seis semanas da Fase 2. Não pense que precisa correr para testar sua tolerância a lectinas apenas porque parece que essa parte chegou ao final. Se preferir, continue a seguir os cardápios para a Fase 2, incluindo as variações veganas e vegetarianas, que começam na página 287. Se não estiver com pressa para tentar recolocar alguns alimentos com lectinas antes problemáticos na sua dieta, na página 294 você encontra cardápios para uma Fase 3 de jejum vegano modificado de cinco dias que você pode seguir mensalmente se desejar.

## A PACIÊNCIA SERÁ RECOMPENSADA

Depois de quanto tempo além das seis semanas você pode tentar reintroduzir algumas lectinas? O momento em que você atinge a meta de uma boa saúde continuada depende, obviamente, das condições específicas em que você estava quando iniciou o Programa do Paradoxo Vegetal. Graças aos exames de sangue sofisticados que faço em meus pacientes a cada três meses, consigo identificar quando a floresta intestinal de um paciente foi restaurada e os bandidos e seus LPSS foram expulsos. No entanto, em geral, meus pacientes também conseguem sentir por conta própria quando isso acontece. Assim, vou deixar você decidir quando é hora (se ela chegar) de tentar reintroduzir pequenas quantidades de alimentos com lectinas em seu intestino.

Como tomar essa decisão?

- Seus movimentos intestinais se tornaram normais? Um teste que muitos dos meus pacientes bem-sucedidos relatam é que não precisam mais usar papel higiênico. Você leu certo. Pense bem. Você vê seu cachorro usando papel higiênico? Não há necessidade quando as fezes se formam perfeitamente. Seus primos primatas também não precisam de papel higiênico. Se tudo corre como deveria, não há necessidade da urgência que causa fezes moles ou malformadas para expulsar lectinas ou micróbios ruins. É um teste fascinante para saber que as coisas voltaram ao normal. Preciso lembrar você que toda doença começa no intestino?

- Suas articulações pararam de doer?

- Sua confusão mental passou?

- Sua pele ficou mais limpa, seu rosto está mais luminoso e as acnes desapareceram?

- Seu nível de energia está bem alto?

- Você dorme sem agitação ou sem acordar várias vezes à noite?

- Se tinha sobrepeso, agora está usando um número menor? Ou, se tinha subpeso no começo, está se ajustando melhor em suas roupas?

Se a resposta a alguma dessas perguntas for negativa, não fique ansioso e cometa o erro de tentar sair da Fase 2 prematuramente. Você ainda não está pronto.

Do mesmo modo, se foi diagnosticado com alguma doença autoimune ou suspeitar de que tem uma, se teve as amígdalas removidas, tem hipotireoidismo, artrite ou doenças cardíacas, sofre de problemas de nariz crônicos ou se identifica com algum dos relatos dos meus "canários", as pessoas supersensíveis às lectinas, recomendo fortemente que continue evitando os alimentos na lista do "Não". Diversas vezes presenciei o retorno de sintomas problemáticos depois de pequenos deslizes aparentemente inofensivos. Não tenha pressa para testar sua tolerância a alimentos que deixou de comer há um mês e meio.

Felizmente, poucas pessoas são "canários"! E, nesta fase, quero ensinar a você algumas técnicas para garantir que tenha um estilo de vida saudável e que consiga ser mantido. Também vou esclarecer os truques das sociedades mais longevas, bem como as pesquisas mais avançadas que confirmam os princípios que você vai pôr em prática. Apesar do que você pode ter ouvido falar sobre as chamadas zonas azuis (ver "O que são as zonas azuis?", página 240), a maioria dessas culturas apresenta semelhanças impressionantes que fogem a uma análise superficial. O equívoco comum é que essas culturas *aparentam* ter práticas alimentares muito diferentes — os alimentos básicos da dieta delas são distintos —, mas, na realidade, todas compartilham a mesma prática alimentar unificadora, como já mencionei. Essa prática universal é o consumo restrito de proteína animal, o que acredito ser o segredo para uma expectativa de saúde vibrante.

Como sou natural do Nebraska, que se autodenomina o Estado da Carne, além de sua designação oficial como o Estado do Milho — o que você acha que aquelas vacas comem? —, fico triste em dar esse alerta. A verdade é que a ingestão de proteína animal é baixa em todas essas sociedades longevas. Estudos com animais e (agora) humanos mostram que essa longevidade está associada ao consumo de quantidades mínimas de carne, frango e até peixe.[1]

Por fim, vou mostrar que talvez você possa comer sim um pouco de carne empregando a prática conhecida como jejum intermitente. Isso envolve prolongar periodicamente os intervalos entre as refeições ou apenas restringir o consumo de proteína e a ingestão geral de calorias por um determinado número de dias por mês ou por semana. Vou mostrar o passo a passo para você.

---

### HISTÓRIA DE SUCESSO
*A cadeia alimentar vista de perto*

Patrick M., um executivo de 45 anos do centro-oeste dos Estados Unidos com síndrome da fadiga crônica, artrite e hipertensão, buscou minha ajuda depois de ter visitado alguns dos spas e centros de saúde mais chiques da Suíça, sem obter resultados. Seis semanas depois de entrar no Programa do Paradoxo Vegetal, todos os sintomas dele passaram e ele conseguiu interromper seus medicamentos de pressão arterial. Também se sentia alerta e sua artrite diminuiu, permitindo que ele retomasse seu agitado calendário de viagens. Quando conversamos por telefone seis meses depois, Patrick comentou que estava indo bem, exceto quando comia na estrada. Apesar de comer frango ou camarão, que ele considerava seguros, seus sintomas retornavam. Ele especulou que poderia ser porque esses alimentos tinham sido cozinhados com farinha, teoricamente com glúten. O que ele não entendia era que o frango ou o camarão servidos nos restaurantes provavelmente tinham sido alimentados com milho e soja, o que significa que ele comia aquilo que seu alimento tinha comido. Um mês depois de parar com esses "alimentos seguros", Patrick relatou que não estava mais sofrendo nenhuma fadiga ou dor. A causa não era nenhum glúten oculto; era o camarão e o frango, que tinham sido alimentados com milho e soja.

## O PROGRAMA: FASE 3

Ao contrário das duas primeiras fases, que tinham um período de duração sugerido, essa fase é realmente um estilo de vida. Se continuar indefinidamente nesta parte, as chances de você viver até uma idade avançada sem ser atormentado por uma variedade de problemas de saúde vão aumentar também. Você vai continuar a comer o que estava comendo e, dependendo da sua tolerância a lectinas, pode fazer algumas mudanças na dieta.

- Continue comendo os alimentos da lista do "Sim" (páginas 204-7), sobretudo aqueles que foram colhidos maduros (ou seja, hortifrútis da estação).

- Quando seu intestino estiver reparado, consuma mais gorduras cetogênicas. Trata-se de ácidos graxos saturados de cadeia média como óleo de TMC ou óleo de coco, que aceleram a queima de gordura, em vez de serem armazenados como gordura.

- Continue a evitar os alimentos da lista do "Não" (páginas 207-8). No entanto, se quiser e puder, reintroduza gradualmente pequenas quantidades de alimentos com lectinas não maduros (sem sementes ou apenas com sementes minúsculas) como pepino, abobrinha e berinjela-japonesa para testar sua tolerância. Experimente um por semana antes de experimentar o próximo.

- Depois, se lidar bem com esses alimentos, tente introduzir tomate crioulo e pimentas sem semente nem pele. Continue testando um por semana para ver como fica, antes de introduzir o próximo.

- Depois, tente introduzir leguminosas cozidas na pressão em peque-

235

nas quantidades. De novo, faça isso uma vez por semana. Não tem por que ter pressa — afinal, você tem o resto da sua vida.

- Por fim, depois de voltar a comer alimentos com lectinas e estiver bem, você pode introduzir o arroz basmati branco indiano *com extrema moderação* ou outros grãos e pseudogrãos que tiverem sido cozidos na pressão — com a exceção de cevada, centeio, aveia e trigo, todos os quais contêm glúten. Vamos discutir o cozimento na pressão mais adiante neste capítulo.

- Coma menos alimentos no geral e faça refeições menos frequentes. Como você vai aprender no capítulo 10, isso vai dar ao seu intestino, cérebro e mitocôndrias a chance de descansar entre a digestão e a produção de energia, bem como minimizar o tempo em que os LPSS ficam à solta no seu corpo.

- Reduza progressivamente sua proteína animal a não mais do que 50 g por dia; em vez disso, ingira a maior parte da proteína de folhas, certos vegetais, cogumelos e nozes.

- Continue a tomar os suplementos recomendados na Fase 2.

- Periodicamente, tente jejuar e restringir sua ingestão calórica, em particular na forma de proteína animal. Vou apresentar alguns detalhes sobre como fazer isso mais adiante neste capítulo.

- Restaure os ritmos diários e sazonais com a exposição à luz do dia, de preferência uma hora por dia, por volta do meio-dia. Além disso, tenha oito horas de sono por noite e pratique exercícios regularmente.

- Evite a luz azul o máximo possível à noite e use uma ou mais das estratégias de bloqueio discutidas em "Cavalos de Troia da luz azul" (página 137).

## HISTÓRIA DE SUCESSO
*Uma alergia a nozes "curada"!*

Quando Amelia W. pediu minha ajuda, ela tinha 51 anos e sofria de diabetes, pressão alta e colesterol elevado. Também disse ter uma alergia tão forte a nozes que sempre carregava uma EpiPen de adrenalina (epinefrina) caso sofresse um ataque depois de comer nozes por acidente em um restaurante. Expliquei que seu sistema imunológico estava tão ativado pelas lectinas e pelos LPSs que atirava em toda proteína estranha, fosse ela amiga ou inimiga. Ela encolheu os ombros, assentiu e disse: "Está bem, só me ajude a perder peso". Ela começou o Programa do Paradoxo Vegetal. Seis meses depois, tinha perdido catorze quilos, e seus problemas de diabetes, hipertensão e colesterol eram coisa do passado. No entanto, foi sua experiência recente num restaurante que chamou minha atenção.

Amelia e uma amiga comeram uma salada Caesar em um restaurante novo em Los Angeles. Durante a refeição, ela notou que seus olhos estavam coçando e lacrimejando um pouco, mas atribuiu esses sinais ao excesso de poeira no ar. Quando acordou na manhã seguinte, seus olhos ainda estavam um pouco inchados. Ela não deu muita importância até sua amiga ligar horrorizada dois dias depois dizendo que havia descoberto que o restaurante usava nozes no molho de salada Caesar cremoso! A primeira coisa que ela fez ao descobrir isso foi comprar um pacote de pistaches e outro de macadâmias. Começou com mordidas pequenas e esperou. Nada aconteceu! Comeu mais nozes, dando mordidas maiores: nada aconteceu também. Depois, um punhado de nozes — ainda sem ter nenhuma reação. Agora ela come nozes a torto e a direito! Queria me avisar que estava curada. Na verdade, ela não se curou de nada. Seu sistema imunológico tinha sido reeducado a relaxar por seus companheiros intestinais, e essas nozes eram amigas deles e, por isso, também passaram a ser amigas dela.

## TESTANDO AS ÁGUAS

FEIJÃO E OUTRAS LEGUMINOSAS: Até meus pacientes não vegetarianos e não veganos sentem falta do feijão e, como observei no capítulo 6, você pode tentar reintroduzir as leguminosas desde que as cozinhe numa panela de pressão. Basta seguir as instruções de cozimento que acompanham sua máquina. Os feijões são uma excelente fonte de amidos resistentes, os açúcares que seus micróbios intestinais podem usar, desde que você retire as perversas lectinas. Quando comparada à proteína animal, pelo menos à carne bovina, a proteína do feijão está associada a uma maior longevidade.[2] O interessante é que, em comparação com as carnes vermelhas, comer peixe ou frango não pareceu reduzir a longevidade.

O GRÃO MAIS SEGURO: Dos 4 bilhões de pessoas que têm o arroz como grão básico da sua dieta, a maioria opta pelo arroz branco. Tradicionalmente, os comedores de arroz têm pouca ou nenhuma doença cardíaca, um fato que atribuo à falta da aglutinina do germe do trigo (WGA) em sua dieta. Na minha opinião, se for reintroduzir um grão em sua dieta, a opção mais segura é o arroz basmati branco da Índia — não a variação norte-americana. O arroz basmati branco indiano é a variedade com mais amido resistente. Você pode tornar o amido ainda mais resistente refrigerando o arroz depois de cozinhá-lo e, em seguida, reaquecê-lo antes de usá-lo, ou fazendo uma salada de arroz fria. Dito isso, se você tem diabetes, pré-diabetes ou câncer, ou se seu objetivo for a perda de peso, fique longe até mesmo desse grão relativamente benigno. E lembre-se: sorgo e painço são os únicos grãos que não contêm lectinas, tornando-os seguros desde o princípio.

## APENAS NAS AMÉRICAS

SOLANÁCEAS: Faz dois séculos que os italianos e os franceses aprenderam a descascar e remover as sementes dos tomates antes de comê-los ou mesmo quando cozinham com eles. Tomates, pimentões, berinjelas e outros membros da família das solanáceas são o próximo grupo de alimentos com lectinas que você vai tentar reintroduzir — em quantidades limitadas, claro, e sempre descascados e sem sementes. Os norte-americanos demoraram mais para adotar essas técnicas para enfraquecer as lectinas. Para descascar os tomates com facilidade, mergulhe-os em água fervente por cerca de trinta segundos. Ou espete os tomates em um garfo longo e gire-os sobre a chama do bico do fogão. Faça o mesmo com pimentões até eles escurecerem e, depois, coloque-os dentro de um saco de papel para resfriarem. A pele vai sair com facilidade.

ABÓBORAS: Assim como os tomates, tire a pele e elimine as sementes antes de comer abóboras. Outra opção é comer abobrinhas. Não fatie as abóboras maduras em espiral a menos que as descasque e tire as sementes antes. Também descasque e retire as sementes da moranga antes de cozinhá-la. Seja como for, tenha em mente que esses alimentos são frutos, e não legumes, e que, muito tempo atrás, nossos antepassados só os comiam para ganhar peso para o inverno.

Um alerta: a frutose nesses frutos, ainda que os chamemos de legumes, costuma ser suficiente para iniciar o ganho de peso, como muitos de meus pacientes bem-intencionados vivenciaram. Se sua balança estiver apontando para a direção errada depois de reintroduzir esses alimentos, é só voltar atrás. Pare e desista de qualquer alimento que estimule o ganho de peso ou dificulte o controle do seu apetite. O mesmo conselho vale para grãos ou feijões cozidos na pressão. Lembre-se: os humanos não têm necessidade desses alimentos. Um músculo de cinco por oito centímetros na sua boca — sim, a língua! — não deve controlar (ou arruinar) sua saúde.


MEIO QUILO DE CARNE? DE JEITO NENHUM!

Já comentei sobre os perigos do consumo excessivo de proteína animal, mas agora é hora de começar a ser mais seletivo. Dois estudos recentes com humanos deram o golpe de misericórdia na proteína animal, um fato já consolidado em pesquisas feitas com animais.[3] Esses estudos concluíram que o consumo de carne contribui para a epidemia atual de obesidade tanto quanto, se não mais, o nosso consumo espantosamente alto de açúcar. Sim, você leu corretamente. Comer carne engorda tanto quanto comer açúcar! Por sorte, não foi encontrada uma associação tão forte como essa com relação ao consumo de peixes ou crustáceos — por isso, considero-os as melhores opções para não veganos e não vegetarianos. Além disso, a carne vermelha contém $Neu_5Gc$, a molécula de açúcar associada ao câncer e a doenças cardíacas. Pense nisso na próxima vez que os paleolíticos lhe oferecerem um bife alimentado com gramíneas, uma salsicha ou uma fatia de bacon. Em vez disso, coma um delicioso salmão ou camarão selvagens.

A combinação de carne com pão na forma em que é servido nas cadeias de fast-food é bastante problemática. Os açúcares simples nas batatas fritas e no pão entram em sua corrente sanguínea na forma de açúcar de forma quase imediata. Com efeito, uma única fatia de pão integral eleva o açúcar no seu sangue a um nível mais alto e de modo mais rápido do que quatro colheres de sopa de açúcar puro. A carne que você comeu é digerida mais devagar, entrando em sua corrente sanguínea um pouco depois. Infelizmente, suas células estão cheias do açúcar do pão ou das fritas que você comeu, então não há necessidade de mais calorias. Mal sabia você que, quando isso ocorre, aquela proteína se converte em açúcar, que em seguida se transforma em gordura.

---

*O que são as zonas azuis?*

O jornalista Dan Buettner se aliou à *National Geographic* para visitar e pesquisar as partes do mundo em que as pessoas viviam por mais tempo. Nesses lugares, as pessoas chegam à idade de cem anos com dez vezes mais frequência do que nos Estados Unidos como um todo. Depois de publicar um artigo sobre suas descobertas na revista, Buettner escreveu o best-seller *The Blue Zones* [As zonas azuis]. E os vencedores são: a ilha italiana de Sardenha; Okinawa, no Japão; Loma Linda, na Califórnia (sim, onde fui professor); a península de Nicoya, na Costa Rica; e a ilha grega de Icária. O segredo é que todas essas dietas diferentes tinham apenas uma coisa em comum: limitavam drasticamente o consumo de proteína animal. Fique atento pois vamos nos aprofundar nesse tema logo mais.

## UMA OLHADA NA DIETA MEDITERRÂNEA

Leitores atentos vão notar que duas das zonas azuis são encontradas no Mediterrâneo, portanto você deve estar pensando que deve simplesmente comer a dieta mediterrânea para não ter de largar os grãos. Eu sei — também adoro pão! É definitivamente viciante. Infelizmente, devo informar que meta-análises mostram que os grãos cereais são na verdade um componente *negativo* dessa dieta,[4] sendo compensada pela presença de vegetais ricos em polifenóis, do azeite de oliva e do vinho tinto da região. Na verdade, como as lectinas nos grãos se associam à cartilagem articular, os italianos em geral têm taxas expressivamente altas de artrite;[5] os sardos têm uma proporção elevada de doenças autoimunes; e meus amigos adventistas de Loma Linda mantêm movimentado o departamento de cirurgia ortopédica. Lembre-se: seu objetivo é longevidade com saúde vibrante, não apenas mancar por mais um ano no planeta.

---

### HISTÓRIA DE SUCESSO
*Quando o pão não é pão*

---

Susan R. emigrou da Hungria para Los Angeles em busca de uma carreira cinematográfica. Mas, pouco depois de chegar, essa mulher de 27 anos começou a sofrer fortes dores estomacais, cãibras e diarreia com sangue. Quando um exame revelou que tinha doença de Crohn, seu médico recomendou que ela começasse a tomar medicamentos imunossupressores. Espantada com esses resultados, ela me visitou sob o conselho de um colega ator. Testes de laboratório mostraram a clássica intolerância à lectina e uma inflamação forte. Susan começou o Programa do Paradoxo Vegetal e, em duas semanas, a dor abdominal começou a diminuir e seus movimentos intestinais voltaram ao normal. Ela continuou a progredir e retomou sua vida ativa. Cerca de um ano depois, voltou à Hungria, onde, sob a insistência da família, comeu pães e iogurtes produzidos na região, os quais eram proibidos no meu programa. Para sua felicidade, não sofreu absolutamente nenhum incômodo gástrico.

De volta a Los Angeles, convencida de que estava curada, começou a comer iogurtes e pães locais. Em poucos dias, todos os seus problemas anteriores voltaram com tudo. Uma consulta rápida comigo confirmou que seu sistema imunológico havia sido reativado. Como era possível?

Quando ela estava em sua terra natal, Susan comeu pão produzido com fermentação natural, e com trigo que não tinha sido borrifado com Roundup. O fermento e a levedura da massa comiam as lectinas no trigo. E o leite usado para fazer o iogurte vinha de vacas que produziam caseína A2 e que não tinham sido alimentadas com milho ou soja atacados por Roundup. Sem nada que perturbasse seus companheiros intestinais, ela ficou bem. Mas, quando Susan voltou e comeu o iogurte e o pão norte-americanos, estava ingerindo alimentos completamente diferentes daqueles que tinha consumido na Hungria. O pão não era apenas pão e o iogurte não era apenas iogurte, porque você come não apenas aquilo que come, mas também a forma como aquilo que você comeu foi preparado e criado.

A história de Susan tem um final feliz. Nos Estados Unidos, ela evita esses alimentos letais, mas, quando está na Hungria, come os mesmos alimentos (que, claro não são os mesmos), nutrindo a si mesma e a seus amigos do intestino.

## A CONEXÃO DA PROTEÍNA

Ainda não acredita que moderar o consumo de proteína animal seja a resposta para uma vida longa e saudável? Como Simon & Garfunkel cantavam: "A man hears what he wants to hear and disregards the rest" [O homem escuta o que quer escutar e ignora o resto]. Vamos dar uma olhada na ciência. Com a exceção de um estudo com macacos rhesus conduzido no National Institute on Aging [Instituto Nacional sobre Envelhecimento] (NIA),[6] comprovou-se que a restrição de calorias estende a expectativa de vida em todos os animais (incluindo um estudo da Universidade de Wisconsin feito com macacos rhesus).[7]

Embora os macacos com restrições calóricas tivessem uma expectativa de saúde melhor do que seus companheiros alimentados de forma convencional em ambos os estudos, no estudo do NIA os macacos nos dois grupos morreram com a mesma idade. A Universidade de Wisconsin, usando a mesma espécie, chegou à conclusão oposta, de que a restrição de calorias aumentava sim a expectativa de vida. Quem estava certo? Quando os pesquisadores de Wisconsin olharam para os dados do estudo do NIA, descobriram e relataram que todos os animais do NIA tiveram uma ingestão de calorias restrita e que as proteínas usadas nos dois estudos poderiam ser a verdadeira explicação para essas diferenças, visto que os macacos da Universidade de Wisconsin comiam menos proteína e mais carboidrato. (Os leitores astutos vão notar que isso reflete os hábitos das pessoas nas zonas azuis.) Pesquisadores na Universidade de Saint Louis, que acompanharam durante anos membros da CR Society International [Sociedade Internacional de Restrição de Calorias] — essas pessoas comem cerca de 20% a 30% menos calorias do que o normal —, decidiram testar mais uma vez a hipótese da proteína animal.

Apesar de comer menos calorias, o pessoal da CR tinha níveis de IGF-1 (ver "Quer viver até os cem?", nas páginas 244-5) que eram mais ou menos os mesmos das pessoas que tinham uma alimentação normal. Não surpreende que aqueles macacos rhesus do estudo do NIA não viveram mais do que seus colegas de estudo mais rechonchudos. Na sequência, os pesquisadores recrutaram veganos e mediram seus níveis de IGF-1, descobrindo que eram muito mais baixos do que aqueles no grupo com restrições calóricas. Para o teste final, foi pedido que vários membros da CR cortassem o consumo de proteína animal sem que seu consumo de calorias totais fosse alterado. Adivinhe só: as pontuações de IGF-1 desse grupo caiu, igualando-se às dos veganos.[8] Isso significa que, se você quiser estar no jogo da vida a longo prazo, deve diminuir o consumo de proteína animal ou cortá-lo por inteiro. Recomendo não mais do que 50 g por dia. Quer mais do que isso numa só sentada? Sem problema, basta passar cerca de um dia sem proteína animal para compensar o que foi ingerido antes.

*Quer viver até os cem?*

Há anos, venho medindo rotineiramente os níveis de fator de crescimento semelhante à insulina tipo 1 (IGF-1, do inglês *insulin-like growth factor 1*), um marcador de envelhecimento fácil de medir.[9] Estudos com animais e humanos mostram que, quanto menor for seu IGF-1, mais tempo você vive e menor é o risco de desenvolver câncer. Os dois fatores em estudos com animais e humanos, incluindo as minhas pesquisas, que se correlacionam com a redução do IGF-1 são o consumo de menos açúcar e o de menos proteína animal, especificamente de certos aminoácidos. Esses aminoácidos, em particular a metionina, a leucina e a isoleucina, muito mais prevalentes na proteína animal do que em proteínas vegetais, ativam o sensor celular de disponibilidade de energia, o mTOR ou apenas TOR, alvo da rapamicina [do inglês *target of rapamycin*]. (A rapamicina é um fármaco de transplante que estava sendo testado durante meus primeiros anos na Universidade de Loma Linda. Todo fármaco de transplante precisa passar por anos de testes em animais para garantir a segurança e os efeitos a longo prazo.) Imagine a surpresa dos pesquisadores quando os animais tratados com rapamicina obtiveram uma expectativa mais longa, e não mais curta,[10] já que a maioria dos fármacos de transplante encurta a expectativa de vida! A busca pela causa desse fenômeno revelou que seu propulsor principal é um receptor de disponibilidade de energia em todas as células. Os pesquisadores, que adoram dar nomes complicados às coisas, chamaram o receptor de "alvo da rapamicina em mamíferos", ou mTOR [do inglês, *mammalian target for rapamycin*]. Agora sabemos que existe um sensor equivalente em todos os seres vivos, até nos vermes, por isso ele é chamado apenas de TOR.

O TOR sente a disponibilidade de energia. Se sentir muita energia — isto é, comida e verão —, acredita que está na hora de crescer e, por isso, o TOR estimula o crescimento celular ativando o IGF-1. Se o TOR sente pouca energia — isto é, inverno, seca ou fome —, está na hora de diminuir o consumo, reduzindo todas as funções não essenciais e expulsando todas as células que não trabalham direito; nesse processo, portanto, o IGF-1 é reduzido. Embora não haja como medir o TOR — trata-se de um receptor ou sensor —, seu mensageiro corrente abaixo, o IGF-1, manda as células crescerem ou hibernarem à espera de tempos melhores. Ao medir o IGF-1 (e reduzi-lo por nossas escolhas alimentares, comendo menos proteína animal, por exemplo), podemos controlar nossa taxa de envelhecimento. É assustador, mas é verdade. Todos meus pacientes na casa dos noventa e dos cem anos têm taxas muito baixas de IGF-1 e você também deveria ter.

## QUANTO VOCÊ CONSEGUE DIMINUIR?

Qual é o limite mínimo de consumo de proteína? Meu ex-colega dr. Gary Fraser, da Universidade de Loma Linda, deve ter a resposta. Em seus estudos com os longevos adventistas do sétimo dia e numa meta-análise de seis outros estudos, ele demonstrou que os adventistas veganos são os que vivem mais, seguidos pelos adventistas vegetarianos que limitam as gorduras derivadas de leite.[11] Os adventistas vegetarianos que consomem laticínios vêm em seguida, e os adventistas que consomem frango ou peixe ocasionalmente ficam na retaguarda em termos de longevidade. O que isso significa? Significa que comer proteína animal não é necessariamente bom para a saúde e que evitar a proteína animal por completo aumentou a longevidade entre pessoas já extremamente longevas. Se ainda achar que não consegue viver sem consumir um monte de hambúrgueres, costelinhas e filés, considere o seguinte: o risco de desenvolver Alzheimer tem correlação direta com a quantidade de carne consumida.[12] Imagine, então, o que poderia acontecer com uma dieta totalmente vegetariana com limitação de lectinas!

Por mais impressionantes que sejam esses estudos, eles devem ser comparados aos das sociedades mais longevas nas zonas azuis, para quem pequenas quantidades de proteína animal, em particular frutos do mar, são parte integral da dieta. Dan Buettner, o autor de *The Blue Zones* [As zonas azuis], não tinha ouvido falar dos habitantes com idade muito avançada da cidade italiana de Acciaroli, localizada ao sul de Nápoles. Essa cidade tem a maior porcentagem de centenários registrada — 30% dos residentes da cidade têm mais de cem anos de idade —, e atribuem sua saúde fenomenal ao consumo diário de anchovas com alecrim, acompanhado por doses generosas de vinho. Dito isso, meus estudos confirmam a relação entre a ingestão de proteína animal e açúcar (mesmo o açúcar de frutas) e níveis de IGF-1. Meu conselho é escolher plantas apropriadas para serem sua fonte de proteína predileta, talvez acrescentar alguns peixes pequenos e alecrim, e ter uma vida longa e saudável daqui para a frente.

---

*Jejum e cetonas*

É perfeitamente natural jejuar. Ignore os "especialistas" que alegam que o jejum é perigoso. No passado, os humanos jejuavam regularmente, não porque estava na moda ou porque queriam desintoxicar o intestino, mas por um motivo mais básico: nem sempre havia comida disponível. Um estudo realizado em 1972 é esclarecedor. Pesquisadores colocaram 23 indivíduos obesos numa dieta de inanição de sessenta dias. Primeiro, receberam uma dose de insulina, a qual remove o açúcar da corrente sanguínea. Imediatamente, todos ficaram com graves sintomas de hipoglicemia (baixo açúcar no sangue), com suores, pressão arterial baixa e desmaios. Ao fim dos sessenta dias, todos receberam outra dose de insulina; dessa vez, embora seus níveis de açúcar no sangue fossem extremamente baixos, eles estavam completamente alertas e radiantes. O sangue que saía do cérebro deles e que foi tirado das suas veias provou que o cérebro estava queimando cetonas para obter energia em vez de glicose e, portanto, eles não tinham necessidade de glicose.[13] Isso é prova de que os humanos conseguem se adaptar ao uso de cetonas como principal combustível quando estamos sem carboidratos e proteínas como fontes de açúcar.[14] Tenha em mente que quase todas as tradições religiosas têm alguma forma de jejum como parte de sua prática espiritual. Os mórmons, que praticam um jejum de um dia por semana, vivem significativamente mais do que os mórmons que não jejuam, mesmo sendo muito saudáveis.[15]

## UMA ALTERNATIVA À RESTRIÇÃO DE PROTEÍNA ANIMAL

Não está pronto para abandonar a proteína animal por completo? Certo, eu entendo. E se eu disser que há outra saída? Valter Longo, do Instituto de Longevidade da Universidade do Sul da Califórnia, mostrou que um jejum mensal vegano modificado de cinco dias de cerca de novecentas calorias gera os mesmos resultados em termos de IGF-1 e outros marcadores de envelhecimento, assim como um mês inteiro de uma dieta de restrições calóricas tradicional.[16] Portanto, se você limitar as calorias e evitar a proteína animal por apenas cinco dias por mês, consegue os mesmos benefícios que conseguiria se seguisse as restrições de calorias da CR Society Internacional durante um mês todo, mas sem fazer o mesmo esforço. É como praticar exercícios específicos uma ou duas vezes por semana e atingir os mesmos resultados de condicionamento físico de quem se exercita diariamente (de fato, isso também é verdade, como pesquisas revelam[17]).

E aí, o que acha? No próximo mês, simplesmente siga a versão vegana da Desintoxicação Inicial de Três Dias da Fase 1, que contém cerca de novecentas calorias (páginas 285-6), por cinco dias em vez de três, e veja o que acontece. Você vai encontrar cardápios para esse Jejum Vegano Modificado de Cinco Dias na página 294. Eu e minha mulher adoramos essa inclusão em nosso estilo de vida! Você pode repetir dois dias da desintoxicação da Fase 1 ou realizar quaisquer mudanças que mantenham sua ingestão diária de calorias nessa faixa. Depois, basta seguir as orientações da Fase 3 do Paradoxo Vegetal pelo resto do mês — a maioria das pessoas pode sair desse regime por alguns dias durante uma viagem ou em uma ocasião especial — e você vai ter um programa que poderá seguir por um período muito longo e saudável.

## OUTRA ALTERNATIVA

Se isso for extremo demais para você, experimente o jejum intermitente (JI). Os primeiros programas do JI centravam-se na ideia de, duas vezes por semana, cortar drasticamente sua ingestão diária de calorias para quinhentas a seiscentas e depois comer normalmente pelo resto da semana. Para se ter uma ideia de como seria, poderiam ser três barras de proteína aprovadas por dia ou seis a oito ovos de galinhas criadas em pasto ou com ômega-3, ou cinco sacos de alface-romana com cerca de três colheres de azeite de oliva e vinagre (adivinha qual eu prefiro!). Na minha clínica, normalmente aconselho os pacientes a jejuarem na segunda e na quinta. Na segunda, você está voltando do fim de semana, então faz sentido dar uma maneirada. Depois de dois dias sem jejum, volta a essa prática na quinta, de maneira que tem todo o fim de semana para relaxar de novo. A propósito, meus pacientes que utilizam essa técnica normalmente perdem cerca de meio quilo por semana.

## UMA TERCEIRA OPÇÃO

Ainda não está convencido? Eu e meu colega e amigo dr. Dale Bredesen, influente pesquisador sobre demência na UCLA e no Instituto Buck de Pesquisa sobre Envelhecimento, concordamos que, quanto mais tempo você passa sem comer entre as refeições, mais flexibilidade metabólica desenvolve em suas mitocôndrias, as minúsculas produtoras de energia em suas células, especialmente nos neurônios do seu cérebro. E quanto tempo deve ser esse intervalo? Todo dia, tente passar dezesseis horas sem comer. Em termos práticos, significa que, se terminar de jantar às seis horas da tarde, vai tomar brunch às dez horas da manhã. Ou termine de jantar às oito da noite para fazer um almoço ao meio-dia no dia seguinte. Lembre-se: um sinônimo de café da manhã é "desjejum". Quanto mais você estender esse período, melhor.[18] Não é de agora que estou entrando nessa onda. Se você leu meu primeiro livro, talvez se lembre de que, todo ano, de janeiro a maio, jejuo durante 22 das 24 horas de todo dia durante a semana, comendo todas as minhas calorias entre as seis e oito horas da noite e bebendo quantidades generosas de chá verde e chá de hortelã, além de uma xícara de café pela manhã. Mantenho essa prática há dez anos, portanto sei que não apenas é possível, mas também sustentável. Afinal, você está lendo este livro para descobrir como tornar sua vida sustentável, não é?

## UMA ESTRATÉGIA DE TRATAMENTO INTENSIVO

Alguns dos pacientes que chegam ao meu centro estão nas últimas, muitas vezes com problemas físicos como diabetes grave, câncer ou insuficiência cardíaca, ou com demência recém-diagnosticada, Parkinson ou outras doenças neurológicas. Esses casos graves precisam de tratamento intensivo, visto que as organelas produtoras de energia das células, as mitocôndrias, estão em estado de choque. E essas pessoas precisam ir imediatamente à "unidade de tratamento intensivo" do dr. Gundry. Se isso descreve você ou se você tem um ente querido com uma ou mais dessas doenças, elaborei uma variação do Programa do Paradoxo Vegetal para lidar com essas condições aparentemente díspares. A adaptação é chamada de Programa de Tratamento Intensivo do Paradoxo Vegetal Cetogênico e é detalhada no próximo capítulo. Vou dar um aperitivo: na realidade, todas essas doenças têm uma causa em comum. E você só tem uma chance, caro leitor, de adivinhar qual é.

# 10. Programa de Tratamento Intensivo do Paradoxo Vegetal Cetogênico

Muitos dos meus pacientes me procuram depois que todas as outras alternativas não deram resultado. Outros vêm ao serem confrontados subitamente por um diagnóstico de diabetes, câncer, doença de Parkinson, doença de Alzheimer ou outra forma de demência, ou ainda outra doença mortal. Não deve ser surpresa que acredito que o mecanismo subjacente que provoca todas essas consequências é o rompimento da parede intestinal feito pelas lectinas em conluio com os Sete Desreguladores Letais. Como resultado, essas lectinas e os LPSS (os lipopolissacarídeos) entram no corpo. Em termos de demência e Parkinson, leucócitos especializados chamados de células da glia protegem os neurônios (células nervosas) como guarda-costas. Quando detectam lectinas ou LPSS nas proximidades, eles se amontoam em volta dos neurônios que juraram proteger, quase como se rodeassem os vagões de trens em antigos filmes de faroeste ou erguessem as pontes levadiças do fosso ao redor do castelo. Infelizmente, essas células da glia protegem o nervo tão bem que, por vezes, nem mesmo o mais simples dos nutrientes consegue chegar à célula nervosa e, assim, o nervo morre. Além disso, as lectinas e os LPSS à solta provocam um desarranjo metabólico na forma como as mitocôndrias, as fábricas de produção de energia em todas as células, processam açúcares e gorduras. Continue lendo para ver como isso acontece.

## AS SUPERMITOCÔNDRIAS

Quando eu era criança, nos anos 1950 e 1960, pensava nas mitocôndrias como o Super Mouse e milhões de clones seus — isso porque eles realmente salvavam o dia. Há centenas de milhões de anos, os precursores de todas as células vivas englobavam bactérias que vieram a se tornar nossas mitocôndrias. Essas mitocôndrias desenvolveram uma relação simbiótica com suas células hospedeiras e passaram a produzir a molécula geradora de energia chamada ATP, necessária para o funcionamento de todas as células. As mitocôndrias têm seu próprio DNA, o qual se divide ao mesmo tempo que suas células hospedeiras. As mitocôndrias suportam a carga de trabalho de lidar com as calorias que você consome, utilizando açúcares e gorduras para produzir ATP em uma linha de montagem chamada ciclo de Krebs. Como qualquer operário, as mitocôndrias só conseguem fazer um tanto de trabalho por dia e precisam de um tempinho de descanso de vez em quando para recuperar o fôlego.

Até pouco tempo atrás, o relógio circadiano funcionou bem para as mitocôndrias. Durante o dia, elas trabalhavam sem parar, transformando todos os açúcares e proteínas (as quais se transformam em açúcares) que você comeu em ATP. Então, à noite, suas mitocôndrias diminuíam o ritmo e até tiravam um cochilo enquanto você dormia. As atividades metabólicas das mitocôndrias não cessam completamente à noite, mas entram numa queima lenta na ausência de ingestão de açúcar e proteína, dependendo de uma forma especial de gordura chamada de cetonas. Como expliquei no capítulo 9, as cetonas normalmente são geradas a partir de células de gordura quando as reservas de açúcar estão baixas. Compare esse sistema com um carro híbrido, que funciona com gasolina e recebe uma recarga de bateria do motor enquanto corre. Ele armazena essa energia elétrica para recorrer a ela quando a gasolina acabar e o motor estiver desligado. Do mesmo modo, à noite, quando você não está comendo, as mitocôndrias recorrem à sua energia de "bateria" na forma de cetonas para criar ATP.

Já discutimos o impacto dos ritmos circadianos em seu metabolismo. No verão, quando o alimento é abundante, as mitocôndrias precisam fazer hora extra e, talvez, de vez em quando, até recusem a entrada de açúcar e proteína, jogando, assim, parte da gordura na sua barriga. Não muito tempo atrás, isso não era um problema. Por quê? Porque, com a chegada do inverno, elas conseguiam reduzir o ritmo, visto que seu chefe estava tirando férias e não estava comendo muito, de modo que a gordura podia ser usada para produzir ATP no lugar do açúcar. Enviar parte da gordura em cetonas para as mitocôndrias durante períodos de escassez alimentar é exatamente a recomendação do médico: transformar cetonas em ATP exige apenas metade do esforço de transformar açúcar, o que deixa os operários felizes e conserva os estoques de energia do corpo em tempos de necessidade!

## UMA CONFUSÃO MITOCONDRIAL

Mas o que acontece quando as mitocôndrias estão cronicamente exaustas de tentar enfrentar esse número monumental de calorias que você consome, dia após dia, sem parar, o ano todo? Estressadas e subvalorizadas, começam a alegar doença e se recusam a suportar essa carga extra. A rede de energia (a produção de ATP pelas mitocôndrias) fica sobrecarregada e blecautes contínuos começam a apagar as luzes. Os caminhões que entregam açúcar não têm mais para onde ir e despejam uma parte maior de sua carga (gordura) no aterro (sua barriga). Quando suas mitocôndrias estão sob esse tipo de tensão, sua energia engasga até parar. Seu cérebro — pense nele como o conselho diretor — não faz ideia do que está acontecendo no chão da fábrica e não para de gritar furiosamente com os operários (as mitocôndrias) para que produzam ou encontrem mais açúcar para transformarem em energia — em dobro. Isso porque seu cérebro está morrendo de fome por déficit de energia. Agora pense no seu sistema imunológico como sendo policiais. Como não há energia para pagar-lhes, eles diminuem as patrulhas. Com as luzes apagadas e sem polícia por perto, os criminosos — na forma de células cancerígenas, por exemplo — entram, tendo o maior prazer em utilizar todo o açúcar disponível. Apesar de sombrio, esse cenário não é um caso perdido.

A essa altura, você deve ter uma boa ideia de como essa situação lamentável começou. Tenha paciência enquanto explico como meu plano vai libertar você. É preciso uma aula rápida sobre enzimas. Quando você come açúcar ou proteína — lembre-se de que a proteína é o "novo açúcar" e é convertida em açúcar[1] —, seu pâncreas libera insulina para trazer o açúcar para dentro de suas fábricas mitocondriais. No entanto, se as fábricas estiverem funcionando a pleno vapor, a insulina e sua carga de açúcar são recusadas no posto de descarga. Em vez disso, a insulina instrui uma enzima chamada lipoproteína lipase a fazer células de gordura transformarem o açúcar em mais gordura a ser armazenada para ser usada mais tarde. Se continuar a comer açúcar ou proteína — ou se consumir lectinas, que também bloqueiam o posto de descarga —, seu pobre pâncreas continuará produzindo mais e mais insulina para transportar toda essa carga de um lado para o outro e fazer com que ela seja convertida em gordura. Isso é chamado resistência à insulina, mas, na realidade, as mitocôndrias diminuíram seu ritmo de trabalho, ou até entraram em greve, para protestar contra as condições injustas de trabalho.

No fundo, todas as várias doenças citadas na abertura do capítulo envolvem um desarranjo metabólico, uma disparidade entre a energia consumida e a capacidade de seus operários de lidar com ela, provocada pelo consumo excessivo de energia (alimento), sobretudo na forma de açúcares e proteínas. Acrescente as gorduras saturadas que transportam os LPSS para dentro de você, e as lectinas que liberam mais LPSS, e você vai entender por que os operários estão em greve!

---

### HISTÓRIA DE SUCESSO
*Progresso da ELA foi barrado*

Conheci Art S. há quatro anos, quando ele entrou em meu consultório dirigindo sua cadeira de rodas motorizada. Aos 65 anos, estava nos estágios finais da esclerose lateral amiotrófica (ELA), mais conhecida como doença de Lou Gehrig, a condição que ficou famosa recentemente pelo Desafio do Balde de Gelo. Art ficou completamente paralisado, à exceção de dois dedos na mão direita com os quais operava os controles da cadeira de rodas. Alerta e inteligente, com esposa e filhos amorosos, tinha ouvido que precisaria de uma traqueostomia e um respirador para continuar vivendo. Quando entrou para me ver, Art escolheu outro caminho. Quatro anos depois, como praticante e defensor do meu Programa do Paradoxo Vegetal Cetogênico, ele ainda guia sua cadeira de rodas pelo mercado, ainda usa seus dois dedos e ainda respira por conta própria sem traqueostomia ou respirador. Se você sabe algo sobre a progressão da ELA, sabe que isso seria impossível. Na verdade, não é impossível, como Art teria o maior prazer em explicar a qualquer pessoa disposta a ouvir sua voz ainda forte.

## O DILEMA DA CETONA

Então, por que não cortar o consumo de açúcar e de proteína e tirar a carga de trabalho de suas mitocôndrias simplesmente queimando toda aquela gordura armazenada como combustível? Infelizmente, não é tão fácil assim. Se você já fez a dieta de Atkins, vai lembrar que o dr. Atkins queria que todo mundo entrasse em cetose, para que a gordura corporal armazenada fosse queimada. Mas, lamentavelmente, suas mitocôndrias não conseguem processar gordura direto das suas células de gordura. Em vez disso, uma enzima chamada lipase hormonossensível precisa transformar sua gordura armazenada numa forma utilizável de gordura chamada cetona.

Seu corpo age de maneira inteligente. A insulina é o único hormônio ao qual essa enzima é sensível. Portanto, se seu nível de insulina está alto, seu cérebro presume que você deve estar comendo demais para se preparar para o inverno iminente, convertendo tudo que você come em gordura para ajudar você quando as colheitas forem escassas. E ele presume que a última coisa que você quer agora é converter essa gordura em cetonas. Portanto, a insulina impede a lipase hormonossensível de funcionar.

Por outro lado, se é inverno e você não estiver comendo muito, a lipase hormonossensível é desbloqueada porque não há produção de insulina — e lá vai você, produzindo cetonas para manter o funcionamento das mitocôndrias. No passado, esse combustível de reserva mantinha os humanos vivos durante períodos em que a comida era escassa. Mas não temos mais necessidade de procurar comida no inverno. Se você se alimenta 365 dias por ano como num verão infinito, seu nível de insulina permanece alto, os operários ficam em greve e você não consegue acessar toda aquela gordura armazenada porque a insulina elevada está bloqueando a lipase hormonossensível. É como ter água por toda parte e não conseguir beber uma só gota!

É exatamente essa a conjuntura de muitos seguidores das dietas de baixo carboidrato e alta proteína, como Atkins, South Beach, Poder da Proteína e Paleo. Cortar o açúcar não diminui os níveis de insulina, por causa de toda aquela proteína. Mais uma vez, o excesso de proteína se transforma em açúcar, levando à liberação de insulina, a qual bloqueia a ação da lipase hormonossensível, impedindo que a gordura se converta em cetonas. Os efeitos colaterais desse bloqueio se manifestam, em geral, como dores de cabeça, baixa energia, dores no corpo e a chamada gripe de Atkins ou gripe low-carb [baixo carboidrato]. Para deixar claro, você precisa cortar não apenas os açúcares, mas também as proteínas para deter esse processo. Sério? Os dois? Você deve estar pensando que isso não vai acontecer de jeito nenhum. E sim, a gordura vai ajudá-lo nesse processo.

## COMER GORDURA É A CHAVE PARA DESBLOQUEAR O ARMAZENAMENTO DE GORDURA

Então, como se resolve esse problema? Considerando o título deste capítulo, você deve suspeitar que isso envolve cetonas. Ao contrário daquelas dietas de baixo carboidrato e alta proteína, é preciso reduzir drasticamente as *duas* fontes de calorias promotoras de insulina — açúcar e proteína — para fazer os níveis de insulina caírem e para reduzir a carga de trabalho de suas pobres mitocôndrias. Porém, como colocar as cetonas naquelas usinas de energia minúsculas se seu corpo não consegue produzi-las? Felizmente, há uma forma de desviar esse bloqueio, sem passar pelo sofrimento envolvido na gripe low-carb. Como diz a velha expressão, se não puder derrotá-los, junte-se a eles. Assim, a maioria das pessoas que se alimenta com a dieta norte-americana tem tanta insulina bloqueando a produção de cetona que é muito difícil produzir a própria cetona a partir de gordura própria. Mas as plantas nos deram um alívio, que também é mais um paradoxo. Por sorte, você pode comer ou beber as cetonas que as plantas já fizeram para você. Várias gorduras vegetais são compostas de cetonas e, paradoxalmente, mesmo sendo gorduras de plantas, podem ajudar você a sair dessa confusão.

Os triglicerídeos de cadeia média (encontrados no óleo do TCM) são 100% compostos de cetonas, que podem entrar direto no ciclo de Krebs sem nenhuma ajuda da insulina. O óleo de coco sólido (o que significa que ele fica sólido abaixo de cerca de 21 graus) contém por volta de 65% de TCMS, o que o torna mais uma fonte de cetonas. Outra fonte de TCMS é o azeite de dendê, também conhecido como óleo de palma, feito de cerca de 50% de cetonas. O butirato, chamado assim pela cetona na manteiga, é o ácido graxo de cadeia média na manteiga e na ghee (manteiga clarificada) e é mais uma pequena fonte de cetonas. Isso nos dá muitas opções para começar.

Mas você deve lembrar que a proteína é uma grande inimiga, tanto quanto o açúcar e os carboidratos. (Quantos paradoxos!) É por isso que muitos criadores de dietas cetogênicas bem-intencionados nunca vão conseguir manter a cetose — eles cometem o erro de ingerir gorduras TCMS benéficas ao mesmo tempo que comem uma dose generosa de proteína animal na forma de bacon, costelinhas, bife, linguiça, cortes frios e outras carnes gordurosas, bem como em queijos com alto teor de gordura. Você deve entender que pode ingerir cetonas o dia todo mas, enquanto continuar comendo proteína animal (que mantêm seus níveis de insulina altos), nunca vai chegar ao ponto de decompor sua própria gordura em cetonas, o que promove a perda de peso. Além disso, para quem tem câncer, deixe-me lembrar que as células cancerígenas adoram produtos de origem animal. Veja as páginas 163-4 para recordar da relação entre a $Neu_5Gc$ e o câncer.

## A CONEXÃO DO CÂNCER — E MAIS

Vamos parar um pouco para agradecer ao médico alemão Otto Warburg, vencedor do Prêmio Nobel, que, nos anos 1930, descobriu o calcanhar de Aquiles do metabolismo de todas as células cancerígenas. Ao contrário de células normais, as mitocôndrias nas células cancerígenas são incapazes de usar as cetonas para gerar ATP. Tampouco escolhem combinar açúcar com oxigênio para gerar ATP, como fazem as células normais. Em vez disso, as mitocôndrias das células cancerígenas dependem do sistema extremamente ineficiente de fermentação de açúcar também utilizado por leveduras e bactérias. Isso significa que a célula cancerígena comum precisa de até dezoito vezes mais açúcar para crescer e se dividir do que as células normais![2] E não para por aí. As células cancerígenas preferem fermentar o açúcar na forma de frutose em vez de glicose, portanto está aí mais um motivo para interromper o consumo de frutos (e você vai fazer isso de maneira quase total com este plano).[3] Se você ou alguém que você ama tem câncer, é preciso matar essas células de fome.

---

### HISTÓRIA DE SUCESSO
*O diabetes e o câncer desapareceram*

Melinda Y., uma paciente de 77 anos, tinha diabetes, que por si só já era grave, mas seu maior problema eram os grandes carcinomas de células escamosas nas duas pernas dela. Os tumores eram grandes demais para cirurgia, e a quimioterapia é ineficaz para lesões desse porte. Em salas de chat on-line, ela tinha ouvido que nem tudo estava perdido se seguisse o que eu havia sugerido para outros pacientes oncológicos. Ela pegou um avião até Palm Springs para fazer uma consulta. Eu a coloquei no Programa de Tratamento Intensivo do Paradoxo Vegetal imediatamente. Em seis meses, não apenas seu diabetes desapareceu, mas também seus carcinomas. É uma história incrível e verdadeira sobre o poder deste programa!

Enquanto matamos as células cancerígenas de fome, todas as outras células no seu corpo, incluindo seu cérebro, também podem usar cetonas para fornecer energia às suas mitocôndrias. Como cirurgião cardíaco, sei que as células do coração preferem cetonas à glicose para o uso cotidiano ou quando enfrentam desafios intensos, como correr uma maratona.

Se estiver sofrendo de perda de memória, Parkinson ou neuropatia, pesquisas fascinantes sugerem que as exaustas mitocôndrias em suas células nervosas podem voltar à vida se forem alimentadas com cetonas no lugar de açúcar.[4]

---

### HISTÓRIA DE SUCESSO
*Magro, mas ainda diabético*

Aos 55 anos de idade, Ralph K. era um profissional de saúde, mas sua própria saúde era frágil, só que isso não era culpa sua. Mesmo sendo magro, seu diabetes tipo 1 o tornava dependente de insulina e havia provocado doenças cardíacas. Ele já havia sofrido um ataque cardíaco e tinha passado por implante de stents. Apesar de tomar altas doses de estatinas, seus níveis de colesterol eram terríveis. O prognóstico de Ralph não era bom quando ele foi encaminhado para mim. No entanto, tudo isso mudou quando adotou o Programa de Tratamento Intensivo do Paradoxo Vegetal Cetogênico. Seus indicadores de diabetes estão normais agora, suas necessidades de insulina caíram de maneira drástica, ele ficou livre das estatinas e todos seus índices de colesterol estão na faixa normal há três anos.

---

## DIABETES E INSUFICIÊNCIA RENAL SÃO CURÁVEIS

Se você tem diabetes, deixe-me reiterar que as cetonas *não* precisam de insulina para serem entregues às suas mitocôndrias. Elas têm passe livre! Ao contrário do que você deve ter ouvido por aí, a gordura é sua amiga. Fale isto com gosto: "A gordura é minha amiga!". Outra coisa importante que você deve entender é que a proteína, os carboidratos e os frutos são seus inimigos, enquanto as gorduras e cetonas são suas amigas.[5] Ao contrário dos ensinamentos dos nutricionistas que tratam a doença, o diabetes não passa de um desarranjo metabólico provocado pelo excesso de proteína, açúcar e frutos sobrecarregando suas pobres mitocôndrias. O diabetes é completamente curável, um fato que vejo todos os dias.

Por falar em frutos, a frutose é uma das principais causas de insuficiência renal, um fato que você e seu médico, até mesmo seu nefrologista, quase certamente desconhecem. A frutose é uma toxina tão forte que 60% dela é desviada para o fígado, onde é convertida em uma gordura chamada triglicerídeos (os quais provocam doença cardíaca) e em ácido úrico, que aumenta a pressão arterial, causa gota e danifica diretamente o sistema de filtragem dos seus rins.[6] Trinta por cento da frutose que você consome não vai para o seu fígado, mas sim para seus rins, onde prejudicam o sistema de filtração deles.[7] Lembre-se: frutos são doces, doces tóxicos. Como aprendemos, há muito tempo os frutos tinham apenas uma serventia: engordar você para o inverno. Somos capazes de tolerar a toxicidade deles por alguns meses em troca de gordura, visto que, durante os outros nove meses, podemos nos recuperar do massacre contra nossos rins. Agora, porém, seus rins passam o ano todo enfrentando esse problema. Para deixar claro, com o Programa de Tratamento Intensivo do Paradoxo Vegetal Cetogênico, você vai eliminar imediatamente a grande maioria das toxinas que está matando seus rins — isto é, lectinas, frutos e excesso de proteína animal.

---

### HISTÓRIA DE SUCESSO
*Insuficiência renal evitada*

Quando o conheci aos 81 anos, Jerome M. era soropositivo e estava no estágio final de insuficiência renal como resultado de uma doença autoimune chamada glomerulonefrite. Essa doença provoca inflamação do sistema de filtração nos rins, conhecido como glomérulos, os quais removem resíduos e excesso de líquido. Ele estava tomando altas doses do esteroide prednisona e tinha uma diálise marcada. Jerome aceitou entrar na versão cetogênica do Programa do Paradoxo Vegetal. Depois de dez meses, conseguiu interromper a prednisona. Naquela época, seu nível de creatinina despencou de 1,7 para 1,1 (1,0 é o normal) e seu nível de cistatina C, um teste de função renal de alta tecnologia, caiu de 1,84 para 1,04 (o normal é 0,97). Sua TFG (taxa de filtração glomerular) também melhorou, subindo de quarenta para sessenta, que está na faixa segura. Faz dois anos que ele está livre da prednisona e nunca precisou de diálise.

## POUPE OS RINS

O melhor exemplo de cetose em ação é uma ursa gestante em hibernação. Ela entra em sua toca grávida, onde fica sem comer ou beber por cinco meses. Durante esse período, os bebês crescem, ela dá à luz, amamenta os filhotes e sai da toca magra mas com toda a massa muscular intata. Se não poupasse os músculos, não teria como caçar para alimentar os filhotes. Mas a façanha mais incrível é que ela não urina por cinco meses. Como faz tudo isso? Ela vive à base de cetonas da gordura que armazenou para o inverno. Agora, os rins só têm duas funções a cumprir: se livrar da água que você bebe ou consome nos alimentos e filtrar os subprodutos residuais da proteína. Da mesma forma que a gasolina, as proteínas produzem poluentes; as cetonas, por outro lado, queimam de maneira limpa, assim como o gás natural. A mamãe ursa então queima as cetonas e não bebe nada, portanto seus rins não têm o que fazer e, em consequência, ela não tem o que urinar.

O efeito poupador do rim do Programa de Tratamento Intensivo do Paradoxo Vegetal Cetogênico nunca deixa de me surpreender. Consegui prolongar a vida até da minha yorkshire terrier idosa depois que ela voltou do veterinário, que disse que ela morreria em um mês de insuficiência renal e, por isso, recomendou que eu lhe proporcionasse todo conforto possível. Conforto foi o que não faltou! Ela entrou na dieta da *pancetta* crua — afinal, cachorros são carnívoros. Comendo apenas o bacon italiano profundamente gorduroso, perfeito para carnívoros, mas nem tanto para humanos, seu edema e sua ascite (água no abdome) desapareceram, e ela voltou a me acompanhar em minha corrida matinal, junto com meus três outros cachorros. Ela viveu por mais dois anos, morrendo em idade avançada.

---

**HISTÓRIA DE SUCESSO**

*Sem necessidade de diálise*

Aos 61 anos, Guadalupe O. estava obesa, com forte resistência à insulina e insuficiência renal diabética. Tinha um implante de shunt e uma diálise marcadas. Sua filha, manicure no salão onde corto o cabelo — um alô para Tracy! —, tinha ouvido falar do meu trabalho, então trouxe a mãe dela, que não fala inglês, para me ver. O diabetes de Guadalupe estava descontrolado, com um HbA1C de 12 (o normal é menos de 5,6) e sua função renal beirava um TFG de 10 (o nível seguro é maior que 90). Não era nenhuma surpresa ela estar prestes a fazer diálise. Os venenos em seu sangue estavam em níveis altíssimos. Ela iniciou o Programa de Tratamento Intensivo do Paradoxo Vegetal Cetogênico. Isso foi há três anos, e Guadalupe continua sem diálise até hoje. Seu HbA1C despencou para 5,8, mas costuma se manter por volta dos 6,0 sem injeções de insulina. Ela perdeu cerca de catorze quilos, mas sua dieta tradicional de tortilhas de milho, feijões e frutos às vezes se prova uma atração poderosa demais. Sempre que vemos seu peso aumentar ou sua função renal decair, sua filha a ajuda a voltar aos eixos. Ninguém deveria fazer diálise na idade dela.

---

## O PROGRAMA DE TRATAMENTO INTENSIVO DO PARADOXO VEGETAL CETOGÊNICO NA PRÁTICA

Como você pode ver, todos esses problemas de saúde aparentemente tão diferentes se originam de uma única causa corrigível: a disfunção mitocondrial. Se você tem uma dessas doenças, em vez do Programa do

Paradoxo Vegetal básico, recomendo fortemente que siga esta variação, a qual reduz ainda mais as proteínas animais e proíbe completamente frutas e legumes com sementes (que são frutos).

## LISTA DE ALIMENTOS ACEITÁVEIS DO PROGRAMA DE TRATAMENTO INTENSIVO DO PARADOXO VEGETAL CETOGÊNICO

**ÓLEOS**
Óleo de algas
  (marca culinária
  Thrive)
Azeite de oliva
Óleo de coco
Óleo de macadâmia
Óleo de TCM
Óleo de abacate
Óleo de perilla
Óleo de noz
Azeite de dendê
Óleo de farelo de
  arroz
Óleo de gergelim
Óleo de fígado
  de bacalhau
  aromatizado

**ADOÇANTES**
Estévia
Inulina
Yacon
Fruta-dos-monges
Luo han guo
Eritritol
Xilitol

**NOZES E SEMENTES**
(½ xícara/dia)
Macadâmia
Noz
Pistache
Pecã
Coco (não água de
  coco)
Leite de coco
  (substituto de
  leite de vaca não
  adoçado)
Leite de coco
  cremoso
  (engarrafado
  integral não
  adoçado)
Avelã
Linhaça
Psyllium
Pinhão (em
  quantidades
  limitadas)
Castanha-do-pará
  (em quantidades
  limitadas)

**AZEITONAS**
Todas

**CHOCOLATE AMARGO**
90% ou mais (28 g/
  dia)

**VINAGRES**
Todos (sem adição
  de açúcar)

**ERVAS E TEMPEROS**
Todos, exceto
  pimenta chili em
  flocos
Missô

**FARINHAS**
Coco
Amêndoa
Avelã
Gergelim (e
  sementes)
Castanha
Cassava
Banana verde
Batata-doce
Junça

Semente de uva

Araruta

**MACARRÕES**

Massas sem glúten
e sem grãos

Macarrão shirataki

Macarrão de kelp

Macarrão *konjac* e
macarrão de ágar-
-ágar

Arroz *konjac*

**LATICÍNIOS** (28 g de
queijo ou 100 g de
iogurte/dia)

Manteiga francesa/
italiana

Manteiga de búfala

Ghee

Queijo de cabra

Brie de cabra

Kefir de cabra e de
ovelha

Queijo de ovelha
(natural)

Iogurte de coco

Queijos franceses/
italianos com alto
teor de gordura
como o brie
extracremoso

Queijo suíço com
alto teor de
gordura

Mozarela de búfala
(Itália)

Creme de leite
fresco orgânico

*Sour cream* orgânico

*Cream cheese*
orgânico

**VINHO** (117 mL/dia)

Tinto

**DESTILADOS** (30 mL/
dia)

**PEIXE** (todos
pescados em
ambiente selvagem
— 50 g a 100 g/dia)

Peixe branco

Robalo de água
doce

Halibute do Alasca

Atum enlatado

Salmão do Alasca
(enlatado, fresco,
defumado)

Peixe havaiano

Camarão

Caranguejo

Lagosta

Vieiras

Lula

Mariscos

Ostras

Mexilhões

Sardinhas

Anchovas

**FRUTOS**

Abacate

**VEGETAIS**

*Vegetais crucíferos*

Brócolis

Couve-de-bruxelas

Couve-flor

Acelga chinesa

Couve-da-china

Acelga

Rúcula

Agrião

Couve

Couve-crespa

Repolho verde
e roxo

Radicchio

Chucrute cru

*Kimchi*

*Outros vegetais*

Cacto nopal

Aipo

Cebola

Alho-poró

Cebolinha francesa

Cebolinha verde

Chicória

Cenoura (crua)

Folhas de cenoura

Alcachofra

Beterraba (crua)

Rabanete

Rabanete branco

Alcachofra-girassol

Palmito

Coentro

Quiabo

Aspargo

Alho

*Verduras*

Alface-romana

Alface de folhas
vermelhas e
verdes

Couve-rábano

Mix de folhas verdes

Espinafre

Endívia

Folhas de
dente-de-leão

Alface-manteiga

Funcho (erva-doce)

Escarola

Folhas de mostarda

Mizuna

Salsa

Manjericão

Hortelã

Onze-horas

Perilla

Algas

Macroalga

Vegetais do mar

Cogumelos

**AMIDOS RESISTENTES**
(com moderação)

Banana-da-terra
verde

Banana verde

Fruto do baobá

Mandioca (tapioca)

Batata-doce ou
inhame

Rutabaga

Pastinaca

Yucca

Raiz de aipo (aipo-
-rábano)

Glucomannan (raiz
de konjac)

Caqui

Jicama

Taro

Nabo

Junça

Manga verde

Painço

Sorgo

Mamão verde

**AVES CRIADAS EM PASTO**
(não ao ar livre —
50 g a 100 g/dia)

Frango

Peru

Avestruz

Ovos de galinhas
criadas em pasto
ou ômega-3 (até
quatro por dia
mas apenas uma
clara)

Pato

Ganso

Faisão

Pombo

Perdiz

Codorna

**CARNE VERMELHA**
(alimentada apenas
com gramíneas —
50 g a 100 g/dia)

Bisão

Carne de caça

Carne de veado

Javali

Alce

Porco (criado de
forma humana)

Cordeiro

Boi

Prosciutto

**"CARNE" VEGETAL**
Tempeh (apenas
sem grãos)

## LISTA DO "NÃO" DE ALIMENTOS COM LECTINAS DO PROGRAMA DE TRATAMENTO INTENSIVO DO PARADOXO VEGETAL CETOGÊNICO

**ALIMENTOS REFINADOS RICOS EM AMIDO**

Macarrão
Arroz
Batata
Batata frita
Leite
Pão
Tortilha
Produtos de
    panificação
Farinhas feitas
    de grãos e
    pseudogrãos
Biscoitos doces
Biscoitos salgados
Cereal
Açúcar
Agave
Sucralose
Acesulfame K
Aspartame
Sacarina
Bebidas diet
Maltodextrina

**VEGETAIS**

Ervilha
Ervilha em vagem
Leguminosas
Vagem
Grão-de-bico

(incluindo na
    forma de homus)
Soja
Tofu
Edamame
Proteína de soja
Proteína texturizada
    de soja (PTS)
Todos os feijões,
    incluindo brotos
Todas as lentilhas

**NOZES E SEMENTES**

Abóbora
Girassol
Chia
Amendoim
Castanha-de-caju

**FRUTOS** (alguns
chamados de
legumes)
Todas as frutas
Pepino
Abobrinha
Abóbora
Todas as variedades
    de abóbora
Melão (todas as
    variedades)
Berinjela
Tomate

Pimentão
Pimenta chili
Goji berries

**LATICÍNIOS DE VACAS QUE NÃO SÃO DO SUL DA EUROPA** (contêm caseína A1)

Iogurte
Iogurte grego
Sorvete
Sorvete de iogurte
Queijo
Ricota
Queijo cottage
Kefir
Pós de proteína
    de caseína

**PEIXES, CRUSTÁCEOS, FRANGO, BOI, CORDEIRO E PORCO ALIMENTADOS À BASE DE GRÃOS OU SOJA**

**Grãos geminados, pseudogrãos e gramíneas**

*Grãos integrais*
Trigo (o cozimento
    na panela de

265

| | | |
|---|---|---|
| pressão não retira as lectinas de nenhuma forma de trigo) | Arroz selvagem | ÓLEOS |
| | Cevada (não pode ser cozida na pressão) | Soja |
| | | Semente de uva |
| | | Milho |
| Trigo Einkorn | Trigo-sarraceno | Amendoim |
| Kamut | Kashi | Semente de algodão |
| Aveia (não pode ser cozida na pressão) | Espelta | Cártamo (açafrão--bastardo) |
| | Milho | |
| Quinoa | Produtos de milho | Girassol |
| Centeio (não pode ser cozido na pressão) | Amido de milho | "Parcialmente hidrogenados" |
| | Xarope de milho | |
| | Pipoca | Vegetal |
| Triguilho | Erva de trigo | Canola |
| Arroz integral | Erva de cevada | |
| Arroz branco | | |

## O QUE VOCÊ VAI COMER

A lista do "Sim" para o Programa do Tratamento Intensivo do Paradoxo Vegetal elimina quase todos os frutos, com a exceção dos listados como amidos resistentes. Todos os outros frutos passaram para a lista do "Não". Essa é a principal mudança, e todo o resto continua praticamente igual ao programa básico. Não consuma absolutamente nenhum fruto com a exceção de abacates, banana verde, banana-da-terra, mangas verdes e mamões verdes. (Certo, seus implicantes, quiabo também pode. É tecnicamente um fruto também, mas aquela baba gosmenta que tanta gente odeia atrai lectinas feito um ímã.) Em relação a gorduras, concentre-se inicialmente nos ácidos graxos de cadeia média ou nos ácidos graxos de cadeia curta na manteiga ou no ghee, mas uma palavra de alerta: o excesso de óleo de coco ou de TCM em um período muito curto pode dar diarreia.

Sua meta inicial são três colheres de sopa distribuídas ao longo do dia; depois vá aumentando até onde seu sistema conseguir tolerar. Os cardápios para o Programa de Tratamento Intensivo do Paradoxo Vegetal Cetogênico estão nas páginas 296-302. Todas as receitas das Fases 1 e 2 também valem para esse programa cetogênico.

### MAIS ALGUNS DETALHES

- As macadâmias são a noz de preferência, enquanto todas as outras assumem um papel secundário.

- A sobremesa de leite de coco congelado sem açúcar continua, mas o sorvete de leite de cabra passa a ser proibido.

- Você também pode se deliciar com o chocolate extra-amargo, mas certifique-se de que contenha pelo menos 90% de cacau. A Lindt produz essa barra, que é bem fácil de encontrar.

- As fontes de proteína animal têm seu consumo restrito para não mais do que 100 g — o tamanho de uma carta de baralho — por dia, de preferência na forma de peixes, crustáceos e moluscos selvagens.

- Se tiver câncer, tente eliminar todas as proteínas animais. Elas contêm uma concentração dos aminoácidos utilizados pelas células cancerígenas mais alta do que as fontes vegetais de proteína. As folhas, os tubérculos e as raízes que você consumir vão lhe proporcionar toda a proteína[8] de que você precisa, mas suas células cancerígenas não conseguirão usá-las.

- Gemas de ovo são praticamente gordura pura, da qual o seu cérebro precisa para funcionar. Experimente uma omelete de três gemas e um ovo inteiro cozido no óleo de coco ou no ghee e recheado com fatias de abacate, cogumelos e cebola. Tempere com cúrcuma e regue com mais ghee, óleo de macadâmia, perilla ou azeite de oliva antes de servir.

- Os veganos podem comer um avocado com uma colherada de óleo de coco. As nozes têm um altíssimo teor de proteína vegetal.[9]

- As verduras, outros vegetais aceitáveis e os amidos resistentes assumem o papel de entregadores de gordura. Sempre falo a meus pacientes do Paradoxo Vegetal Cetogênico que o único objetivo do alimento é colocar gordura na sua boca. Por exemplo, os brócolis permitem que você consuma óleo de perilla, óleo de TCM, ghee ou qualquer outro óleo aprovado. Um dos meus pratos favoritos é couve-flor cozida em fogo brando com leite de coco cremoso, temperada com curry em pó — adoro comê-lo com uma colher. Encharque, encharque mesmo, suas saladas com azeite de oliva, óleo de perilla, óleo de macadâmia ou, melhor ainda, misture azeite de oliva ou outros óleos com o de TCM em igual medida. Os de TCMs não têm sabor, o que os torna um acréscimo perfeito a smoothies.

## PROMOVER A QUEIMA DE GORDURA

O jejum intermitente ou estender o intervalo entre as refeições é especialmente efetivo no início do Programa do Paradoxo Vegetal Cetogênico, visto que tirar a carga de suas mitocôndrias estressadas é um dos objetivos principais. Mas, ao contrário das pessoas no Programa do Paradoxo Vegetal convencional, você não tem a flexibilidade metabólica para acessar e usar toda a gordura armazenada entre as refeições. Quando não estiver comendo, de poucas em poucas horas, consuma uma colher de sopa de óleo de TCM ou óleo de coco, para que não fique com a cabeça zonza, ou sinta fraqueza ou tontura. Depois de um ou dois meses, tente eliminar uma dose de óleo de coco. Caso se sinta bem, comece a estender o período entre as refeições.

## UMA DIETA PARA A VIDA

Por quanto tempo você deve seguir o Programa de Tratamento Intensivo do Paradoxo Vegetal Cetogênico? A resposta varia, dependendo da doença que motivou seu uso. Se você sofre de câncer, problemas neurológicos ou de memória, continue nele pelo resto da vida (a qual será mais longa e mais feliz). Se estiver tratando de problemas de obesidade, diabetes ou insuficiência renal e tiver conseguido melhorar sua saúde, a boa notícia é que, depois de dois ou três meses, pode conseguir passar para o Programa do Paradoxo Vegetal normal. Comece com a Fase 2, abordada no capítulo 8. Por outro lado, se sair dos trilhos quando mudar para essa versão mais liberal do programa, retorne ao programa cetogênico o mais rápido possível.

Algumas palavras finais: como já disse antes, nenhuma das fases do Programa do Paradoxo Vegetal, nem esta variação, devem ser vistas como uma corrida. O objetivo não é atravessar o programa o mais rápido possível. Em vez de uma competição, veja o programa como um caminho para um estilo de vida com o qual possa viver, e que melhore sua saúde. Sempre faça o que conseguir fazer, com o que tiver em mãos, onde estiver. Se sair da linha por um dia ou dois, simplesmente volte para o caminho. Depois que sentir os benefícios em sua saúde que o Programa do Paradoxo Vegetal (em qualquer forma) oferece, por que você faria outra coisa?

Vou deixar você com duas histórias de pacientes especialmente inspiradoras. Espero que elas encorajem você a experimentar o Programa de Tratamento Intensivo do Paradoxo Vegetal se estiver enfrentando algum problema grave de saúde.

---

### HISTÓRIA DE SUCESSO
*Ele venceu o câncer duas vezes*

Pai solteiro de três lindos filhos, Earl F. tem 53 anos e é soropositivo. Eu o conheci há dez anos, mas fiquei sem vê-lo por quatro anos, quando ressurgiu, envergonhado. Ele tinha acabado de ser diagnosticado por meio de uma biópsia com câncer de próstata, com um escore de Gleason de 3 + 3 = 6, o qual indica a agressividade relativa do câncer e, portanto, sua gravidade. Ele também tinha ganhado nove quilos nesse período. Será que eu poderia ajudá-lo a vencer o câncer? Earl entrou no Programa de Tratamento Intensivo do Paradoxo Vegetal Cetogênico, comendo quantidades generosas de cânhamo e bebendo o chá de brássica patenteado pela Johns

Hopkins. Dois meses depois, e muitos quilos a menos, as várias biópsias de Earl não mostraram mais nenhum câncer de próstata. Ele me agradeceu e, assim como antes, sumiu, cancelando duas consultas marcadas.

Três anos depois, ressurgiu de repente, com uma cara envergonhada e uma cicatriz de uma incisão grande na escápula. Ele tinha sofrido uma neurocirurgia recente para remover parte de um enorme glioblastoma multiforme, uma das formas mais temidas de câncer cerebral. Infelizmente, a localização do tumor era tal que não tinha como ser removido por completo. Earl estava fazendo quimioterapia e radioterapia e, ao pesquisar sobre o tema, ficou convencido de que não tinha esperanças. Será que eu poderia ajudá-lo de novo? Por sorte, ele já era um velho conhecido do Programa do Paradoxo Vegetal Cetogênico e entramos de cabeça. Elevamos seus níveis de vitamina D para mais de 110 ng/mL e acrescentamos suplementos adicionais para deter o câncer. Quando vimos que ele estava progredindo com a dieta e seus resultados de laboratório, Earl marcou sua próxima consulta.

Mas, assim como da outra vez, ele sumiu. Dois anos e meio depois da cirurgia, voltou ao meu consultório, trazendo tomografias computadorizadas, IRMS e PET *scans* de seu cérebro, todas os quais mostravam a ausência do tumor e apenas o tecido cicatricial. Também trouxe uma foto de seus três filhos para me mostrar como estavam crescendo e anunciou que todos eles viajariam pela Europa no verão. O Programa do Paradoxo Vegetal havia trazido o pai deles de volta — duas vezes. Torço muito para que esses filhos obriguem o pai a comer muito azeite de oliva por lá!

---

## HISTÓRIA DE SUCESSO
*Demência refreada*

George P. tinha 85 anos quando se mudou com sua mulher, por desejo do filho, da Flórida para Palm Springs, depois que George foi diagnosticado com doença de Alzheimer severa. A mudança não tinha corrido bem. Quando uma pessoa com demência é tirada de seu ambiente familiar, a doença quase sempre se agrava, como foi o caso de George, e ele começou a vagar à noite. A família estava vivendo com um orçamento limitado, de modo que o tratamento médico 24 horas por dia ou uma unidade de saúde para memória estava fora de questão. Depois que seu filho trouxe George para uma consulta, os testes revelaram a presença do genótipo ApoE4, conhecido comumente como gene de Alzheimer. Ele também tinha níveis altos de insulina e açúcar, típicos de pessoas com a doença de George. Seu pobre cérebro estava ansiando por açúcar.

Toda a família entrou no Programa de Tratamento Intensivo do Paradoxo Vegetal Cetogênico e acrescentei alguns suplementos de fortalecimento do cérebro para George. Depois de alguns meses, ele parou de vagar à noite. Mais alguns meses depois, estava conversando e fazendo piadas com a mulher e o filho, como fazia anos antes. Eu via George regularmente a cada três meses para fazer seus exames de sangue, sendo que tirava seu sangue pessoalmente para ter mais tempo para avaliar sua condição. Cerca de um ano depois de sua primeira consulta, entrei na sala de exame para tirar o sangue de George. Nesse dia, seu filho e sua esposa, que sempre o acompanhavam, não estavam lá. "Cadê sua família?", perguntei. "Em casa", ele respondeu. "Bom, alguém trouxe você aqui?". "Não", ele respondeu, "vim sozinho". Minha cara de espanto deve tê-lo pegado de surpresa. Ele se levantou da cadeira, colocou a mão no meu ombro e disse: "Olha, faz mais de um ano que venho aqui de tantos em tantos meses. Acha que eu não lembraria o caminho a essa altura?". Se algum dia precisei reforçar minha fé no poder do alimento, a pergunta dele disse tudo.

# 11. Recomendações de suplementos do Paradoxo Vegetal

Cerca de vinte anos atrás, eu dizia aos meus pacientes que suplementos eram dinheiro jogado fora. Isso foi antes de começar a medir os efeitos de vitaminas, minerais e compostos vegetais como polifenóis, flavonoides e outros fitonutrientes nos biomarcadores de inflamação dos meus pacientes. Também realizo medições reais da flexibilidade vascular de cada paciente, usando uma ferramenta Endo-PAT, um sistema aprovado pela FDA que mede a capacidade dos vasos sanguíneos no membro superior de responder positivamente ao aumento do fluxo sanguíneo, depois de um breve período de restrição do fluxo sanguíneo. Agora, com base nesses testes, consigo dizer com segurança quando os pacientes mudaram seu regime de suplementos ou mesmo se trocaram de marca.[1]

Deixe-me dizer por que a suplementação de nutrientes é um componente fundamental do Programa do Paradoxo Vegetal. Não posso escolher fonte melhor para convencer você do que o governo federal dos Estados Unidos. Estas são as palavras exatas do Documento do Senado dos EUA 74-264: "O fato alarmante é que os alimentos — frutas, verduras, legumes e grãos —, agora cultivados em milhões de hectares de terras que não contêm quantidades suficientes de certos nutrientes de que necessitamos, estão nos fazendo passar fome — por mais que os comamos".[2]

Quando dou palestras sobre esse tema para profissionais de saúde, sempre peço para adivinharem a data de publicação desse documento, então vou fazer o mesmo com você. Uma dica: não é uma informação nova. Que tal? O relatório foi publicado em 2000? 1990? 1960? Nem perto disso. Foi escrito em 1936! Oitenta e um anos atrás. Já naquela época, os cientistas sabiam que nosso solo estava empobrecido de vitaminas, minerais e de seu próprio microbioma. E isso foi antes do uso de fertilizantes químicos, pesticidas, biocidas e Roundup. É enlouquecedor o que nosso solo contém agora (e o que não contém). E sabemos com certeza que esse número piorou, como detalhado num relatório de 2003 comparando o teor mineral de verduras, legumes e frutas de 1940 com 1991.[3]

Por que isso é tão importante para você e sua saúde? O motivo por que meu programa é chamado de Paradoxo Vegetal é que as plantas são ao mesmo tempo nosso veneno e nossa salvação. Nossos antigos ancestrais caçadores-coletores consumiam mais de 250 plantas diferentes por ano de forma rotacional e sazonal. As raízes daquelas plantas se fincavam em dois metros de solo argiloso orgânico, repleto de bactérias e fungos de modo a criar um *terroir* incrível de minerais e fitoquímicos dentro dos tubérculos, folhas, flores e frutos das plantas. A carne e a gordura dos animais que nossos antepassados matavam e comiam também continham esses fitoquímicos, porque os animais que eles comiam também se alimentavam dessas plantas.

Digamos que você tem uma dieta orgânica, come de maneira sazonal, frequenta a feira de orgânicos e consome frutos do mar selvagens, frango e ovos criados em pasto, carnes e leites de vacas A2 alimentadas com gramíneas, bem como de ovelhas e cabras. São excelentes hábitos. Será que é o bastante? Bom, se você acha que fazendo isso consegue receber todos os fitonutrientes que nossos ancestrais ingeriam de 250 espécies vegetais diferentes, é muita ingenuidade sua! Como mostram testes de laboratório em muitos de meus pacientes fiéis a uma dieta orgânica, não há como receber todos os nutrientes de que você precisa sem suplementação.

Quais são os suplementos que a maioria das pessoas apresenta alguma deficiência e como substituí-los?

## VITAMINA $D_3$

Como já mencionei, a maior surpresa para mim é que a maioria dos norte-americanos tem níveis baixíssimos de vitamina $D_3$.[4] Cerca de 80% dos californianos no meu consultório tinham deficiência de vitamina D quando fizeram seu registro inicial, incluindo 100% dos meus pacientes autoimunes e intolerantes à lectina. Fiquei chocado pela quantidade de suplementos que alguns dos meus pacientes autoimunes precisam para fazer seus níveis sanguíneos de vitamina D subirem ao que considero normal, que é 70 a 105 ng/mL de 25-hidroxivitamina D, a forma ativa de vitamina D no seu corpo. Como os níveis de vitamina D são medidos por mim de três em três meses, posso ser agressivo na substituição, mas, se você estiver apenas começando o programa, acrescente apenas 5 mil uis de vitamina $D_3$ por dia. No caso de doença autoimune, comece com 10 mil por dia. Nos últimos dezessete anos, ainda não vi nenhum caso de toxicidade por vitamina D. Na verdade, duvido que isso exista.

## AS VITAMINAS B, ESPECIALMENTE METILFOLATO E METILCOBALAMINA

Muitas vitaminas B são produzidas pelas bactérias intestinais, então, se sua floresta tropical intestinal tiver sido dizimada, é provável que esteja deficiente em metilfolato (a forma ativa do ácido fólico) e metilcobalamina (a forma ativa da vitamina $B_{12}$, às vezes chamada de metil $B_{12}$). Além disso, mais da metade da população mundial tem uma ou mais mutações dos genes metilenotetrahidrofolato redutase (MTHFR). Se você pesquisar esse gene, vai encontrar sites em que muitas pessoas botam a culpa no MTHFR por uma longa lista de problemas de saúde. A boa notícia é que, tomando um tablete de mil mcg de metilfolato por dia e colocando de mil a 5 mil mcg de metil $B_{12}$ embaixo da língua, você pode contornar essa mutação genética. Como você tem 50% de probabilidade de ter uma ou mais dessas mutações únicas ou duplas, acho que vale a pena tomar as formas ativas de metilfolato e metil $B_{12}$ por precaução. Embora elas não possam feri-lo, se você for um dos poucos com uma ou ambas as mutações duplas, pode sofrer maior irritabilidade ou, inversamente, depressão. Visite meu site (<www.drgundry.com>) para mais informações sobre como proceder nesse caso.

Por que você deveria tomar esses suplementos de vitamina B? Porque ela contribui para fornecer um grupo dos metilenos ao aminoácido chamado homocisteína na sua corrente sanguínea, convertendo-o em substância inofensiva. Um nível de homocisteína elevado está correlacionado a danos no revestimento interno das veias sanguíneas, que também estão associados a níveis elevados de colesterol. Os suplementos de vitamina B quase sempre fazem esses índices voltarem para dentro da normalidade.

## O G6

Anos atrás, quando *Dr. Gundry Diet Evolution* foi publicado, me pediram para citar as seis classes mais importantes de suplementos que eu achava que todos deveriam ter para manter a saúde boa. Batizei-o de G6, em referência ao encontro dos chefes de Estado (agora expandido para G7) dos países mais desenvolvidos do mundo (e também em referência à primeira letra do meu sobrenome). Aqui está minha lista de G6:

### POLIFENÓIS

Talvez a classe mais importante de compostos ausentes na sua dieta sejam os fitoquímicos chamados polifenóis. As plantas formulam esses compostos para resistir a insetos e se proteger de queimaduras de sol (sim, as frutas podem sofrer queimaduras de sol), portanto os polifenóis fornecem uma variedade de efeitos benéficos quando metabolizados por suas bactérias intestinais. Esses benefícios incluem o bloqueio da formação do causador de aterosclerose N-óxido de trimetilamina (TMAO) derivado das proteínas animais carnitina e colina, e, como mencionei, a dilatação ativa de seus vasos sanguíneos. Alguns dos meus polifenóis favoritos em forma de suplemento são o extrato de semente de uva, o extrato de casca de pinheiro (às vezes vendido como picnogenol) e o resveratrol, o polifenol no vinho tinto. É possível encontrar suplementos em farmácias de manipulação e pela internet. Minhas doses sugeridas são 100 mg de extrato de semente de uva e de resveratrol, e 25 mg a 100 mg de extrato de casca de pinheiro por dia. Outras ótimas adições são extrato de chá verde, berberina, cacau em pó, canela, amora e romã.

## FITOQUÍMICOS DE PLANTAS VERDES

Sem dúvida, é impossível comer verduras suficientes para satisfazer seus companheiros intestinais, um fato que você logo vai testemunhar em primeira mão quando seu desejo por verduras aumentar exponencialmente nas próximas semanas no Programa do Paradoxo Vegetal. Outra vantagem dessas verduras é que elas tendem a suprimir seu apetite por alimentos prejudiciais que engordam. Estudos mostram, por exemplo, que os fitoquímicos no espinafre reduzem drasticamente a fome por açúcares simples e gorduras em humanos,[5] o que é um dos motivos por que ele é um ingrediente essencial no smoothie verde (página 315) que costumo tomar no café da manhã. O espinafre é um ingrediente em muitos dos pós de combinação de verduras no mercado, mas um alerta sobre esses pós de fitoquímicos: ainda não encontrei nenhum suplemento de verduras sem erva de trigo, erva de cevada ou erva de aveia como ingrediente — e as lectinas em grãos e ervas são a última coisa que você deve ingerir.

Você pode tomar extrato de espinafre e complementá-lo com DIM (di-indolilmetano), um composto que estimula o sistema imunológico encontrado apenas em quantidades mínimas nos brócolis, e pectina cítrica modificada — meus estudos mostram que a pectina cítrica modificada reduz níveis elevados de galectina 3, um marcador determinante de estresse no miocárdico e nos rins, reduzindo os tipos de micróbios maus em seu intestino e melhorando a relação de micróbios bons. O extrato de espinafre está disponível em cápsulas de 500 mg e recomendo que tome duas por dia; o DIM está disponível na forma de cápsulas e a dose usual é de 100 mg por dia; a pectina cítrica modificada vem em forma de pó ou em cápsulas de 500 mg, tome duas cápsulas ou uma colher por dia.

## PREBIÓTICOS

A nomenclatura do que acontece em seu trato intestinal é confusa, para dizer o mínimo. *Probióticos*, como você agora sabe, se referem aos micróbios que vivem dentro de você e ao seu redor. Mas *prebióticos* são os compostos de que os probióticos precisam para sobreviver e crescer. Gosto de pensar nesses compostos como o fertilizante para as sementes de gramíneas (os probióticos). Descobriu-se que muitos dos compostos utilizados para o tratamento de constipação intestinal, como pó ou cascas de psyllium, não atuam como um laxante estimulador do intestino, mas como um alimento para seus amigos do intestino; isso os faz crescer e se multiplicar, o que aumenta seus movimentos intestinais. Ainda mais interessante é o fato de que os bandidos em seu intestino não conseguem comer cascas de psyllium e outras fibras, portanto os prebióticos alimentam os mocinhos e matam os bandidos de fome.

Um dos melhores prebióticos é a inulina, um FOS que mencionei anteriormente. E o leite materno contém outros prebióticos importantes conhecidos como galacto-oligossacarídeos (GOS), que são feitos para alimentar os micróbios intestinais do recém-nascido. Pois é, o leite materno alimenta o bebê em seu todo — não apenas a parte humana!

Experimente as cascas de psyllium. Dissolva uma colher de chá por dia em água e aumente para uma colher de sopa por dia. Também considere encomendar os GOS, que podem ser encontrados on-line. Tome um pacotinho ou colher por dia. Depois acrescente uma colher de chá de inulina em pó por dia.

BLOQUEADORES DE LECTINA

Você se lembra do meu lema, "Faça o que puder, com o que tiver, onde estiver"? Bom, apesar de nos esforçarmos bastante, às vezes nos encontramos em situações em que devemos comer — ou em que comemos por acidente — certos alimentos que contêm lectinas. Você viu esses incidentes em muitas das histórias de sucesso dos meus pacientes. A boa notícia é que existem no mercado muitos compostos úteis que absorvem lectinas.

Uma opção é tomar glucosamina e MSM. Cinquenta por cento das pessoas que tomam esses suplementos relatam a redução da dor de artrite. Também considere a D-manose em uma dose de 500 mg duas vezes ao dia, em particular se tiver a tendência a sofrer infecções do trato urinário. A D-manose é o ingrediente ativo em cranberries [oxicocos], embora o suco forneça quantidades ridiculamente pequenas. E ignore o suco de cranberry sem adição de açúcar — essa afirmação significa que existe tanto açúcar lá dentro que não precisamos adicionar mais nada nele!

## DEFESA CONTRA AÇÚCAR

Por falar em açúcar, como você sabe bem, somos inundados por ele — não apenas em sua forma mais familiar, mas também no xarope de milho rico em frutose e em qualquer carboidrato simples que se decompõe facilmente em açúcar, incluindo a sua fruta predileta. (É por isso que quero que você veja as frutas como doces.) Ao longo dos anos, fiquei impressionado pela diferença nos níveis de glicose e HbA1C de meus pacientes obedientes feita pelo acréscimo de alguns poucos suplementos simples.

Combine 400 mcg de crômio duas vezes ao dia, 500 mg de canela duas vezes ao dia, 30 mg de zinco por dia, 150 mcg de selênio por dia, 250 mg de beberina duas vezes ao dia e 200 mg de extrato de cúrcuma duas vezes ao dia. Todos esses compostos mudam a forma como seu corpo e sua insulina enfrentam os açúcares que você come.

## ÔMEGA-3 DE CADEIA LONGA

Há dez anos, meço os níveis de ômega-3 em RBC (eritrócitos, do inglês *red blood cell*) nos meus pacientes e o que vejo me assusta. A maioria das pessoas tem uma deficiência profunda de ácidos graxos ômega-3 EPA (ácido eicosapentaenoico, do inglês *eicosapentaenoic acid*) e, mais importante, DHA (ácido docosa-hexaenoico, do inglês *docosahexaenoic acid*). Na realidade, as únicas pessoas no meu consultório com níveis suficientes dessas gorduras fortalecedoras do cérebro sem tomar suplementos comem sardinhas ou arenques todos os dias. Mesmo meus pacientes de Seattle e Vancouver que comem salmão todos os dias não atingem esses resultados. Por que você deveria se preocupar? Bom, seu cérebro é formado por cerca de 60% de gordura. Em outras palavras, se disser que alguém tem a "cabeça gorda", está fazendo um elogio sem perceber! Metade da gordura no cérebro é DHA e a outra metade é ácido araquidônico (AA) — as gemas de ovo são uma ótima fonte dessa substância. Estudos mostram que as pessoas com níveis mais altos de gordura ômega-3 no sangue têm memória melhor e um cérebro maior do que pessoas com os níveis mais baixos.[6] Se isso não for convincente o bastante, lembre-se de que o óleo de peixe ajuda a reparar sua parede intestinal e impede aqueles LPSs perversos de atravessar sua fronteira intestinal.

Recomendo escolher um óleo de peixe destilado molecularmente que venha de peixes pequenos como sardinhas e anchovas. Fiquei tão impressionado com os dados de longevidade da pequena vila pesqueira de Acciaroli, no sul da Itália, onde a dieta é fortemente baseada em anchovas e alecrim, que formulei meu próprio suplemento de ômega-3 com DHA, EPA e extrato de alecrim.

Ao tomar o óleo de peixe, tente alcançar 1 g de DHA por dia. No rótulo, você vai encontrar o tamanho da porção — seja por cápsula ou colher de chá se for líquido; depois, olhe embaixo de "ingredientes" para encontrar o teor de DHA por cápsula ou colher de chá. Calcule quantas cápsulas ou colheres de chá vão lhe dar pelo menos 1 g de DHA por dia.

OUTROS SUPLEMENTOS

O espaço não me permite entrar em detalhes sobre as coisas fantásticas que os suplementos podem realizar para uma variedade de problemas. Na verdade, levaria um livro inteiro para fazer jus ao tema. Para os interessados em meus produtos voltados para saúde cerebral, longevidade, controle de humor, controle circulatório, controle de aminoácidos, controle hepático, controle prostático, polifenóis específicos, bloqueadores de estrogênio para homens e mulheres, acne, queda e afinamento capilar, e uma linha completa de produtos de cuidados para a pele baseados em polifenóis específicos que alimentam o microbioma de sua pele, visitem meu site. Quando começo a ver um traço comum nos pedidos dos pacientes ou quando acho que consigo elaborar e proporcionar um produto melhor ou mais conveniente do que os disponíveis atualmente em lojas ou na internet, torno esse produto disponível no meu site. Ou você sempre pode encaminhar perguntas sobre suplementos específicos para mim em <www.drgundry. com> [em inglês].

## SUPLEMENTOS ADICIONAIS PARA O PROGRAMA DE TRATAMENTO INTENSIVO DO PARADOXO VEGETAL CETOGÊNICO

Se estiver aderindo às recomendações do Programa de Tratamento Intensivo do Paradoxo Vegetal Cetogênico, você vai rapidamente, muitas vezes em questão de dias, esgotar o glicogênio, o açúcar armazenado em seu fígado e músculos. Essa forma de açúcar é armazenada e associada a uma molécula de água, o que é responsável pela rápida perda de peso nesse programa. Mas, junto com a água, são levados dois minerais importantes, potássio e magnésio. Esses dois elementos são responsáveis por impedir que as células musculares sofram cãibras, por isso muitas pessoas se queixam de cãibras nas pernas no início do programa. Embora inquietante, vejo isso como um sinal de que você está seguindo o programa de maneira adequada. Mas o suplemento de aspartato de magnésio e potássio pode deter as cãibras. Várias empresas produzem isso numa forma comum, normalmente 99 mg de potássio e 299 mg ou 300 mg de magnésio. Sugiro tomar um duas vezes ao dia. Às vezes, o magnésio tem efeito laxante; nesse caso, diminua para uma dose.

## O SENTIDO DO SUPLEMENTO

Uma nota final sobre suplementos: muita gente ainda acredita que exista uma balinha mágica em forma de suplemento — em outras palavras, que um ou mais suplementos vão, de alguma forma, corrigir a dependência contínua na dieta ocidental típica, além de fazer com que tudo se reverta magicamente e o corpo se cure. Posso garantir a você que isso não existe e falo isso porque testemunhei esse equívoco no exame de sangue dos meus pacientes muitas vezes nos últimos dezessete anos. No entanto, se você embarcar no Programa do Paradoxo Vegetal, muitos desses suplementos vão garantir benefícios mensuráveis. Apresentei estudos sobre esses benefícios em conferências nacionais e internacionais de prestígio. Lembre-se: fiéis a seu nome, os suplementos aprimoram os resultados do Programa do Paradoxo Vegetal — mas não substituem o programa.

PARTE III

CARDÁPIOS E RECEITAS

# Exemplos de cardápios

## EXEMPLOS DE CARDÁPIOS PARA A FASE 1: A DESINTOXICAÇÃO INICIAL DE TRÊS DIAS

As receitas para todos esses pratos estão nas páginas 312-63. Um asterisco (*) indica que a receita contém frango ou salmão e que há variações veganas e/ou vegetarianas. As receitas em negrito podem ser encontradas na seção de receitas.

| DIA 1 | |
|---|---|
| CAFÉ DA MANHÃ | **Smoothie verde** |
| LANCHE | **Barquinhos de alface-romana recheados com guacamole** |
| ALMOÇO | **Salada de rúcula com frango e vinagrete de limão-siciliano*** |
| LANCHE | **Barquinhos de alface-romana recheados com guacamole** |
| JANTAR | **Salteado de repolho e couve fresca com salmão e abacate*** |

| | DIA 2 |
|---|---|
| CAFÉ DA MANHÃ | **Smoothie verde** |
| LANCHE | **Barquinhos de alface-romana recheados com guacamole** |
| ALMOÇO | **Salada de alface-romana com abacate e frango com pesto de coentro*** |
| LANCHE | **Barquinhos de alface-romana recheados com guacamole** |
| JANTAR | **Couve-de-bruxelas ao limão-siciliano, couve-crespa e cebola com "filé" de repolho** |

| | DIA 3 |
|---|---|
| CAFÉ DA MANHÃ | **Smoothie verde** |
| LANCHE | **Barquinhos de alface-romana recheados com guacamole** |
| ALMOÇO | **Wrap de alga recheado de frango, rúcula e abacate com molho de coentro*** |
| LANCHE | **Barquinhos de alface-romana recheados com guacamole** |
| JANTAR | **Brócolis assados com "arroz" de couve-flor e cebolas salteadas** |

Modificação vegana: Substitua a proteína animal por tempeh sem grãos ou uma fatia de 2 cm de couve-flor selada em fogo alto em óleo de abacate até ficar dourada em ambos os lados.

# EXEMPLOS DE CARDÁPIOS PARA A FASE 2: REPARE E RESTAURE

Esta fase tem duração mínima de seis semanas. Você pode alternar esses dois cardápios semanais ou criar o seu próprio cardápio, seguindo as diretrizes no capítulo 8.

As receitas estão nas páginas 312-63.

- As receitas marcadas com um asterisco (*) contêm frango, peixe, crustáceos ou ovos.

- Não consuma mais do que 100 g de proteína animal por refeição.

- Os vegetarianos e veganos podem consultar as versões veganas e vegetarianas das receitas.

- Para outros pratos, os vegetarianos e veganos podem substituir a proteína animal por tempeh sem grãos, ovos veganos, leguminosas cozidas na pressão ou "filés" de couve-flor.

| SEMANA 1 | |
|---|---|
| DIA 1 | |
| CAFÉ DA MANHÃ | **Smoothie verde** |
| LANCHE | ¼ de xícara de nozes cruas |
| ALMOÇO | Peito de frango criado em pasto e salada de repolho envolta em folhas de alface com abacate fatiado* |
| LANCHE | **Barquinhos de alface-romana recheados com guacamole** |
| JANTAR | **Pizza de espinafre com crosta de couve-flor**; salada de folhas verdes com molho vinagrete de abacate |

## DIA 2

| | |
|---|---|
| CAFÉ DA MANHÃ | **Smoothie do Paradoxo** |
| LANCHE | ¼ de xícara de nozes cruas |
| ALMOÇO | Uma lata pequena de atum misturada com ½ abacate e um toque de vinagre balsâmico, enrolados em folhas de alface |
| LANCHE | **Barquinhos de alface-romana recheados com guacamole** |
| JANTAR | **Waffles de farinha de mandioca com uma dose de colágeno\***; brócolis grelhados ou cozidos rapidamente com óleo de perilla ou de abacate e uma colher de chá de óleo de gergelim |

## DIA 3

| | |
|---|---|
| CAFÉ DA MANHÃ | **Muffins "verdes" de ovo e linguiça\*** |
| LANCHE | ¼ de xícara de nozes cruas |
| ALMOÇO | Dois ovos de galinha criada em pasto cozidos e cobertos com **pesto de manjericão\*** (página 342); salada da sua escolha com vinagrete |
| LANCHE | **Barquinhos de alface-romana recheados com guacamole** |
| JANTAR | Salmão do Alasca grelhado\*; **purê de couve-flor assado com aroma de parmesão**; salada de aspargos coberta com sementes de gergelim, e molho de óleo de gergelim e vinagre |

| DIA 4 | |
|---|---|
| CAFÉ DA MANHÃ | **Muffin de canela e linhaça na caneca*** |
| LANCHE | ¼ de xícara de nozes cruas |
| ALMOÇO | **Sopa de cogumelos "crus"**; salada da sua escolha com vinagrete |
| LANCHE | **Barquinhos de alface-romana recheados com guacamole** |
| JANTAR | **Salada de sorgo com radicchio** coberta por três ou quatro camarões selvagens grelhados ou 100 g de carne de caranguejo* |

| DIA 5 | |
|---|---|
| CAFÉ DA MANHÃ | **Smoothie verde** |
| LANCHE | ¼ de xícara de nozes cruas |
| ALMOÇO | Macarrão *konjac* misturado com azeite de oliva, sal e pimenta; salada de alface-boston com vinagrete |
| LANCHE | **Barquinhos de alface-romana recheados com guacamole** |
| JANTAR | **Chips bloqueadores de lectina de quiabo assado**; peito de frango criado em pasto grelhado*; salada de espinafre e cebola roxa com molho vinagrete |

| DIA 6 | |
|---|---|
| CAFÉ DA MANHÃ | **Panquecas perfeitas de banana-da-terra*** |
| LANCHE | ¼ de xícara de nozes cruas |

| | |
|---|---|
| ALMOÇO | **Sopa de aipo**; salada da sua escolha com vinagrete |
| LANCHE | **Barquinhos de alface-romana recheados com guacamole** |
| JANTAR | **"Minipizzas" grelhadas de cogumelos portobello ao pesto**; salada da sua escolha com vinagrete; alcachofra cozida no vapor |

| DIA 7 |
|---|

| | |
|---|---|
| CAFÉ DA MANHÃ | **Muffins de farinha de amêndoas e de coco na caneca*** |
| LANCHE | ¼ de xícara de nozes cruas |
| ALMOÇO | **Wrap de alga recheado de frango, rúcula e abacate com molho de coentro*** |
| LANCHE | **Barquinhos de alface-romana recheados com guacamole** |
| JANTAR | **Curry vegano com "macarrão" de batata-doce; "arroz" de couve-flor**; salada da sua escolha com vinagrete |

| SEMANA 2 |
|---|

| DIA 1 |
|---|

| | |
|---|---|
| CAFÉ DA MANHÃ | **Smoothie verde** |
| LANCHE | ¼ de xícara de nozes cruas |
| ALMOÇO | Peito de frango criado em pasto grelhado*; **couve-rábano em lascas com pera crocante e nozes** |

| | |
|---|---|
| LANCHE | **Barquinhos de alface-romana recheados com guacamole** |
| JANTAR | Salmão do Alasca grelhado*; **corações de alcachofra "fritos" assados**; salada de repolho e cenoura com óleo de gergelim e molho de vinagre de maçã |

### DIA 2

| | |
|---|---|
| CAFÉ DA MANHÃ | **Smoothie do Paradoxo** |
| LANCHE | ¼ de xícara de nozes cruas |
| ALMOÇO | Sardinhas enlatadas em azeite de oliva misturadas com ½ abacate e um toque de vinagre balsâmico, e envoltas em folhas de alface* |
| LANCHE | **Barquinhos de alface-romana recheados com guacamole** |
| JANTAR | **Hambúrgueres proteicos de cogumelos e nozes**; aspargos grelhados ou fritos com óleo de perilla ou abacate e uma colher de chá de óleo de gergelim |

### DIA 3

| | |
|---|---|
| CAFÉ DA MANHÃ | **Muffin de cranberry (oxicoco) e laranja***; dois ovos de galinhas criadas em regime de pasto com abacate fatiado |
| LANCHE | ¼ de xícara de nozes cruas |
| ALMOÇO | **Três bolos de painço totalmente modernos***; salada da sua escolha com vinagrete |

| | |
|---|---|
| LANCHE | **Barquinhos de alface-romana recheados com guacamole** |
| JANTAR | Salmão do Alasca grelhado*; **purê de couve--flor assado com aroma de parmesão**; salada de endívia e rúcula coberta por sementes de gergelim e molho vinagrete |

## DIA 4

| | |
|---|---|
| CAFÉ DA MANHÃ | **Muffin de canela e linhaça na caneca*** |
| LANCHE | ¼ de xícara de nozes cruas |
| ALMOÇO | **Salada de rúcula com frango e vinagrete de limão-siciliano*** |
| LANCHE | **Barquinhos de alface-romana recheados com guacamole** |
| JANTAR | **Salada de sorgo com radicchio**, coberta com salmão do Alasca |

## DIA 5

| | |
|---|---|
| CAFÉ DA MANHÃ | **Smoothie verde** |
| LANCHE | ¼ de xícara de nozes cruas |
| ALMOÇO | **Sopa de aipo;** salada da sua escolha com vinagrete |
| LANCHE | **Barquinhos de alface-romana recheados com guacamole** |
| JANTAR | **Salteado de repolho e couve-fresca com salmão e abacate*; "Arroz" de couve--flor**; salada de espinafre e cebola roxa com molho vinagrete |

## DIA 6

| | |
|---|---|
| CAFÉ DA MANHÃ | **Waffles de farinha de mandioca com uma dose de colágeno** |
| LANCHE | ¼ de xícara de nozes cruas |
| ALMOÇO | **Salada de alface-romana com frango com pesto de coentro** |
| LANCHE | **Barquinhos de alface-romana recheados com guacamole** |
| JANTAR | **"Filés" de couve-flor marinados e grelhados**; salada de agrião, jicama e rabanete com vinagrete; alcachofra no vapor com ghee |

## DIA 7

| | |
|---|---|
| CAFÉ DA MANHÃ | **Muffin de farinha de amêndoas e de coco na caneca** |
| LANCHE | ¼ de xícara de nozes cruas |
| ALMOÇO | Salada de rúcula com uma lata de atum* com óleo de perilla e molho de vinagre |
| LANCHE | **Barquinhos de alface-romana recheados com guacamole** |
| JANTAR | **Curry de vegetais com "macarrão" de batata-doce; chips bloqueadores de lectina de quiabo assado** |

## EXEMPLOS DE CARDÁPIOS PARA A FASE 3 DE JEJUM VEGANO MODIFICADO DE CINCO DIAS: COLHA AS RECOMPENSAS

Colha as recompensas. Para a Fase 3, continue seguindo os cardápios da Fase 2, mas reduza sua ingestão de proteína animal a não mais do que 50 g por refeição (um total de 114 g por dia), modificando as receitas se necessário. Também reveja o programa da Fase 3 que começa na página 231. Se desejar, pode testar sua tolerância a alimentos que contêm lectinas acrescentando devagar — e um a um — pequenas quantidades de volta em sua dieta, incluindo leguminosas cozidas na pressão, como discutido nas páginas 235-6. Se quiser, pode seguir o Jejum Vegano Modificado de Cinco Dias, detalhado a seguir, uma vez por mês.

Em qualquer refeição, você pode substituir o tempeh sem grãos por uma fatia de 2 cm de couve-flor selada em fogo alto no óleo de abacate até dourar dos dois lados.

| DIA 1 | |
|---|---|
| CAFÉ DA MANHÃ | **Smoothie verde** |
| LANCHE | **Barquinhos de alface-romana recheados com guacamole** |
| ALMOÇO | Versão vegana de **salada de rúcula com frango e vinagrete de limão-siciliano**, usando tempeh sem grãos |
| LANCHE | **Barquinhos de alface-romana recheados com guacamole** |
| JANTAR | Versão vegana de **salteado de repolho e couve-crespa com salmão e abacate**, usando tempeh sem grãos |

| DIA 2 | |
|---|---|
| CAFÉ DA MANHÃ | **Smoothie verde** |
| LANCHE | **Barquinhos de alface-romana recheados com guacamole** |
| ALMOÇO | Versão vegana de **salada de alface-romana com abacate e frango com pesto de coentro,** usando tempeh sem grãos |
| LANCHE | **Barquinhos de alface-romana recheados com guacamole** |
| JANTAR | **Couve-de-bruxelas ao limão, couve-crespa e cebola com "filé" de repolho** |

| DIA 3 | |
|---|---|
| CAFÉ DA MANHÃ | **Smoothie verde** |
| LANCHE | **Barquinhos de alface-romana recheados com guacamole** |
| ALMOÇO | Versão vegana de **wrap de alga com frango, rúcula e abacate com molho de coentro,** usando tempeh sem grãos |
| LANCHE | **Barquinhos de alface-romana recheados com guacamole** |
| JANTAR | **Brócolis assados com "arroz" de couve-flor e cebolas salteadas** |

| DIA 4 | |
|---|---|
| CAFÉ DA MANHÃ | **Smoothie verde** |
| LANCHE | **Barquinhos de alface-romana recheados com guacamole** |

| | |
|---|---|
| ALMOÇO | Versão vegana de **salada de alface-romana com abacate e frango com pesto de coentro**, usando tempeh sem grãos no lugar do frango |
| LANCHE | **Barquinhos de alface-romana recheados com guacamole** |
| JANTAR | **Couve-de-bruxelas ao limão-siciliano, couve-crespa e cebola com "filé" de repolho** |
| DIA 5 | |
| CAFÉ DA MANHÃ | **Smoothie verde** |
| LANCHE | **Barquinhos de alface-romana recheados com guacamole** |
| ALMOÇO | Versão vegana de **wrap de alga com frango, rúcula e abacate com molho de coentro**, usando tempeh sem grãos |
| LANCHE | **Barquinhos de alface-romana recheados com guacamole** |
| JANTAR | **Brócolis assados com "arroz" de couve-flor e cebolas salteadas** |

## EXEMPLOS DE CARDÁPIOS PARA O PROGRAMA DE TRATAMENTO INTENSIVO DO PARADOXO VEGETAL CETOGÊNICO

Repita esses cardápios toda semana, acrescentando suas próprias variações desde que fiquem dentro das orientações apresentadas nas páginas 261-7. Modifique as receitas da Fase 2 para limitar sua ingestão de peixe ou outras proteínas vegetais a um máximo de 100 g por dia. Salvo indicação do contrário, cubra todas as saladas com "vinagrete cetogênico", que é uma mistura de partes iguais de óleo de perilla ou azeite de oliva e óleo de TCM, com a quantidade de vinagre que você preferir.

As variações para vegetarianos e veganos são dadas entre parênteses. As receitas da Fase 2 podem ser encontradas nas páginas 312-63.

| DIA 1 | |
|---|---|
| CAFÉ DA MANHÃ | **Smoothie verde** com uma colher de sopa de óleo de TCM |
| LANCHE | ¼ de xícara de macadâmias ou **barquinhos de alface-romana recheados com guacamole** |
| ALMOÇO | **"Filés" de couve-flor marinados e grelhados** e salada de repolho envoltos em duas colheres de sopa de maionese de abacate e abacate fatiado. Coma com uma colher de sopa de óleo de TCM. |
| LANCHE | Um pacote de porção única de óleo de coco ou uma colher de sopa de óleo de TCM |
| JANTAR | **Pizza de espinafre com crosta de couve-flor** coberta por azeite de oliva ou óleo de TCM. <br><br> (Alternativa vegana: **"Filés" de couve-flor marinados e grelhados**); salada de folhas verdes coberta com abacate e "vinagrete cetogênico" |

## DIA 2

| | |
|---|---|
| CAFÉ DA MANHÃ | **Muffin de farinha de amêndoas e de coco na caneca** (versão vegana), servido numa tigela com ½ xícara de creme de leite fresco (leite de coco cremoso) e comido com uma colher |
| LANCHE | ¼ de xícara de macadâmias ou **barquinhos de alface-romana recheados com guacamole** |
| ALMOÇO | Atum ou sardinhas em lata em azeite de oliva (tempeh sem grãos ou **"filés" de couve-flor marinados e grelhados**), esmagados com ½ abacate e um toque de vinagre balsâmico, uma colher de sopa de óleo de TCM e envoltos em folhas de alface |
| LANCHE | Um pacote de porção única de óleo de coco ou uma colher de sopa de óleo de TCM |
| JANTAR | **Hambúrgueres proteicos de cogumelos e nozes,** com brócolis fritos ou grelhados e óleo de perilla ou abacate, uma colher de chá de óleo de gergelim e uma colher de sopa de óleo de TCM |

## DIA 3

| | |
|---|---|
| CAFÉ DA MANHÃ | **Muffins "verdes" de linguiça e ovo** (versão vegana), servidos numa tigela com uma colher de óleo de TCM ou óleo de coco mais uma colher de sopa de azeite de oliva ou óleo de perilla e comido com uma colher |
| LANCHE | ¼ de xícara de macadâmias ou **barquinhos de alface-romana recheados com guacamole** |

| | |
|---|---|
| ALMOÇO | **Três bolos de painço totalmente modernos** cobertos com abacate fatiado; salada da sua escolha com "vinagrete cetogênico" mais uma colher de sopa de óleo de TCM |
| LANCHE | Um pacote de porção única de óleo de coco ou uma colher de sopa de óleo de TCM |
| JANTAR | Salmão do Alasca grelhado (tempeh sem grãos grelhado); **purê de couve-flor com aroma de parmesão assado** (tirar o queijo parmesão); salada de aspargos coberta com sementes de gergelim e molho de óleo de gergelim e vinagre mais uma colher de sopa de óleo de TCM |

### DIA 4

| | |
|---|---|
| CAFÉ DA MANHÃ | **Muffin de canela e linhaça na caneca,** servido numa tigela com ½ xícara de creme de leite fresco (leite de coco cremoso) e comido com colher |
| LANCHE | ¼ de xícara de macadâmias ou **barquinhos de alface-romana recheados com guacamole** |
| ALMOÇO | **Sopa de cogumelos "crus"**, com uma colher de sopa de óleo TCM e duas colheres de sopa de azeite de oliva ou óleo de perilla acrescentado à receita e mais óleo ou azeite regado por cima para servir; salada da sua escolha com "vinagrete cetogênico" |
| LANCHE | Um pacote de porção única de óleo de coco ou uma colher de sopa de óleo de TCM |

| | |
|---|---|
| JANTAR | **Salada de sorgo com radicchio** coberta com três ou quatro camarões selvagens grelhados ou 100 g de carne de caranguejo selecionada, e uma colher de sopa de óleo de TCM. (Substitua o camarão por tempeh sem grãos ou **"filés" de couve-flor marinados e grelhados**.) |

## DIA 5

| | |
|---|---|
| CAFÉ DA MANHÃ | **Smoothie verde** com uma colher de sopa de óleo de TCM adicionado |
| LANCHE | ¼ de xícara de macadâmias ou **barquinhos de alface-romana recheados com guacamole** |
| ALMOÇO | Macarrão *konjac* misturado com azeite de oliva ou óleo de TCM, ou ½ xícara de *sour cream* ou ¼ de xícara de cream cheese (½ xícara de leite de coco cremoso), sal e pimenta; salada de alface-boston com "vinagrete cetogênico" |
| LANCHE | Um pacote de porção única de óleo de coco ou uma colher de sopa de óleo de TCM |
| JANTAR | **Curry de vegetais com "macarrão" de batata-doce**; "arroz de couve-flor", cozido no leite de coco cremoso; salada de espinafre e cebola roxa com "vinagrete cetogênico" |

| | DIA 6 |
|---|---|
| CAFÉ DA MANHÃ | Duas metades de abacate, cada uma recheada com uma gema de ovo e uma colher de sopa de óleo de TCM, grelhadas até a gema começar a endurecer, para serem comidas de colher (encha o abacate com leite de coco cremoso). |
| LANCHE | ¼ de xícara de macadâmias ou **barquinhos de alface-romana recheados com guacamole** |
| ALMOÇO | **Sopa de aipo**, com ½ xícara de creme de leite fresco (ou ½ xícara de leite de coco cremoso) acrescentado durante o cozimento; salada da sua escolha com "vinagrete cetogênico" |
| LANCHE | Um pacote de porção única de óleo de coco ou 1 colher de sopa de óleo de TCM |
| JANTAR | **"Minipizzas" grelhadas de cogumelos portobello ao pesto;** salada da sua escolha com vinagrete; alcachofra cozida no vapor com molho de ghee derretida sem restrição com uma colher de óleo de TCM (use óleo de coco ou azeite de dendê como molho) |
| | **DIA 7** |
| CAFÉ DA MANHÃ | Omelete de três gemas (jogue as claras fora) mais um ovo inteiro, recheado de cogumelos e espinafre e cozido no óleo de coco e coberto com óleo de perilla, óleo de abacate ou azeite de oliva (versão vegana ou vegetariana de **muffins "verdes" de linguiça e ovo**) |

| | |
|---|---|
| LANCHE | ¼ de xícara de macadâmias ou **barquinhos de alface-romana recheados com guacamole** |
| ALMOÇO | Salada de rúcula coberta por atum, salmão ou sardinhas em lata (tempeh sem grãos ou **"filés" de couve-flor marinados e grelhados**) e "vinagrete cetogênico" |
| LANCHE | Um pacote de porção única de óleo de coco ou uma colher de sopa de óleo de TCM |
| JANTAR | Macarrão *konjac* misturado com molho pesto da Kirkland (ou pesto vegano), mais uma colher de sopa adicional de óleo TCM |

# Receitas do Programa do Paradoxo Vegetal

Nesta seção de receitas, apresento 36 pratos fáceis de preparar. Irina Skoeries, da Catalyst Cuisine, desenvolveu as receitas para a Desintoxicação Inicial de Três Dias, bem como os cardápios para essa fase inicial, por isso sou muito grato a ela. As receitas para todas as três fases vão guiar você na escolha dos tipos de alimentos que vão ajudá-lo a atingir seus objetivos, não importa se for para perder ou recuperar peso, ou ainda eliminar ou aliviar um ou mais problemas de saúde. Todas as receitas também servem para o programa de Tratamento Intensivo do Paradoxo Vegetal, por vezes com modificações pequenas. Veja as receitas também como uma inspiração para elaborar suas próprias refeições adaptadas para o Programa do Paradoxo Vegetal. Você pode continuar a utilizar as receitas da Fase 1 conforme avança pelo programa. O mesmo se aplica às receitas da Fase 2, que também servem para a Fase 3, embora seja preciso reduzir a quantidade de peixe ou de outra proteína animal a pouco mais de 50 g por porção. Muitas das receitas não contêm proteína animal. Para as que contêm, apresento versões vegetarianas e veganas. Uma receita contém feijões cozidos na pressão, o que a torna adequada apenas para a Fase 3. No entanto, se for vegetariano ou vegano, você pode comer feijões cozidos na pressão já na Fase 2, e, por isso, apresento variações dessa receita para você.

Não posso deixar de salientar a importância de comer uma grande variedade de vegetais, especialmente orgânicos. Coma os vegetais e os poucos frutos da lista do "Sim" quando estiverem na estação. Fique à vontade para substituir ingredientes frescos aprovados, dependendo do que estiver disponível no mercado ou na feira da sua cidade, e não hesite em utilizar ingredientes orgânicos congelados no lugar de não orgânicos frescos.

## A EVOLUÇÃO DA SUA LISTA DE COMPRAS

A maioria dos ingredientes nessas receitas pode ser encontrada em supermercados bem abastecidos. No entanto, algumas receitas pedem ingredientes que podem ser novos para você, como sorgo e painço — ou você pode não saber onde encontrá-los. Esses produtos costumam ser encontrados em lojas de produtos naturais. Quando esses alimentos não puderem ser encontrados na sua cidade, você pode encomendá-los pela internet. Alguns ingredientes, como cacau em pó natural (não alcalino) ou fermento em pó sem alumínio, diferem em aspectos importantes daqueles que você utiliza no cotidiano. Depois que experimentar alguns desses ingredientes e perceber que, com eles, suas opções aumentam para seguir as diretrizes do Programa do Paradoxo Vegetal, acredito que vai achá-los tão essenciais quanto eu acho.

A seguir, apresento informações importantes sobre alguns dos meus ingredientes favoritos.

ABACATE: Minha preferência são os avocados, que são verde-escuros ou pretos e têm a casca áspera. Entre as diversas outras variedades aceitáveis estão os abacates grandes de casca lisa verde.

ARROZ BASMATI: Aceitável em pequenas quantidades na Fase 3, o arroz basmati da Índia tem o menor teor de lectinas e o maior teor de amido resistente entre as variedades de arroz.

ARROZ *KONJAC*: Feito de raiz de *konjac* — o ingrediente principal é o glucomannan —, é um bom substituto para o arroz.

AZEITE DE OLIVA: Use apenas azeite de oliva extravirgem, de preferência extraído a frio (o mesmo que prensado a frio) para cozinhar e fazer molhos para saladas e outros vegetais.

CACAU EM PÓ: Não deve ser confundido com chocolate em pó, que é adoçado. Use apenas produtos naturais (isto é, não alcalinos), os quais não contêm bromato de potássio ou carbonato de cálcio usado para neutralizar os polifenóis amargos nos grãos. Não utilize cacau em pó alcalino (de processo holandês). Sem os polifenóis, o cacau traz pouco benefício à saúde.

CHOCOLATE: O ideal é um produto sem açúcar que tenha pelo menos 72% de cacau para servir como sobremesa esporádica.

COLÁGENO MARINHO: Embora feito de peixe, esse colágeno não tem sabor nenhum, muito menos de peixe — repito, não tem nenhum sabor. Pode ser comprado na internet.

ERITRITOL: Adoçante natural (também encontrado no aspargo e outros alimentos vegetais, bem como em alimentos fermentados) que seus amigos do intestino adoram. O eritritol também tem menos probabilidade do que outros açúcares alcoólicos de causar indigestão. Ao contrário de alguns substitutos de açúcar, é ideal para produtos assados. Ele pode ser encontrado em lojas de produtos naturais e na internet.

ESTÉVIA: Ao contrário dos adoçantes artificiais sem calorias, a estévia é um produto natural. Essa erva, cerca de trezentas vezes mais doce que o açúcar, vem em pó ou em gotas. Prefira as que não contenham maltodextrina ou outros componentes.

EXTRATO DE BAUNILHA: Não se deixe enganar pelos frasquinhos marrons que são aromatizados com uma mistura química de laboratório em vez de grãos de baunilha. Olhe com atenção o rótulo em busca da palavra "pura". Dê preferência à versão orgânica.

FARINHA DE AMÊNDOAS: Feita de amêndoas moídas, é vendida em lojas de produtos naturais e pela internet. Algumas opções não são tão refinadas. O ideal é comprar produtos que utilizem amêndoas não GM.

FARINHA DE ARARUTA: Também chamada de amido de araruta, essa farinha feita da raiz da erva araruta não contém glúten nem outras lectinas e pode ser misturada com outras "farinhas" em produtos de panificação, waffles e panquecas, além de ser utilizada para engrossar molhos no lugar do amido de milho.

FARINHA DE COCO: Você vai encontrar esse ingrediente para bolos na maioria dos supermercados bem abastecidos, em lojas de produtos naturais e pela internet. Ela é mais densa do que as farinhas de grãos, o que significa que absorve mais líquido; portanto, é melhor seguir as receitas com atenção até se familiarizar com as propriedades dessa farinha.

FARINHA DE LINHAÇA: Assim como o óleo de linhaça, é uma ótima fonte de gordura ômega-3. Mas, se você comprar linhaça em pó, ela deve ser moída a frio, não tendo nenhum calor envolvido no processamento. (O motivo é que o calor pode deixar os grãos um tanto amargos.) Você mesmo pode moer a linhaça integral em um moedor de café ou de temperos. Em todo caso, depois de moída, mantenha-a no freezer ou no refrigerador para evitar que amargue.

FARINHA DE MANDIOCA: Embora venham da mesma raiz (mandioca ou aipim), farinha de mandioca não é a mesma coisa que polvilho doce. A farinha de mandioca é o segredo para a maciez de produtos assados sem glúten. É fácil encontrar esse produto em qualquer supermercado.

FERMENTO EM PÓ SEM ALUMÍNIO: O fermento em pó tradicional é basicamente uma combinação de fosfato de alumínio e sódio ou sulfato de alumínio e sódio com bicarbonato de sódio. O ácido e o bicarbonato se combinam para criar o dióxido de carbono, que faz os produtos de panificação crescerem. Você não quer alumínio em seu corpo! Pode ser comprado em lojas on-line.

GHEE: A manteiga clarificada, ou ghee, faz parte da culinária indiana há séculos. Muito antes da refrigeração se tornar a norma, clarificar a manteiga removia os sólidos (proteínas) do leite, tornando-a não perecível. Isso também significa que o ghee não contém caseína A1, por ser 100% gordura e sem nenhum teor de proteína.

INULINA: Adoçante natural, é um polissacarídeo que seus micróbios intestinais adoram, mas não conseguem metabolizar. Pode ser encontrada em lojas de produtos naturais e pela internet.

IOGURTE: Use apenas iogurte orgânico não adoçado e não aromatizado feito de leite de cabra ou ovelha. Minha preferência, porém, é o "iogurte" de leite de coco.

LATICÍNIOS DE CABRA: O leite de cabra em forma líquida e em pó, bem como o queijo de cabra macio (também conhecido como chèvre) e o iogurte de cabra, podem ser encontrados em alguns supermercados e em lojas especializadas.

LEITE DE AMÊNDOAS: Use apenas produtos orgânicos sem açúcar e sem aroma. Não se deixe enganar por termos como "light" ou "baixo teor de gordura". Também nesse caso, opte por produtos que utilizem amêndoas não GM.

LEITE DE COCO CREMOSO: Também é chamado apenas de leite de coco, mas é mais grosso e vem em um vidrinho. Evite todos os produtos com adição de açúcar ou que tenham baixo teor de gordura.

LEITE DE COCO: Essa bebida sem lactose tem a consistência mais próxima de um leite integral do que o leite de amêndoas. Evite quaisquer produtos com adição de açúcar ou aromatizados.

LEVEDURA NUTRICIONAL: Não confunda com a levedura que faz o pão crescer; a levedura nutricional é uma ótima fonte de vitamina B e pode dar um sabor de carne, ovo ou queijo em receitas veganas ou vegetarianas. Você vai encontrá-la na forma de flocos ou em pó em lojas de suplementos e pela internet.

MAIONESE DE ABACATE: No lugar do azeite de oliva tradicional (ou as variedades não aprovadas de azeite normalmente utilizadas na maionese preparada), a base desse condimento é o óleo de abacate.

MANTEIGA DE AMÊNDOAS: Procure produtos orgânicos não adocicados feitos de amêndoas cruas e, de preferência, não GM. Evite todos os produtos que contenham gorduras parcialmente hidrogenadas (gorduras trans).

MEL: Apenas na Fase 3, você pode tomar no máximo uma colher de chá de mel cru local por dia ou mel de Manuka (de abelhas que se alimentam do néctar das flores da árvore manuka, natural da Nova Zelândia e da Austrália). Mas lembre-se: mel não é "açúcar natural" — é açúcar. Ponto. Do mesmo modo, usar ½ xícara de mel ou *maple syrup* numa sobremesa não a torna paleolítica. Ela fica apenas com açúcar!

PAINÇO: O painço não possui casca, o que significa que — paradoxalmente — é um grão sem lectinas. Você pode encontrá-lo em mercados bem abastecidos e em lojas de produtos naturais.

MOZARELA: Use apenas os produtos feitos de leite de cabra ou de búfala. A mozarela de búfala é facilmente encontrada na maioria dos supermercados. Você pode encomendar mozarela de cabra pela internet.

NORI: O peixe e o arroz do sushi costumam ser envoltos em nori, uma alga marinha assada, enrolada e achatada na grossura de uma folha de papel. Ingrediente básico na culinária japonesa, o nori faz um ótimo wrap para as minhas receitas, bem como para ovos mexidos ou salada de atum e outros recheios de sanduíche. Você vai encontrá-lo em alguns supermercados e em lojas especializadas.

ÓLEO DE ABACATE: Cheio de gorduras monoinsaturadas, sem sabor e com um dos pontos de fumo mais altos, o óleo de abacate serve para tudo. Procure óleos feitos de avocado (ver p. 304). É vendido em alguns supermercados e em lojas de produtos naturais.

ÓLEO DE COCO: Excelente para saltear, o óleo de coco é líquido em temperatura ambiente e sólido abaixo de 21°C. Para liquefazê-lo, coloque o pote em água quente por alguns minutos ou em um forno micro-ondas por alguns segundos. Esse óleo está disponível em supermercados, lojas de produtos naturais e on-line. Procure o óleo de coco orgânico extravirgem.

ÓLEO DE PERILLA: Feito das sementes da planta perilla, é o óleo mais comum na maioria dos países asiáticos e, dentre todos os óleos, contém o maior teor de ácido alfalinolênico, uma forma de gordura ômega-3 associada à proteção da saúde do coração. Procure por ele em mercados asiáticos, lojas de alimentos naturais e na internet.

PÁPRICA: Ver pimenta-caiena.

PARMIGIANO-REGGIANO: Esse queijo envelhecido e duro para ralar é feito de leite ordenhado de vacas apenas durante a primavera e o outono, quando as folhas do pasto crescem. Use apenas produtos importados da Itália, onde as vacas também não possuem a mutação caseína A1. O Parmigiano-Reggiano também é chamado de rei dos queijos. Não confunda o queijo parmesão genérico com o legítimo.

PECORINO-ROMANO: Este queijo para ralar vem da Toscana e é feito de leite de ovelha, o que o torna adequado para o Programa do Paradoxo Vegetal.

PIMENTA-CAIENA: Como todos os pimentões e pimentas chili, a casca e as sementes da pimenta-caiena contêm lectinas. No entanto, o tempero é moído apenas depois da casca e da semente terem sido removidas, portanto seu teor de lectina é limitado. O mesmo vale para a *Capsicum annuum*, usada para fazer páprica.

PIMENTA-DO-REINO: A pimenta-do-reino quebrada tem um sabor mais robusto do que a pimenta-do-reino em pó. Você pode simplesmente quebrar os grãos de pimenta batendo-os com a lateral de uma faca ou um martelo de carne.

PROTEÍNA DE CÂNHAMO EM PÓ: Excelente para smoothies, esse pó contém todos os aminoácidos essenciais, tem alto teor de ômega-3 bom para o coração e todos os benefícios da *whey protein* sem os pontos negativos (muitos dos suplementos de *whey* contêm açúcar ou adoçantes artificiais). Os veganos que quiserem evitar produtos de *whey* podem utilizar a proteína de cânhamo.

SAL MARINHO: Ao contrário do sal de cozinha comum, que é extraído e processado, o sal marinho é simplesmente colhido da água do mar evaporada. No entanto, quase todos os sais de cozinha têm iodo adicionado, um nutriente essencial para o funcionamento adequado da tireoide. Para ter o melhor de dois mundos, opte pelo sal marinho iodado. São encontrados em supermercados e lojas de produtos naturais.

SORGO: Um dos dois únicos grãos sem casca, o sorgo não contém lectinas. Era o grão básico original da Índia antes de ser substituído pelo arroz. Pode ser encontrado em lojas de produtos naturais e pela internet. O sorgo pode ser utilizado como cereal matinal, acompanhamento ou salada, ou pode ser estourado como pipoca.

TEMPEH: O tempeh é composto por grãos de soja fermentados na forma de blocos proteicos. Compre apenas tempeh produzido sem grãos. Pode ser encontrado em lojas especializadas em produtos naturais e pela internet.

*WHEY PROTEIN*: Subproduto da fabricação do queijo, vem em versões puras ou aromatizadas. Leia os rótulos com atenção. Muitos suplementos de *whey* são cheios de açúcar ou adoçantes artificiais. Eles também elevam o fator de crescimento semelhante à insulina (IGF), o que explica por que os fisiculturistas o utilizam para desenvolver músculos. No entanto, o IGF estimula o câncer e envelhece, portanto, tome cuidado com seu consumo.

## UTENSÍLIOS PARA O SUCESSO

Se você tem algumas panelas e frigideiras boas, facas afiadas e um descascador de legumes, já conta com a maior parte do que precisa em sua cozinha para cozinhar no estilo saudável do Paradoxo Vegetal. Uma grelha ou um grill do tipo George Foreman também são inestimáveis. Outros utensílios, como um liquidificador, são essenciais e existem diversos utensílios que podem ajudá-lo a economizar tempo e esforço.

Aqui está uma lista de utensílios de que você vai precisar:

CENTRÍFUGA PARA SALADA: É um utensílio indispensável para estimular você a comer e usufruir mais verduras. O ato de centrifugar retira toda a umidade residual de alfaces e outras verduras e permite que o molho de salada grude nas verduras.

CORTADOR EM ESPIRAL: Esse utensílio prático transforma cenoura, rabanete branco, jicama e raízes em "espaguete". Não precisa comprar um cortador em espiral elétrico chique e caro. Basta um cortador manual baratinho para fazer o serviço.

FORNO DE MICRO-ONDAS: Mesmo um modelo pequeno de balcão vai ajudar você a montar cafés da manhã adequados ao Paradoxo Vegetal em questão de minutos.

LIQUIDIFICADOR: Um liquidificador de alta potência liquefaz os ingredientes de smoothies em segundos, permite que você faça sopas sem usar o fogão e simplesmente acelera tarefas laboriosas como cortar e misturar ingredientes. Um miniliquidificador de alta também potência pode ser utilizado em muitas das minhas receitas (ver a seguir). Um liquidificador padrão dá conta da maior parte dos serviços, mas pode levar mais tempo ou exigir que você realize as receitas em vários passos (e não é capaz de fazer sopa quente).

MINIPROCESSADOR DE ALIMENTOS: Para um baixo investimento, esse processador pequeno é ideal para picar alho, ervas, pequenas porções de nozes etc.

PANELA DE PRESSÃO: Se puder reintroduzir leguminosas, arroz e alguns outros grãos na Fase 3, definitivamente deve considerar comprar uma panela de pressão, que destrói as lectinas. (Ver "Não é mais a panela de pressão da vovó" na página 186.)

PROCESSADOR DE ALIMENTOS: Não há nada melhor do que um bom processador de alimentos para cortar, picar, misturar ingredientes para produtos de panificação, fazer pesto e dezenas de outras tarefas culinárias.

# RECEITAS DA FASE 1

Smoothie verde
Salada de rúcula com frango e vinagrete de limão-siciliano
Salada de alface-romana com abacate e frango com pesto de coentro
Wrap de alga do mar com frango, rúcula e abacate com molho de coentro
Barquinhos de alface-romana recheados com guacamole
Couve-de-bruxelas ao limão-siciliano, couve-crespa e cebola com "filé" de repolho
Salteado de repolho e couve-crespa com salmão e abacate
Brócolis assados com "arroz" de couve-flor e cebolas salteadas

# RECEITAS DA FASE 2

## CAFÉ DA MANHÃ

Muffin de farinha de amêndoas e de coco na caneca
Muffins de cranberry e laranja
Muffin de canela e linhaça na caneca
Muffins "verdes" de ovo e linguiça
Smoothie do Paradoxo
Panquecas perfeitas de banana-da-terra

## LANCHES E BEBIDAS

Biscoitos do Paradoxo
Novo e melhorado mundialmente famoso mix de nozes do dr. G
Cappuccino para acordar
Spritzer de vinagre balsâmico com gás

## PRATOS PRINCIPAIS E ACOMPANHAMENTOS

Sopa de aipo
Salada de sorgo com radicchio
Sopa de cogumelos "crus"
Pizza de espinafre com crosta de couve-flor
"Minipizzas" grelhadas de cogumelos portobello ao pesto
Hambúrgueres proteicos suculentos de cogumelos e nozes
Feijão-de-lima cozido na pressão, couve-crespa e peru
Bolos de painço totalmente modernos
Couve-rábano em lascas com pera crocante e nozes
Chips bloqueadores de lectina de quiabo assado
Curry de vegetais com "macarrão" de batata-doce
Corações de alcachofra "fritos" assados
Waffles de farinha de mandioca com uma dose de colágeno
"Filés" de couve-flor marinados e grelhados

## SOBREMESAS

Pudim de arroz *konjac* de dois jeitos
"Sorvete" de avocado com gotas de chocolate e hortelã
Bolo de manteiga de amêndoas e chocolate sem farinha

## FASE 1:
## RECEITAS DA DESINTOXICAÇÃO INICIAL DE TRÊS DIAS

Sempre que possível, use ingredientes orgânicos, locais e cultivados de forma sustentável. Em relação ao óleo, recorra ao de abacate e ao azeite de oliva extravirgem. Todos os peixes devem ser selvagens e todos os frangos, criados em liberdade. Todas as receitas nesta seção são para uma porção única. Se estiver fazendo a desintoxicação com outra pessoa, lembre-se de dobrar todos os ingredientes. Se quiser, continue a aproveitar essas receitas na Fase 2.

| COMO FACILITAR A DESINTOXICAÇÃO |
| --- |

- Você vai tomar o mesmo smoothie verde de café da manhã todos os dias, então faça o equivalente para três dias, divida em três porções e refrigere.
- As sugestões de almoço são duas saladas e o wrap de alga marinha. Wraps são mais fáceis de transportar do que saladas, então você pode comer o wrap todos os dias se preferir, talvez trocando o salmão por frango em um dia.
- Se começar a desintoxicação na segunda, pode fazer todas as refeições no fim de semana seguinte, aquecendo cada prato no micro-ondas na noite apropriada.
- Você pode fazer o "arroz" de couve-flor com antecedência e reaquecê-lo antes de comer como um prato separado (ver Brócolis assados com "arroz" de couve-flor e cebolas salteadas, página 323).
- Você vai usar o mesmo vinagrete de limão-siciliano para as duas saladas do almoço. Se preferir, dobre a receita e armazene a segunda porção em uma jarra de vidro durante a noite na geladeira.

## RECEITAS DA FASE 1

### SMOOTHIE VERDE

*Acrescente um pouco mais de água se o smoothie ficar grosso demais. Você pode triplicar a receita e refrigerar por até três dias em um recipiente de vidro coberto.*

*Fases 1-3*

Serve 1

Tempo total: 5 minutos

1 xícara de alface-romana picada

½ xícara de espinafre

1 galho de hortelã, com cabo

½ abacate

4 colheres de sopa de suco de limão-siciliano espremido na hora

3 a 6 gotas de extrato de estévia

¼ de xícara de cubos de gelo

1 xícara de água filtrada

Coloque todos os ingredientes num liquidificador de alta potência e bata até ficar homogêneo e sem pelotas, acrescentando mais cubos de gelo se preferir.

## SALADA DE RÚCULA COM FRANGO E VINAGRETE DE LIMÃO-SICILIANO

*Note que o mesmo molho é usado para a salada romana de abacate e frango com pesto de coentro (página 317). Portanto, você pode fazer duas receitas do molho, armazenando o restante em um recipiente de vidro para usar no dia seguinte.*

*Fases 1-3*

Serve 1

Tempo total: 15 minutos

FRANGO

1 colher de sopa de óleo de abacate

100 g de frango desossado sem pele, cortado em tiras de 1,5 cm de grossura

1 colher de sopa de suco de limão-siciliano espremido na hora

¼ de colher de chá de sal marinho, de preferência iodado

Raspas de ½ limão-siciliano (opcional)

MOLHO

2 colheres de sopa de azeite extravirgem

1 colher de sopa de suco de limão-siciliano espremido na hora

1 pitada de sal marinho, de preferência iodado

SALADA

1½ xícara de rúcula

FAÇA O FRANGO. Aqueça o óleo de abacate numa frigideira pequena em fogo alto. Coloque as tiras de frango na frigideira quente e regue com o suco de limão-siciliano e o sal. Salteie as tiras de frango por cerca de 2 minutos; vire-as e salteie por mais 2 minutos, até cozinhar completamente. Retire da frigideira e reserve.

FAÇA O MOLHO. Misture os ingredientes em um pote de vidro com uma tampa bem encaixada. (Dobre os ingredientes se fizer molho para duas pessoas.) Agite até misturar bem.

PARA SERVIR. Misture a rúcula com o molho e coloque as tiras de frango por cima; se quiser, acrescente as raspas de limão.

VERSÃO VEGANA: Substitua o frango por tempeh sem grãos ou um "filé" de couve-flor, que é uma fatia de couve-flor de 2 cm selada em fogo alto no óleo de abacate até que os dois lados fiquem dourados.

## SALADA DE ALFACE-ROMANA COM ABACATE E FRANGO COM PESTO DE COENTRO

*Para economizar tempo, faça o pesto de coentro previamente e armazene por até três dias na geladeira em um recipiente de vidro com tampa. Você pode substituir o coentro por manjericão ou salsa.*

*Esta salada usa o mesmo molho que a salada anterior (página 316), portanto você pode dobrar a receita de uma única vez.*

*Fase 1-3*

Serve 1

Tempo total: 15 minutos

FRANGO

1 colher de sopa de óleo de abacate

100 g de frango desossado sem pele, cortado em tiras de 1,5 cm de grossura

1 colher de sopa de suco de limão-siciliano espremido na hora

¼ de colher de chá de sal marinho, de preferência iodado

PESTO

2 xícaras de coentro picado

¼ de xícara de azeite de oliva extravirgem

2 colheres de sopa de suco de limão-siciliano espremido na hora

¼ de colher de chá de sal marinho, de preferência iodado

MOLHO

½ abacate, cortado em cubos

2 colheres de sopa de suco de limão-siciliano espremido na hora

2 colheres de sopa de azeite extravirgem

1 pitada de sal marinho, de preferência iodado

SALADA

1½ xícara de alface-romana picada

FAÇA O FRANGO. Aqueça o óleo de abacate em uma frigideira pequena em fogo alto. Coloque as tiras de frango na frigideira quente e regue com o suco de limão-siciliano e o sal. Salteie as tiras de frango por cerca de 2 minutos; vire-as e salteie por mais 2 minutos, até cozinhar completamente. Retire da frigideira e reserve.

FAÇA O PESTO. Coloque os ingredientes em um liquidificador de alta potência. Processe na potência alta até ficar bem homogêneo.

FAÇA O MOLHO. Misture o abacate com 1 colher de sopa de suco de limão-siciliano e reserve. Junte a outra colher de sopa do restante do suco de limão-siciliano, o azeite de oliva e o sal em um pote de vidro com tampa bem encaixada. (Dobre os ingredientes se fizer molho para duas pessoas.) Agite até misturar bem.

PARA SERVIR. Misture a alface-romana com o molho. Coloque as fatias de abacate e o frango sobre a alface e espalhe o pesto por cima.

VERSÃO VEGANA: Substitua o frango por tempeh sem grãos ou um "filé" de couve-flor, que é uma fatia de couve-flor de 2 cm selada em fogo alto no óleo de abacate até que os dois lados fiquem dourados.

## WRAP DE ALGA MARINHA COM FRANGO, RÚCULA E ABACATE COM MOLHO DE COENTRO

*Nori é um tipo de alga marinha achatada em quadrados ou tiras. É um ótimo substituto para pão chato.*

*Uma esteira de bambu, disponível na seção de comida asiática da maioria dos supermercados, pode ajudar você a enrolar os wraps de alga marinha com firmeza.*

*Fases 1-3*

Serve 1

Tempo total: 15 minutos

RECHEIO

1 colher de sopa de óleo de abacate

100 g de frango desossado sem pele criado em liberdade, cortado em tiras de 1,5 cm

2 colheres de sopa de suco de limão-siciliano espremido na hora

¼ de colher de chá de sal marinho, de preferência iodado, mais a gosto

½ abacate, cortado em cubos

1 xícara de rúcula

1 lâmina de nori (alga de sushi)

4 azeitonas verdes, sem caroço e cortadas ao meio

MOLHO DE COENTRO

2 xícaras de coentro picado

¼ de xícara de azeite de oliva extravirgem

2 colheres de sopa de suco de limão-siciliano espremido na hora

¼ de colher de chá de sal marinho, de preferência iodado

FAÇA O RECHEIO. Aqueça o óleo de abacate em uma frigideira pequena em fogo alto. Coloque as tiras de frango na frigideira quente e regue com 1 colher de sopa de suco de limão-siciliano e o sal. Salteie as tiras de frango por cerca de 2 minutos; vire-as e salteie por mais 2 minutos, até cozinhar completamente. Retire da frigideira e reserve.

Misture o abacate com a outra colher de sopa de suco de limão--siciliano e tempere com sal.

FAÇA O MOLHO. Coloque todos os ingredientes em um liquidificador de potência alta. Processe na potência alta até ficar bem homogêneo.

PARA SERVIR. Coloque a rúcula na metade inferior da folha de alga. Cubra com o frango, o abacate e as azeitonas. Tempere com sal. Com cuidado, enrole um wrap firme, selando a ponta com um pouco de água. Corte ao meio e sirva acompanhado do molho de coentro.

VERSÃO VEGANA: Substitua o frango por tempeh sem grãos ou um "filé" de couve-flor, que é uma fatia de couve-flor de 2 cm selada em fogo alto no óleo de abacate até que os dois lados fiquem dourados.

## BARQUINHOS DE ALFACE-ROMANA RECHEADOS COM GUACAMOLE

*Recomendo que use avocados para a sua guacamole (e as outras receitas). Este abacate tem a casca áspera preta ou verde-escura e contém mais gordura (do tipo monoinsaturada saudável para o coração) do que os abacates Flórida maiores de casca lisa, que tendem a ser mais aguados.*

*Fases 1-3*

Serve 1

Tempo total: 5 minutos

½ abacate
1 colher de sopa de cebola roxa picada bem fininha
1 colher de chá de coentro picado bem fininho
1 colher de sopa de suco de limão-siciliano espremido na hora
1 pitada de sal marinho, de preferência iodado
4 folhas de alface-romana, lavadas e secas

Coloque o abacate, a cebola, o coentro, o suco de limão-siciliano e o sal numa tigela. Amasse com um garfo até ficar homogêneo.

Para servir, coloque quantidades iguais da guacamole em cada uma das folhas de alface.

## COUVE-DE-BRUXELAS AO LIMÃO-SICILIANO, COUVE-CRESPA E CEBOLA COM "FILÉ" DE REPOLHO

*Use quantos tipos de couve quiser. A menos que esteja usando a baby, retire os cabos antes de picar. (Não há necessidade de retirar os cabos ou picar a couve baby.)*

*Fases 1-3*

Serve 1

Tempo total: 20 minutos

4 colheres de sopa de óleo de abacate
Uma fatia de repolho roxo de 2,5 cm de espessura
¼ de colher de chá de sal marinho, de preferência iodado, mais 1 pitada

½ cebola roxa, cortada em fatias finas

1 xícara de couve-de-bruxelas, cortada em fatias finas

1½ xícara de couve-crespa picada

1 colher de sopa de suco de limão-siciliano espremido na hora

Azeite de oliva extravirgem (opcional)

Aqueça uma frigideira em fogo alto. Quando estiver quente, acrescente 1 colher de sopa do óleo de abacate, reduza o fogo para médio e sele a fatia de repolho até ficar dourada de um lado, por cerca de 3 minutos. Vire-a e doure do outro lado. Tempere com a pitada de sal, coloque-a em um prato e cubra para manter quente. Limpe a frigideira com um papel-toalha e devolva-a para a boca do fogão.

Aqueça 2 colheres de sopa de óleo de abacate na frigideira em fogo médio. Acrescente a cebola e a couve-de-bruxelas. Salteie até ficar macia, por cerca de 3 minutos. Acrescente a outra colher de sopa de óleo de abacate, a couve-crespa e o suco de limão-siciliano, e salteie por mais 3 minutos, até a couve-crespa murchar. Tempere com ¼ de colher de chá de sal.

Para servir, coloque sobre o "filé" de repolho os vegetais salteados; se quiser, acrescente um pouco de azeite de oliva por cima.

## SALTEADO DE REPOLHO E COUVE-CRESPA COM SALMÃO E ABACATE

*Esta receita é muito flexível. Substitua o salmão por outro peixe ou crustáceo selvagem, ou frango criado em regime de pasto. Ou então use acelga-chinesa ou couve-da-china em vez de repolho verde.*

Fases 1-3

Serve 1

Tempo total: 20 minutos

½ abacate, cortado em cubos

3 colheres de sopa de suco de limão-siciliano espremido na hora

4 pitadas de sal marinho, de preferência iodado

3 colheres de sopa de óleo de abacate

1½ xícara de repolho verde cortado em fatias finas

½ cebola roxa cortada em fatias finas

85 g de salmão do Alasca selvagem

Misture o abacate cortado em cubos com 1 colher de sopa do suco de limão-siciliano e tempere com uma pitada de sal. Reserve.

Aqueça uma frigideira em fogo médio. Quando estiver quente, acrescente 2 colheres de sopa do óleo de abacate, o repolho e a cebola. Salteie até ficar macio, por cerca de 10 minutos, mexendo ocasionalmente. Tempere com mais 2 pitadas de sal. Usando uma espátula com buracos, tire da frigideira e reserve.

Acrescente a outra colher de sopa de óleo de abacate à frigideira, aumente o fogo e acrescente 2 colheres de sopa de suco de limão-siciliano e o salmão. Sele o salmão, virando depois de 3 minutos, até cozinhar completamente, cerca de 6 minutos ao todo. Tempere com a pitada de sal restante.

Para servir, cubra o repolho salteado e as cebolas com o salmão e o abacate.

VERSÃO VEGANA: Substitua o frango por tempeh sem grãos, ou um "filé" de couve-flor, que é uma fatia de couve-flor de 2 cm selada em fogo alto no óleo de abacate até que os dois lados fiquem dourados.

## BRÓCOLIS ASSADOS COM "ARROZ" DE COUVE-FLOR E CEBOLAS SALTEADAS

*Para fazer o "arroz" de couve-flor, rale a couve-flor com um ralador de queijo, usando os buracos maiores, em pedaços no formato de arroz. Você também pode colocá-la num processador de alimentos, usando a lâmina em forma de S, cortando a couve-flor em pedaços grandes primeiro e tomando cuidado*

*para não processá-la demais. Você também pode servir o "arroz" de couve-flor desta receita com outros pratos principais.*

*Fases 1-3*

Serve 1

Tempo total: 20 minutos

"ARROZ" DE COUVE-FLOR
½ cabeça de couve-flor, em forma de arroz (ver nota introdutória)
1 colher de sopa de óleo de abacate
1 colher de sopa de suco de limão-siciliano espremido na hora
¼ de xícara de curry em pó
1 pitada de sal marinho, de preferência iodado

BRÓCOLIS
1½ xícara de floretes de brócolis
1½ colher de sopa de óleo de abacate
1 pitada de sal marinho, de preferência iodado

CEBOLAS AO CURRY
½ colher de sopa de óleo de abacate
½ cebola roxa cortada em fatias finas
1 pitada de sal marinho, de preferência iodado

Preaqueça o forno a 190°C.

Salteie a couve-flor em uma frigideira média com 1 colher de sopa de óleo de abacate, o suco de limão-siciliano, o curry em pó e uma pitada de sal até ficar macio, de 3 a 5 minutos. Não cozinhe demais para não ficar pastosa. Transfira o "arroz" de couve-flor para um prato e mantenha quente. Limpe a frigideira com um papel-toalha.

Coloque os brócolis em um pirex com 1 colher de sopa do óleo de abacate. Asse no forno por 15 minutos, mexendo duas vezes, até ficar macio. Tempere com 1 pitada de sal.

Reaqueça a frigideira em fogo médio. Quando estiver quente,

acrescente a ½ colher de sopa de óleo de abacate e a cebola fatiada, e salteie até ficar macia, mexendo com frequência por cerca de 5 minutos. Tempere com uma pitada de sal.

Para servir, coloque o "arroz" de couve-flor em um prato e cubra com os brócolis e as cebolas fatiadas.

## RECEITAS DA FASE 2

### CAFÉ DA MANHÃ

### MUFFIN DE FARINHA DE AMÊNDOAS E DE COCO NA CANECA

*Este muffin de leva poucos minutos para ser preparado. Duplique a receita para fazer dois muffins e reaqueça o segundo no dia seguinte para economizar mais tempo.*

*Você pode brincar com a receita básica acrescentando 1 colher de chá de cacau em pó, raspas de limão-siciliano ou laranja, folhas de hortelã ou qualquer outra erva ou frutas vermelhas para mudar o sabor e acrescentar polifenóis ou flavonoides.*

*Se não tiver um micro-ondas, jogue a massa numa frigideira e sirva como uma panqueca.*

*Fases 2-3*

Serve 1

Tempo de preparo: 3 minutos
Tempo de cozimento: 1-2 minutos

1 colher de sopa de óleo de coco extravirgem, derretido
1 colher de sopa de azeite de oliva extravirgem ou óleo de macadâmia

1 colher de sopa de farinha de coco

1 colher de sopa de farinha de amêndoas

½ colher de chá de fermento químico em pó sem alumínio

1 pitada de sal marinho, de preferência iodado

1 pacote de estévia ou 2 colheres de chá de inulina

1 colher de sopa de água

1 ovo grande de galinha criada em pasto ou com ômega-3, levemente batido

Coloque todos os ingredientes em uma caneca de 230 mL a 350 mL que possa ir ao micro-ondas e misture com um garfo ou espátula. Lembre-se de raspar o fundo e as laterais. Deixe repousando por alguns segundos.

Cozinhe no forno de micro-ondas por 1 minuto, depois de 25 a 30 segundos.

Usando um pegador de panelas, retire a caneca do micro-ondas e desenforme, chacoalhando o muffin para ele sair. Deixe esfriando por alguns minutos antes de comer.

VERSÃO VEGANA: Substitua o ovo por ágar-ágar (dissolva 1 colher de sopa de ágar-ágar em 1 colher de sopa de água e bata bem; deixe descansar na geladeira por 15 minutos e bata novamente antes de adicionar à receita; essa quantidade equivale a 1 ovo).

## MUFFIN DE CRANBERRY (OXICOCO) E LARANJA

*Ótimas fontes de vitamina C, o cranberry e a laranja têm uma afinidade natural. A maioria dos cranberries secos são adoçados com açúcar ou xarope de milho, o que você deve evitar a todo custo.*

*Para fazer as raspas de laranja, utilize um ralador de cítricos ou o lado mais fino de um ralador de quatro faces, tomando cuidado para evitar raspar a medula branca amarga sob a casca.*

*Fases 2-3*

Serve 6

Tempo de preparo: 10 minutos
Tempo de cozimento: 20 minutos

¼ de xícara de farinha de coco
¼ de colher de chá de sal marinho, de preferência iodado
¼ de colher de chá de bicarbonato de sódio
¼ de xícara de óleo de coco extravirgem, derretido
¼ de xícara de inulina ou xilitol
3 ovos grandes de galinhas criadas em regime de pasto ou com ômega-3
1 colher de sopa de raspas de laranja
½ xícara de cranberries secos não adoçados

Preaqueça o forno a 175°C. Coloque 6 forminhas de papel dentro de uma fôrma maior.

Coloque a farinha de coco, o sal e o bicarbonato de sódio em um processador de alimentos com uma lâmina em S encaixada. Acrescente o óleo de coco, a inulina, os ovos e as raspas de laranja. Deixe processando até misturar. Retire a lâmina do processador e misture os cranberries com a mão.

Com uma colher, passe a massa para as fôrmas de muffin, enchendo até um pouco abaixo da borda. Asse por 20 minutos. Deixe resfriar por 15 minutos antes de servir.

VERSÃO VEGANA: Substitua o ovo por ágar-ágar (dissolva 1 colher de sopa de ágar-ágar em 1 colher de sopa de água e bata bem; deixe descansar na geladeira por 15 minutos e bata novamente antes de adicionar à receita; essa quantidade equivale a 1 ovo).

## MUFFIN DE CANELA E LINHAÇA NA CANECA

*Moa a linhaça fresca em um moedor de café ou armazene a farinha de linhaça na geladeira.*

A linhaça fresca tem um sabor semelhante ao das nozes, mas não é o ingrediente mais saboroso do mundo, o que explica a quantidade generosa de canela nesta receita. Se o gosto chegar a ficar desagradável, significa que a linhaça ficou amarga e precisa ser descartada.

Fases 2-3

Serve 1

Tempo de preparo: 3 minutos
Tempo de cozimento: 1 minuto

¼ de xícara de farinha de linhaça
1 colher de chá de canela
1 ovo de galinha criada em pasto ou com ômega-3
1 colher de sopa de óleo de coco extravirgem, derretido
1 colher de chá de fermento químico em pó sem alumínio
1 pacote de estévia

Coloque todos os ingredientes em uma caneca de 230 mL a 350 mL que possa ir ao micro-ondas e misture com um garfo ou espátula. Lembre-se de raspar o fundo e as laterais. Deixe repousando por alguns segundos.

Cozinhe no forno de micro-ondas por 1 minuto, depois por mais 25 a 30 segundos.

Usando um pegador de panelas, remova a caneca do micro-ondas e desenforme, chacoalhando o muffin para ele sair. Deixe esfriando por alguns minutos antes de comer.

VERSÃO VEGANA: Substitua o ovo por ágar-ágar (dissolva 1 colher de sopa de ágar-ágar em 1 colher de sopa de água e bata bem; deixe descansar na geladeira por 15 minutos e bata novamente antes de adicionar à receita; essa quantidade equivale a 1 ovo).

## MUFFINS "VERDES" DE OVO E LINGUIÇA

*Eu sei como o café da manhã pode ser difícil no começo do Programa do Paradoxo Vegetal, mas esta receita é tão saborosa e fácil de fazer e de transportar que você precisa experimentar!*

*Eu gosto de colocar forminhas de papel nas fôrmas de muffin, mas elas não são essenciais.*

*Guarde as sobras numa panela de vidro coberta na geladeira ou enroladas em papel-manteiga no freezer. Você pode reaquecer os muffins congelados no micro-ondas, em potência alta por 1 minuto ou até ficar morno/quente ao toque. Ou simplesmente leve um para o trabalho; ele vai ter descongelado até o horário do almoço. Tire da forminha e experimente essa delícia!*

*Fase 2-3*

Rende 12 muffins

Tempo de preparo: 15 minutos
Tempo de cozimento: 35 minutos

500 g de linguiça orgânica
1 saco de 300 g de espinafre congelado orgânico picado (ou couve--crespa picada)
5 ovos de galinhas criadas em pasto ou com ômega-3
2 colheres de sopa de azeite de oliva extravirgem ou óleo de perilla
2 dentes de alho, descascados, ou 1 colher de chá de alho em pó
2 colheres de sopa de tempero italiano
2 colheres de sopa de cebola seca bem picada
½ colher de chá de sal marinho, de preferência iodado
½ colher de chá de pimenta-do-reino quebrada

Preaqueça o forno a 175°C. Coloque 12 forminhas de muffins em uma fôrma maior.

Esfarele a linguiça e coloque em uma frigideira sem Teflon. Cozinhe em fogo médio-alto, mexendo com frequência, até dourar, por cerca de 8 a 10 minutos. Reserve.

Com uma faca afiada, faça buraquinhos no saco de espinafre, coloque-o em uma tigela apropriada para micro-ondas em potência alta por 3 minutos.

Corte uma pontinha do canto do saco e tire do saco o máximo possível de água.

Coloque o espinafre, os ovos, o azeite de oliva, o alho, o tempero italiano, a cebola, o sal e a pimenta em um liquidificador de alta velocidade e bata por cerca de 1 minuto ou até misturar completamente. Transfira para uma tigela maior, acrescente a linguiça e bata até ficar bem misturado.

Encha as forminhas de muffin até pouco abaixo da borda. Asse por 30 a 35 minutos, até a parte de cima começar a dourar. Tire do forno e deixe esfriar antes de desenformar os muffins.

VERSÃO VEGANA: Substitua os ovos por ágar-ágar (dissolva 1 colher de sopa de ágar-ágar em 1 colher de sopa de água e bata bem; deixe descansar na geladeira por 15 minutos e bata novamente antes de adicionar à receita; essa quantidade equivale a 1 ovo); substitua a linguiça por 1 bloco de tempeh, picado grosseiramente, acrescentando 1 colher de chá de sementes de erva-doce.

## SMOOTHIE DO PARADOXO

*Margo Montelongo postou esta receita na página de discussão on-line do meu site, usando vários dos meus produtos, mais uma banana verde, que é um amido resistente. Obrigado, Margo.*

Fases 2-3

Serve 1

Tempo total: 2 minutos

1 colher de sopa de romã em pó
2 colheres de sopa de farinha de linhaça

1 colher de pectina cítrica modificada
½ banana verde, fatiada
1 colher de sopa de óleo de coco extravirgem
1 colher de chá de inulina
½ xícara de leite de coco sem açúcar
1½ xícara de água filtrada
3 ou 4 cubos de gelo

Coloque a romã em pó, a farinha de linhaça e a pectina em um liquidificador de alta potência. Acrescente a banana verde, o óleo de coco, a inulina, o leite de coco, a água e os cubos de gelo, e bata na potência máxima até ficar homogêneo e sem pelotas.

## PANQUECAS PERFEITAS DE BANANA-DA-TERRA

*As bananas-da-terra são uma ótima fonte de amido resistente, que é alimento para os micróbios bons.*

*A baunilha realça os sabores dos outros ingredientes. Leia o rótulo com atenção sobre extrato de baunilha — alguns produtos utilizam aromatizantes artificiais, que você deve evitar a todo custo. Prefira extrato de baunilha orgânico, que é mais caro do que os produtos convencionais, mas, como você usa pouquíssimo em cada receita, vale muito a pena.*

*Fases 2-3*

Serve 4; rende cerca de 8 panquecas

Tempo de preparo: 10 minutos
Tempo de cozimento: 20 minutos

2 bananas-da-terra verdes, descascadas e cortadas em pedaços
4 ovos grandes de galinhas criadas em pasto ou com ômega-3
2 colheres de chá de extrato de baunilha
4 a 5 colheres de sopa de óleo de coco extravirgem, divididas
¼ de xícara de inulina

⅛ colher de chá de sal marinho, de preferência iodado
½ colher de chá de bicarbonato de sódio

Coloque os pedaços de banana-da-terra em um liquidificador ou processador de alimentos e bata até virar um purê — deve render cerca de 2 xícaras. Acrescente os ovos e bata até formar uma massa homogênea. Acrescente o extrato de baunilha, 3 colheres de sopa de óleo de coco derretido, inulina, sal e bicarbonato de sódio. Processe no máximo por 2 a 3 minutos, até ficar homogêneo.

Aqueça uma colher de sopa de óleo de coco em uma frigideira em fogo médio. Quando o óleo ferver, encha ½ xícara com a massa e a coloque na frigideira. Repita o processo para obter de duas a três panquecas.

Cozinhe por 4 a 5 minutos, até a parte de cima ficar levemente seca e tiver poucas bolhas. Vire e cozinhe por mais 1½ minuto ou 2 minutos. Repita o procedimento com o restante da massa, acrescentando mais óleo conforme necessário.

VERSÃO VEGANA: Substitua os ovos por ágar-ágar (dissolva 1 colher de sopa de ágar-ágar em 1 colher de sopa de água e bata bem; deixe descansar na geladeira por 15 minutos e bata novamente antes de adicionar à receita; essa quantidade equivale a 1 ovo).

## LANCHINHOS

### BISCOITOS DO PARADOXO

*Quando precisar de um pouco de crocância na vida, esses biscoitos são perfeitos para essas ocasiões. Use-os para mergulhar na guacamole ou como acompanhamento para ovos mexidos, sopas ou saladas, ou simplesmente com um pequeno pedaço de um dos queijos aprovados. Você também pode experimentar com ervas diferentes, se desejar.*

*Fases 2-3*

Serve 4; rende 16 a 20 biscoitos

Tempo de preparo: 15 minutos
Tempo de cozimento: 20 minutos

2 ovos grandes de galinha criada em pasto ou com ômega-3
1 colher de chá de água filtrada
1 xícara de farinha de amêndoas
½ xícara de farinha de coco
½ colher de chá de sal marinho, de preferência iodado
1 colher de chá de tempero italiano (opcional)

Preaqueça o forno a 175°C.

Bata os ovos e a água juntos em uma tigela pequena.

Em uma tigela média, misture a farinha de amêndoas, a farinha de coco e o sal, acrescentando o tempero italiano, se quiser. Adicione a mistura de ovos à de farinha e misture bem com uma colher ou espátula, eliminando todas as pelotas.

Forme bolinhas do tamanho de uma bola de gude grande, coloque numa assadeira de biscoitos, achate com a parte de trás de um garfo e asse por cerca de 20 minutos, até ficar crocante.

Deixe esfriar antes de servir.

## NOVO E MELHORADO MUNDIALMENTE FAMOSO MIX DE NOZES DO DR. G

*Todo paciente que visita minha clínica para tirar sangue ou fazer uma consulta ganha ¼ de xícara do meu mix de nozes. Com base nos dados de que as nozes protegem o coração, o cérebro e a saúde geral, este mix faz parte do meu programa desde o princípio. Agora sabemos que os amidos resistentes nas nozes são exatamente o que seus amigos do intestino estavam pedindo! É por isso que elas têm a capacidade extraordinária de fazer você se sentir cheio e saciado por horas.*

*Minha receita original continha amendoins e sementes de abóbora, mas, depois de ver os efeitos de suas lectinas em diversos de meus pacientes, modificamos o mix original há cerca de dez anos para respeitar as regras do Paradoxo Vegetal.*

*As nozes fazem bem para você, mas apenas em moderação. Coloque-as em saquinhos de ¼ de xícara ou as sirva com uma medida de ¼ de xícara.*

Fases 2-3

Rende 10 xícaras (40 porções)

500 g de nozes cruas sem casca cortadas ao meio e em pedaços
500 g de pistache cru sem casca ou pistache salgado e torrado
500 g de macadâmias cruas* sem casca ou macadâmias salgadas e torradas

Coloque as nozes em uma tigela grande e mexa com as mãos ou use uma colher para misturar bem. Coloque em sacos de porções individuais e armazene na geladeira.

*Se as macadâmias estiverem cortadas ao meio, elas devem ter amargado. Use macadâmias torradas no lugar.

## BEBIDAS

### CAPPUCCINO PARA ACORDAR

*Tome sua dose de cafeína com essa bebida deliciosa.*

Fases 2-3

Serve 1

Tempo total: 1 minuto

1 xícara de café quente
1 colher de sopa de óleo de TCM
1 colher de sopa de manteiga francesa ou italiana, ou ghee
1 pacote de estévia (opcional)

Coloque todos os ingredientes em um liquidificador ou Magic Bullet e bata por cerca de 30 segundos. Coloque numa caneca e sirva.

## SPRITZER DE VINAGRE BALSÂMICO COM GÁS

*Coca Zero, Pepsi Zero ou qualquer outro refrigerante zero mata seus micróbios intestinais, mas meu substituto infalível tem a cor do seu refrigerante preferido e também tem gás. O vinagre balsâmico contém resveratrol, um dos complexos polifenóis mais potentes, que faz maravilhas por você — e para seu eu interior.*

*Depois que experimentar esse spritzer, você nunca mais vai voltar para o refrigerante! A San Pellegrino é minha água com gás favorita. Ao contrário da maioria das águas gaseificadas, ela tem um pH equilibrado. A San Pellegrino também contém o teor de enxofre mais alto entre todas as marcas mais conhecidas.*

Fases 2-3

Serve 1

Tempo total: 1 minuto

200 mL a 300 mL de água com gás San Pellegrino ou outra água com gás de pH alto, gelada
1 a 2 colheres de vinagre balsâmico de Modena

Misture a água com gás com o vinagre em uma garrafa, mexa e aproveite essa bebida saudável!

## PRATOS PRINCIPAIS E ACOMPANHAMENTOS

### SOPA DE AIPO

*A raiz do aipo, também chamada de aipo-rábano, é um forte concorrente para o título de vegetal mais feio do mundo, mas seu sabor compensa a aparência. Além disso, os tubérculos e as raízes de todo tipo fazem seus micróbios intestinais pularem de alegria. Meu desafio é fazer você comer esses alimentos.*

*Todo mundo adora uma sopa encorpada, mas, infelizmente, a maioria das sopas cremosas utiliza creme, farinha e batatas para engrossar. Esta é a minha versão da receita de sopa de aipo-rábano da chef Julianne Jones, destaque da Food & Wine. Note que ela é adequada para veganos.*

*Para preparar o aipo-rábano, corte as porções nodosas e ásperas com uma faca ou um descascador de legumes.*

*Fases 2-3*

Serve 4

Tempo de preparo: 25 minutos
Tempo de cozimento: 35 minutos

3 colheres de sopa de azeite de oliva extravirgem, óleo de abacate ou de perilla, para decorar (opcional)
Uma raiz de aipo de ½ kg, descascada e cortada em cubos de 2,5 cm
2 talos de aipo com folhas, cortados em pedaços de 2,5 cm
¼ de xícara de cebola seca bem picada ou ½ cebola roxa, picada
1 colher de sopa de folhas de alecrim fresco picadas ou 1 colher de chá de alecrim seco
¼ de colher de chá de sal marinho, de preferência iodado
½ colher de chá de pimenta-do-reino quebrada
3 xícaras de caldo de legumes orgânico
½ limão-siciliano
3 colheres de sopa de salsinha de folha lisa picada, para decorar

Em uma panela grande e pesada, aqueça as 3 colheres de sopa de azeite de oliva em fogo médio alto. Acrescente a raiz de aipo picada, o aipo, a cebola, o alecrim, o sal e a pimenta, e cozinhe por cerca de 5 minutos, até a raiz de aipo e o aipo começarem a ficar macios e dourados.

Acrescente o caldo e o limão-siciliano, e leve à fervura. Reduza o fogo, tampe e deixe ferver em fogo baixo por 30 minutos. Mexa ocasionalmente e verifique se a raiz de aipo está macia. Daí, retire do fogo e descarte a metade de limão-siciliano.

Transfira cerca de metade da mistura para um liquidificador de alta velocidade e bata na configuração de purê ou sopa até ficar homogêneo e cremoso. Repita o procedimento com o restante da mistura e depois reaqueça tudo na panela por cerca de 5 minutos.

Para servir, coloque em tigelas e decore com a salsinha. Regue 1 colher de sopa de azeite sobre cada tigela, se quiser.

## SALADA DE SORGO COM RADICCHIO

*O sorgo é utilizado para fazer melado, mas o fato de ele ser um amido resistente não é muito conhecido. Ao contrário de todos os outros grãos, exceto o painço, o sorgo não tem casca, ou seja, não contém lectinas. O que ele tem é uma abundância de polifenóis e propriedades anticancerígenas. Além de um sabor delicioso!*

*Cozinhe o sorgo quando tiver cerca de uma hora livre, e reservando ou refrigerando porções para uso posterior. Ele nunca, jamais, fica pastoso. Misture-o com uma das outras melhores fontes de inulina, o radicchio (também conhecido como alface roxa italiana, mas na verdade faz parte da família da chicória) e algumas nozes, e seus micróbios vão ficar prontos para enfrentar qualquer parada!*

*O azeite de oliva pode ser substituído por óleo de perilla, de macadâmia ou de abacate.*

*Fases 2-3*

Serve 4

Tempo de cozimento: 2 horas para o sorgo

Tempo de preparo: 15 minutos para a salada

SORGO BÁSICO

1 xícara de sorgo

3 xícaras de caldo de legumes ou água, pode colocar mais se necessário

1 colher de sopa de azeite de oliva extravirgem

1 colher de chá de sal marinho, de preferência iodado

MOLHO

3 colheres de sopa de vinagre balsâmico ou outro vinagre

4 colheres de sopa de azeite de oliva extravirgem

3 colheres de sopa de alcaparras, enxaguadas

1 colher de chá de coentro em pó ou sementes de coentro

1 dente de alho, descascado

SALADA

½ xícara de nozes ou pecãs

1 cabeça de radicchio, rasgada ou picada em pedaços pequenos

½ xícara de salsinha de folha lisa picada

FAÇA O SORGO. Escolha o sorgo, enxágue e descarte os resíduos.

Coloque o caldo ou água e o óleo em uma panela média, e leve à fervura. Acrescente o sorgo e leve novamente à fervura. Abaixe o fogo, cubra e deixe cozinhar por 1 a 2 horas, mexendo a cada 15 minutos e acrescentando caldo ou água conforme necessário para impedir que seque ou grude na panela. Para testar o ponto, mexa com um garfo: o sorgo vai ficar pronto quando estiver leve e macio.

Você pode fazer a receita até este ponto. Refrigere ou congele o sorgo cozido, depois descongele, deixando-o em temperatura ambiente quando for utilizá-lo. Ou finalize o prato imediatamente se planeja servir o sorgo ainda quente.

FAÇA O MOLHO. Usando um liquidificador Magic Bullett ou um miniprocessador de alimentos com a lâmina em S encaixada, misture o vinagre, o azeite de oliva, as alcaparras, o coentro e o alho e processe até ficar homogêneo.

PARA SERVIR. Misture o sorgo preparado, as nozes, o radicchio e a salsa em uma tigela grande. Acrescente o molho e misture. Sirva em pratos de jantar.

### SOPA DE COGUMELOS "CRUS"

*Quando eu e minha esposa queremos uma comida reconfortante, logo pensamos numa sopa de cogumelos encorpada — mas, em vez de esperar várias horas, nós a queremos na hora! Adoramos comida crua, mas às vezes ela só precisa ser aquecida. Depois de anos experimentando comidas diferentes, criamos uma combinação de sopas de cogumelos — a que está aqui é a melhor receita, além de ser a mais fácil até o momento. Basta ter um processador de alimentos ou um liquidificador de alta potência, e você vai ter uma sopa morna ou quente em questão de minutos. Além disso, ela é vegana.*

*Com uma salada de acompanhamento, esta sopa faz uma refeição completa. Escolha seu cogumelo preferido — paris, crimini, morel, chanterelle, shiitake ou portobello — ou faça uma combinação deles. Seus amigos do intestino adoram todos os cogumelos!*

*O óleo de trufas é opcional, mas recomendo fortemente.*

*Fases 2-3*

*Serve 2*

Tempo de preparo: 20 minutos

2 punhados grandes de cogumelos com cabos, cerca de 2½ xícaras
1 xícara de água
½ xícara de nozes cruas (de preferência), ou ¼ de xícara de manteiga de amêndoas
1 colher de sopa de cebola seca picada ou 3 colheres de sopa de cebola roxa picada

½ colher de chá de sal marinho, de preferência iodado, ou sal do Himalaia

¼ de colher de chá de pimenta-do-reino quebrada

2 galhos de folhas de tomilho fresco ou ½ colher de sopa de tomilho seco

1 colher de sopa de óleo de trufas (opcional)

Pique ½ xícara dos cogumelos e reserve.

Coloque as 2 xícaras restantes de cogumelos, a água, as nozes, a cebola, o sal, a pimenta e o tomilho em um processador de alimentos com a lâmina S encaixada ou em um liquidificador de alta potência. Processe por 30 segundos e, em seguida, bata por 2 minutos. Verifique a temperatura — deve estar morno mas não quente. Se preferir, bata no máximo por um minuto ou mais, até ficar mais quente.

Derrame ou sirva com uma concha em duas tigelas. Ela deve estar grossa e semelhante a um molho de carne. Cubra com os cogumelos picados, regue com o óleo de trufas e sirva.

## PIZZA DE ESPINAFRE COM CROSTA DE COUVE-FLOR

*O arroz de couve-flor faz o papel da crosta nessa pizza deliciosa. Para transformar a couve-flor em arroz, pique-a de maneira uniforme, mas não a pulverize por completo. Você pode ralar a couve-flor com um ralador de queijo, usando os buracos maiores, em pedaços em forma de arroz. Ou coloque num processador de alimentos, usando a lâmina em S e tomando cuidado para não processar demais. Se for usar um processador de alimentos, corte a couve-flor em pedaços grandes primeiro. Vai ser preciso extrair o máximo possível de água do arroz de couve-flor cozido. (Ele pode produzir até 1 xícara de líquido.) Se a couve-flor não estiver completamente seca, a "massa" da pizza vai ficar pastosa.*

*A mozarela de cabra é vendida pela internet.*

*Fique à vontade para acrescentar outros vegetais sem lectinas, mas não encha a crosta de pizza com mais vegetais do que ela consegue suportar.*

*Fases 2-3*

Serve 2

Tempo de preparo: 30 minutos
Tempo de cozimento: 35 minutos

CROSTA

Azeite de oliva extravirgem para untar a fôrma
1 cabeça pequena de couve-flor, cortada em pequenos floretes
1 ovo de galinha criada em liberdade ou com ômega-3, levemente batido
½ xícara de mozarela de búfala ou de cabra desfiada
½ colher de chá de sal marinho, de preferência iodado
½ colher de chá de pimenta-do-reino quebrada
½ colher de chá de orégano seco

COBERTURA

¾ de xícara de mozarela de búfala ou cabra
½ xícara de espinafre cozido e escorrido
Vegetais picados à sua escolha (opcional)
¼ de xícara de queijo Pecorino-Romano ralado
1 pitada de sal marinho, de preferência iodado

Cozinhe a couve-flor. Você vai precisar de cerca de 3 xícaras. Transfira para um prato que pode ser levado ao micro-ondas e cozinhe por 8 minutos. Deixe esfriar, mexendo ocasionalmente.

Coloque um suporte no meio do forno. Aqueça o forno a 230°C. Unte uma frigideira de 25 cm que possa ser levada ao forno com azeite de oliva.

Coloque o arroz de couve-flor em um pano de prato, e torça e aperte para remover toda a umidade. Transfira para uma tigela. Acrescente o ovo, a mozarela, o sal, a pimenta e o orégano. Misture bem. Pressione a mistura uniformemente na frigideira.

Em fogo médio na boca do fogão, torre a crosta de couve-flor por alguns minutos. Transfira para o forno e asse por 15 minutos, até dourar. Deixe esfriar por 5 minutos e acrescente a cobertura. Espalhe a mozarela uniformemente sobre a base da pizza e espalhe o espinafre sobre ela. Acrescente os vegetais que quiser. Salpique o queijo Pecorino-Romano e acrescente uma pitada de sal. Asse por mais 10 minutos, até o queijo ter derretido.

VERSÃO VEGANA: Substitua o ovo por ágar-ágar (dissolva 1 colher de sopa de ágar-ágar em 1 colher de sopa de água e bata bem; deixe descansar na geladeira por 15 minutos e bata novamente antes de adicionar à receita; essa quantidade equivale a 1 ovo) e use ricota de amêndoas no lugar dos queijos.

## "MINIPIZZAS" GRELHADAS DE COGUMELOS PORTOBELLO AO PESTO

*Talvez a primeira coisa que passou pela sua cabeça quando você percebeu que omitiria a farinha de trigo, o tomate e o queijo da vaca foi "Não posso viver sem pizza!". Na verdade, você pode viver melhor sem ela, mas entendo sua dor. Aqui vai um substituto que criei, apesar das objeções iniciais da minha esposa, Penny, mas hoje é o jeito preferido dela de comer pizza.*

*Guarde ou congele os cabos de cogumelos portobello para fazer a sopa de cogumelos "crus" (páginas 338-9).*

Fases 2-3

Serve 2

Tempo de preparo: 30 minutos (apenas 5 minutos se utilizar pesto pronto)
Tempo de cozimento: 20 minutos

PESTO DE MANJERICÃO
1 xícara cheia de folhas de manjericão fresco
¼ de xícara de azeite de oliva extravirgem
¼ de xícara de pinoli ou nozes
Dois cubos de 2,5 cm de queijo Parmigiano-Reggiano

"MINIPIZZAS"

2 cogumelos portobello grandes, com os cabos removidos

Azeite de oliva ou óleo de coco extravirgem

2 fatias de prosciutto italiano

1 bola de mozarela de búfala, cortada em fatias de cerca de 1 cm de espessura

Sal marinho, de preferência iodado, a gosto

Pimenta-do-reino quebrada, a gosto

FAÇA O PESTO. Em um miniprocessador de alimentos, processe o manjericão, o azeite de oliva, os pinolis e o queijo até estar bem misturado.

FAÇA AS "PIZZAS". Ligue o fogo alto numa grelha a gás ou coloque uma frigideira própria para grelhar na boca do fogão com o fogo médio-alto e o exaustor ligado.

Esfregue a parte de cima do cogumelo com óleo, coloque na grelha ou frigideira, com essa parte para cima, e grelhe por cerca de 5 minutos, até começar a dourar um pouco. Vire e grelhe do outro lado, com o cabo para cima, por mais 5 minutos. Retire os cogumelos da grelha ou do fogão. Deixe o fogo ligado.

Coloque 3 colheres de sopa de pesto sobre o lado côncavo de um cogumelo, acrescente 1 fatia de prosciutto, colocando-o de um jeito para caber bem dentro da tampa, e depois cubra com metade das fatias de mozarela. Repita o procedimento com o outro cogumelo.

Se cozinhar numa grelha, devolva os cogumelos à grelha, baixe a tampa e grelhe até o queije começar a derreter, por cerca de 5 minutos. Se estiver cozinhando dentro de casa, devolva a frigideira à boca do fogão por mais 5 minutos; outra opção é cobrir a frigideira com uma tampa de panela para "cozinhar" no vapor por 5 minutos.

PARA SERVIR. Tempere com sal e pimenta a gosto.

VERSÃO VEGETARIANA: Tire o prosciutto.

VERSÃO VEGANA: Ao fazer o pesto, substitua o Parmigiano-Reggiano por levedura nutricional. Ao fazer as "pizzas", substitua a mozarela por ricota de amêndoas. Cubra os cogumelos grelhados com pesto, depois coloque colheres de ricota sobre o pesto e siga as instruções finais acima para grelhar.

## HAMBÚRGUERES PROTEICOS E SUCULENTOS DE COGUMELOS E NOZES

*Você deve ter ouvido falar do novo hambúrguer vegetariano que "sangra". É bom você ler a lista de ingredientes, que mais parece uma lista de lectinas.*

*Eu e minha esposa fazemos "carne" de taco crua com nozes e cogumelos, então decidi fazer um "hambúrguer sangrento" usando minha receita de taco e acrescentando beterrabas vermelhas para dar um tom avermelhado. Pegue uma beterraba do tamanho de uma bola de beisebol. Use qualquer tipo de cogumelo, mas o portobello e o crimini têm uma textura mais próxima à da carne. As folhas de alface substituem os "pães" (aqui na Califórnia, chamamos um hambúrguer servido dessa forma de "estilo proteico"). Então saboreie esse hambúrguer avermelhado e carnudo sem carne.*

*Para os carnívoros inveterados, acrescentei uma versão com carne de verdade.*

*Fases 2-3*

Rende 4

Tempo de preparo: 25 minutos
Tempo de cozimento: 10 minutos

2 xícaras de nozes, cortadas ao meio e em pedaços
2 xícaras de cogumelos picados
1 xícara de beterraba vermelha picada
2 dentes de alho, descascados, ou ¼ de colher de chá de alho em pó
½ xícara de cebola roxa picada ou 2 colheres de sopa de cebolas secas picadas
1 colher de chá de páprica, de preferência húngara
1 colher de sopa de salsinha seca
Sal marinho, de preferência iodado

Pimenta-do-reino quebrada

½ xícara de sálvia ou manjericão fresco picado bem fininho

2 colheres de sopa de farinha de mandioca ou polvilho doce

3 colheres de sopa de azeite de oliva ou óleo de abacate extravirgem para fritar, e um pouco a mais para dar forma aos bolinhos

8 folhas de alface-romana ou alface-manteiga

Maionese de abacate (opcional)

1 avocado descascado, sem caroço e fatiado

Coloque as nozes, os cogumelos, a beterraba, o alho, ¼ de xícara da cebola, a páprica, a salsinha seca, ¼ de colher de chá de sal e ¼ de colher de chá de pimenta em um processador de alimentos com a lâmina S encaixada. Pulse e bata até estar misturado mas ainda grosso.

Transfira essa mistura para uma tigela e acrescente o manjericão, o ¼ de xícara que resta da cebola e a farinha ou polvilho. Unte as mãos com azeite de oliva e amasse a mistura para combinar os ingredientes completamente. Em uma folha de papel-manteiga, forme quatro bolinhos, cada um com cerca de 10 cm de diâmetro e 2,5 cm de espessura. Use uma caneca ou copo de uísque para formar os hambúrgueres, se desejar.

Aqueça uma frigideira grande em fogo médio-alto. Coloque 3 colheres de sopa de azeite de oliva ou óleo de abacate. Acrescente os hambúrgueres, cozinhando de 4 a 5 minutos de cada lado, até dourar bem.

Para servir, coloque cada hambúrguer em uma folha de alface, acrescente uma colherada de maionese de abacate; se quiser, coloque sal e pimenta a gosto, cubra com fatias de abacate e uma segunda fatia de alface.

VERSÃO CARNÍVORA. Acrescente 250 g de carne moída de bois alimentados por gramíneas ou frango ou peru criados em pasto antes de formar os hambúrgueres.

PURÊ DE COUVE-FLOR ASSADO COM AROMA
DE PARMESÃO

*Meu bom amigo Jimmy Schmidt, vencedor do Prêmio James Beard na
Morgan's in the Desert no La Quinta Resort and Club, inventou esta receita, que
adaptei para o Programa do Paradoxo Vegetal.*
*Este prato é um ótimo acompanhamento para salmão ou outro peixe.*

*Fases 2-3*

Serve 4

Tempo de preparo: 10 minutos
Tempo de cozimento: 60 minutos

1 cabeça grande de couve-flor, sem miolo e cortada em floretes
¼ de xícara de azeite de oliva extravirgem
Sal marinho, de preferência iodado
Pimenta-do-reino quebrada
2 colheres de sopa de manteiga francesa ou italiana sem sal, ou
ghee (opcional)
1 xícara de queijo Parmigiano-Reggiano ralado

Preaqueça o forno a 200°C.
Coloque os floretes de couve-flor em uma tigela grande, acrescente o azeite de oliva e misture para cobrir bem, temperando generosamente com sal marinho e pimenta-do-reino.
Coloque uma folha de papel-alumínio, com o lado brilhante para cima, sobre a bancada. Dobre no meio e reabra a folha. Transfira a couve-flor para o centro de uma das metades do papel. Dobre a outra metade e faça pregas nas pontas para selar o pacotinho. Coloque em uma fôrma e posicione na parte do meio do forno.
Cozinhe até ficar bem macia e levemente dourada, cerca de 1 hora. Retire do forno, abra o saquinho com cuidado — não deixe nenhum suco sair — e deixe esfriar por cerca de 10 minutos.

Transfira a couve-flor e seu líquido para um processador de alimentos. Acrescente a manteiga, se quiser, e o parmesão. Bata até virar um purê homogêneo e grosso. Tempere com sal e pimenta a gosto. Sirva imediatamente.

## FEIJÃO-DE-LIMA COZIDO NA PRESSÃO, COUVE-CRESPA E PERU

*Faço visitas frequentes a pequenas vilas da Toscana. Em toda cidade, o feijão cozido em frascos fundos de vidro são um acompanhamento popular ao qual não consigo resistir. Normalmente eu pagava caro no fim do dia quando o "ataque das lectinas" começava, assim como minha esposa, que tinha que aguentar meus gemidos no carro. No entanto, com a chegada da minha panela de pressão, agora também posso comer feijão — além disso, meus amigos do intestino podem receber os benefícios do feijão.*

*Modifiquei essa receita fenomenal a partir de uma receita da rainha da panela de pressão, a chef Lorna Sass, para torná-la ainda mais fácil.*

*Os veganos e vegetarianos podem experimentar na fase 2 as variações deste prato, mas os onívoros devem esperar até a Fase 3.*

*Fase 3\**

Rende 4-6

Tempo de preparo: 30 minutos
Tempo de cozimento: 25 minutos

1 maço de couve-crespa toscana, preta ou outra couve
1 cebola roxa ou amarela, picada
2 dentes de alho, bem picados, ou ½ colher de chá de alho em pó
2 colheres de sopa de azeite de oliva ou óleo de abacate extravirgem
4 xícaras de caldo de legumes
3 xícaras de água
500 g de feijão-de-lima grande seco, lavados

2 colheres de chá de tempero italiano

1 sobrecoxa com osso de peru criado em pasto, cerca de 330 g

2 colheres de sopa de mostarda granulada

2 colheres de chá de sálvia em pó

Sal marinho, de preferência iodado

Pimenta-do-reino quebrada

4 a 6 colheres de sopa de azeite de oliva ou de trufas extravirgem, para regar

Corte os cabos das folhas da couve-crespa. Pique os cabos e as folhas em pedaços grandes. Reserve.

Se sua panela de pressão tiver uma opção de saltear, salteie as cebolas e o alho no azeite por cerca de 5 minutos. Outra opção é salteá-los numa frigideira ou num wok sem Teflon em fogo médio.

Transfira o alho e as cebolas para a panela de pressão. Acrescente o caldo de legumes e a água. Acrescente o feijão, o tempero italiano e a sobrecoxa de peru. Cozinhe em pressão alta por 14 minutos, depois deixe a pressão diminuir naturalmente. Retire o peru e misture com as folhas de couve, a mostarda, a sálvia, o sal e a pimenta a gosto.

Desfie o peru e devolva para a panela. Mexa até misturar bem e, com uma concha, sirva em tigelas. Regue cada porção com uma colher de sopa de azeite de oliva ou óleo de trufas.

VERSÃO VEGANA: Substitua o peru por 1 bloco de tempeh sem grãos, esfarelado.

*Veganos e vegetarianos podem consumir leguminosas cozidas na pressão na Fase 2.

## BOLOS DE PAINÇO TOTALMENTE MODERNOS

*Sou um dos maiores especialistas no tratamento dietético do gene ApoE4, que se encontra em 30% da população mundial. Ele tem o infeliz nome de gene de Alzheimer, graças à sua forte correlação com essa doença. Os nigerianos têm*

*a proporção mais alta desse gene em sua população, mas uma incidência muito baixa de demência, um fato sempre atribuído à sua dieta quase toda vegetariana. O grão de escolha deles é o painço, que não contém lectinas.*

*Passei os últimos quinze anos formulando receitas pescetarianas para a população com o gene ApoE4 e queria compartilhar algumas delas com você — portanto, aqui vai uma ótima maneira de consumir painço sem ter de roubar a ração dos pássaros!*

*Com uma salada, três bolinhos fazem uma refeição completa.*

*Fases 2-3*

Serve 4

Tempo de preparo: 45 minutos
Tempo de cozimento: 10 minutos

½ xícara de painço
2 xícaras de caldo de legumes ou água
¾ de colher de chá de sal marinho, de preferência iodado
¼ de xícara de cebola roxa picada
¼ de xícara de cenoura picada
¼ de xícara de manjericão picado
1 de xícara de cogumelos picados
1 dente de alho, picado
½ colher de chá de tempero italiano
2 colheres de sopa de azeite de oliva ou óleo de perilla extravirgem
1 ovo de galinha criada em pasto ou com ômega-3, batido
1 colher de sopa de farinha de coco

Em uma panela grande, torre o painço em fogo médio por cerca de 5 minutos, mexendo ou agitando com frequência, até ficar dourado e cheiroso. Não deixe queimar. Devagar, acrescente o caldo de legumes e o sal, tomando cuidado para não se queimar com o vapor. Mexa e leve à fervura. Abaixe o fogo, tampe a panela e cozinhe por cerca de 15 minutos, até toda a água ser absorvida. Retire do fogo e deixe descansar por 10 minutos, depois afofe com um garfo.

Enquanto isso, coloque a cebola, a cenoura, o manjericão, os cogumelos, o alho e o tempero italiano em um processador de alimentos com uma lâmina em S encaixada e processe em pedaços finos.

Coloque 1 colher de sopa do óleo em uma frigideira grande em fogo médio, acrescente a mistura de vegetais e salteie por 3 a 4 minutos, até ficar macio. Transfira para uma tigela grande. Limpe a frigideira com um papel-toalha. Acrescente o painço, o ovo batido e a farinha de coco à tigela. Mexa para misturar e engrossar.

Com as mãos untadas, forme a mistura em duas bolas de 5 cm e depois as pressione com a palma da mão para formar 12 bolinhos.

Acrescente 1 colher de sopa do óleo restante na frigideira. Coloque os bolinhos e salteie em fogo médio por 5 minutos de cada lado. Seque em um prato coberto com papel-toalha antes de servir.

VERSÃO VEGANA: Substitua o ovo por ágar-ágar (dissolva 1 colher de sopa de ágar-ágar em 1 colher de sopa de água e bata bem; deixe descansar na geladeira por 15 minutos e bata novamente antes de adicionar à receita; essa quantidade equivale a 1 ovo).

## COUVE-RÁBANO EM LASCAS COM PERA CROCANTE E NOZES

*A couve-rábano é um membro da família de verduras crucíferas com o qual ninguém sabe o que fazer. Não tema — basta uma garfada dessa salada fácil de fazer para você ficar viciado!*

*Para ralar a couve-rábano e a pera, use o lado do ralador com os buracos maiores ou a lâmina de ralar de um processador de alimentos.*

*Fases 2-3*

Serve 4

Tempo de preparo: 30 minutos

½ xícara de avelãs, nozes, macadâmias ou pistaches pelados
2 couves-rábanos médias, descascadas e raladas

1 pera fresca (comice, bosc ou anjou), sem caroço e ralada

½ colher de chá de raspas de limão-siciliano raladas finamente

1 colher de sopa de suco de limão-siciliano fresco

1 colher de sopa de vinagre balsâmico branco

Sal kosher

½ xícara de folhas de hortelã frescas rasgadas, e uma porção a mais para servir

1 colher de sopa de azeite de oliva extravirgem

50 g de queijo Pecorino de Fossa ou Parmigiano-Reggiano, em lascas

Preaqueça o forno a 180°C.

Em uma assadeira, torre as nozes por 10 a 12 minutos, mexendo ocasionalmente, até dourar. Deixe esfriar e pique grosseiramente.

Enquanto isso, misture a couve-rábano, a pera, as raspas de limão--siciliano, o suco de limão-siciliano e o vinagre em uma tigela. Tempere com sal kosher. Acrescente ½ xícara de folhas de hortelã e misture bem.

Coloque as nozes torradas numa tigela pequena e misture com o azeite de oliva para cobrir. Tempere com mais sal, se desejar.

Para servir, divida a salada em quatro pratos e cubra com as nozes temperadas, o queijo e mais hortelã.

## CHIPS BLOQUEADORES DE LECTINA DE QUIABO ASSADO

*A maioria das pessoas conhece o quiabo como aquele vegetal gosmento. Mas você não deve saber que aquela gosma é, na verdade, um dos apanhadores de lectinas mais eficazes que existem.*

*Esta receita é outra maneira ótima de receber os benefícios do quiabo sem a gosma. Eu a modifiquei a partir de uma receita maravilhosa de <www.eating-birdfood.com>.*

*Se for utilizar quiabo congelado, descongele-o primeiro. Esses chips são totalmente viciantes, por isso pode ser bom duplicar a receita! Embora eu costume prepará-la como um acompanhamento, ela quase nunca chega intata até a mesa.*

*Fases 2-3*

Serve 4

Tempo de preparo: 15 minutos
Tempo de cozimento: 25-30 minutos

500 g de quiabo fresco ou congelado inteiro, enxaguado e secado com um pano
1 a 2 colheres de sopa de azeite de oliva extravirgem
2 colheres de chá de tomilho fresco, ou ½ colher de chá de folhas secas de tomilho
½ colher de chá de alecrim seco ou em pó
¼ de colher de chá de alho em pó
¼ de colher de chá de sal marinho, de preferência iodado
Pimenta-do-reino quebrada
1 pitada de pimenta-caiena (opcional)

Preaqueça o forno a 230°C.

Retire os cabos dos quiabos e corte-os ao meio no sentido do comprimento. Coloque em uma tigela grande. Acrescente o azeite de oliva, o tomilho, o alecrim, o alho em pó e o sal. Acrescente pimenta--do-reino e, opcionalmente, a pimenta-caiena em pó a gosto e mexa para cobrir o quiabo.

Coloque o quiabo numa assadeira em uma única camada. Asse no forno por 15 minutos, até o quiabo estar levemente dourado e macio. Sirva quente.

## CURRY DE VEGETAIS COM "MACARRÃO" DE BATATA-DOCE

*Sou um grande fã de curry como forma de consumir cúrcuma, mas, como a maioria dos curries é servida com arroz, ele fica fora do jogo — pelo menos até você chegar à Fase 3. As batatas-doces em espiral vêm ao resgate! Os cortadores em espiral podem transformar tubérculos firmes, raízes e até cabos de brócolis em espaguete. Não tem um cortador em espiral? Basta usa um descascador de legumes para fazer os "macarrões".*

Esta é a minha variação de uma receita de <www.foodfaithfitness.com>, o site de Taylor Kiser. Eliminei as solanáceas maldosas e aumentei o curry, tornando-a aceitável para o Paradoxo Vegetal e para os veganos.

Fases 2-3

Serve 2

Tempo de preparo: 10 minutos
Tempo de cozimento: 25 minutos

CURRY

½ colher de sopa de óleo de coco extravirgem

1 cenoura grande, em espirais ou julienne

1 xícara de brócolis, cortados em pedacinhos pequenos

⅓ de xícara de cebola picada ou 2 colheres de sopa de cebola seca bem picada

1 colher de chá de gengibre fresco bem picado ou ½ colher de chá de gengibre seco

1 colher de sopa de curry amarelo em pó

400 mL de leite de coco cremoso

1 pitada de sal marinho, de preferência iodado

"MACARRÃO" DE BATATA-DOCE

½ colher de sopa de óleo de coco

1 batata-doce grande, descascada e cortada em espiral com a lâmina de 3 mm

1 pitada de sal

4 colheres de sopa de coentro ou salsinha de folhas lisas picados, para decorar

FAÇA O CURRY. Aqueça o óleo de coco em fogo médio-alto. Acrescente a cenoura e cozinhe por cerca de 3 minutos, até começar a ficar macia. Abaixe o fogo para médio, acrescente os brócolis, a cebola e o gengibre, e cozinhe até começarem a ficar macios e dourados, cerca de 5 minutos. Acrescente o curry amarelo em pó e cozinhe por 1 minuto. Depois acrescente o leite de coco e o sal, mexendo para misturar bem.

Volte a aumentar o fogo para médio-alto e leve à fervura. Abaixe o fogo para médio-baixo e deixe cozinhando por 15 minutos, mexendo ocasionalmente, até o molho começar a engrossar.

FAÇA O MACARRÃO. Enquanto o molho cozinha, aqueça o óleo de coco numa frigideira em fogo médio. Acrescente o macarrão de batata-doce e cozinhe, mexendo com frequência, até estarem prestes a murchar, por cerca de 10 minutos. Tempere com sal.

PARA SERVIR. Divida o macarrão em dois pratos e cubra com o curry. Ou misture antes de servir. Salpique o coentro e sirva.

## CORAÇÕES DE ALCACHOFRA "FRITOS" ASSADOS

*Alcachofras são fontes incríveis de inulina para alimentar seus amigos do intestino, mas ninguém merece cozinhá-las no vapor e, depois, ter o trabalho de arrancar cada folhinha para tirar uma quantidade mínima de polpa com os dentes. Inspirado por Jimmy Schmidt, da Morgan's in the Desert no La Quinta Resort and Club, simplifiquei este prato e troquei a fritura por uma versão assada.*

Fases 2-3

Serve 2

Tempo de preparo: 20 minutos
Tempo de cozimento: 25 minutos

4 colheres de sopa de azeite de oliva extravirgem (ou óleo de perilla)

Suco de ½ limão-siciliano ou 2 colheres de sopa de suco de limão--siciliano em garrafa

⅛ de colher de chá de pimenta-caiena em pó

10 corações de alcachofra congelados, descongelados e secados com papéis-toalha

¼ de xícara de farinha de amêndoas, coco ou mandioca

¼ de colher de chá de sal marinho, de preferência iodado, um pouco mais para servir

¼ de xícara de pimenta-do-reino quebrada

Fatias de limão

Preaqueça o forno a 200°C.

Coloque 3 colheres de sopa de azeite de oliva, o suco de limão--siciliano e a pimenta-caiena em uma tigela e bata com um batedor até misturar. Acrescente os corações de alcachofra na tigela e mexa até cobrir bem.

Unte uma assadeira com borda com a colher restante de azeite de oliva. Coloque a farinha, ¼ de colher de chá de sal e a pimenta em um saco plástico hermético de 1 L. Usando pegadores ou as mãos, acrescente as alcachofras no saco e agite para cobri-las levemente. (Uma alternativa é misturar a farinha, ¼ de colher de chá de sal e a pimenta numa travessa de vidro com tampa apertada. Adicione as alcachofras e, segurando a tampa com firmeza, agite para cobrir.)

Coloque os corações de alcachofra na assadeira e asse por 20 a 25 minutos, virando as alcachofras ou agitando a travessa duas ou três vezes, até as alcachofras estarem douradas e crocantes.

Coloque-as num prato, tempere com mais sal, se quiser, e sirva com fatias de limão-siciliano.

### WAFFLES DE FARINHA DE MANDIOCA COM UMA DOSE DE COLÁGENO

*Se quiser comer como um verdadeiro habitante de Kitava, você precisa usar farinha de mandioca. Você pode igualá-la ao polvilho doce, porque ambos vêm da mesma raiz, mas a farinha de mandioca é o segredo para produtos de panificação sem glúten ficarem fofos. (Confie em mim, já experimentei todos.)*

*Modifiquei esta receita excelente da blogueira Heather Resler, depois de encontrar meus bons amigos da Vital Proteins para conseguir ajudar pescetarianos como eu (e, com sorte, você). Coma de café da manhã, almoço ou jantar.*

*Fiquei surpreso com a ideia do colágeno marinho a partir de salmão selvagem criada pelo pessoal da Vital Proteins! Não tem gosto nenhum, muito menos de peixe — repito, nenhum. Experimente no café da manhã, almoço ou jantar. O colágeno marinho acrescenta a proteína de peixe às suas refeições.*

*Se necessário, derreta o óleo de coco no micro-ondas em potência alta por 30 segundos ou coloque numa tigela de água quente até derreter.*

Fases 2-3

Serve 4; rende 4 a 8 waffles, dependendo do tamanho e do formato da máquina de waffle

Tempo de preparo: 5 minutos
Tempo de cozimento: 15 minutos

4 ovos de galinha criada em pasto ou com ômega-3
¼ de xícara de colágeno marinho (opcional)
½ xícara de farinha de mandioca
¼ de xícara de óleo de coco extravirgem
1 colher de sopa de mel local ou mel Manuka, ou 3 colheres de sopa de inulina
½ colher de chá de bicarbonato de sódio
¼ de colher de chá de sal
Inulina para cobrir os waffles (opcional)
Um pacote de 330 g de mirtilos selvagens congelados

Preaqueça a máquina de waffle.

Coloque os ovos, o colágeno marinho (opcional), a farinha de mandioca, o óleo de coco, o mel, o bicarbonato de sódio e o sal num liquidificador de alta potência ou liquidificador comum e bata no máximo por 45 segundos ou até estar bem misturado e um pouco espumoso. Se não tiver um liquidificador, bata com um batedor os ovos, o óleo de coco, o colágeno marinho e o mel até estar bem misturado, depois acrescente e bata ou mexa a farinha de mandioca, o bicarbonato de sódio e o sal.

Usando uma medida de ¼ de xícara, passe a massa para a máquina de waffle e asse, seguindo as instruções do fabricante. Verifique periodicamente, pois eles cozinham rápido.

Se for servir como sobremesa (apenas na Fase 3), você pode polvilhar uma leve camada de inulina e acrescentar ¼ de xícara de mirtilos selvagens em cima de cada waffle. Mas nunca se esqueça: é melhor evitar os doces!

VERSÃO VEGETARIANA: Tire o colágeno.

VERSÃO VEGANA: Substitua os ovos por ágar-ágar (dissolva 1 colher de sopa de ágar-ágar em 1 colher de sopa de água e bata bem; deixe descansar na geladeira por 15 minutos e bata novamente antes de adicionar à receita; essa quantidade equivale a 1 ovo) e tire o colágeno.

## "FILÉS" DE COUVE-FLOR MARINADOS E GRELHADOS

*Alguns anos atrás, eu e minha esposa nos sentamos para almoçar no Da Silvano's em Manhattan, um de nossos restaurantes italianos favoritos. Meu amigo Silvano Marchetto é o dono e, naquela tarde, veio à nossa mesa com um brilho nos olhos, colocando um prato, dois garfos e uma garrafa de seu próprio azeite de oliva toscano na nossa frente. "Experimentem isso", ele disse. O resto é história. O "filé" de couve-flor é agora parte permanente do cardápio do Da Silvano's — e em nossa casa. Adaptei a ideia brilhante dele aqui para você.*

*Substitua o azeite de oliva por óleo de abacate, perilla ou macadâmia, se preferir.*

*Fases 2-3*

Rende 4

Tempo de preparo: 15 minutos
Tempo de cozimento: 10-15 minutos

½ xícara de azeite de oliva extravirgem, mais para servir
2 colheres de chá de cebola bem picada

½ colher de chá de alho em pó

2 colheres de chá de tempero italiano

¼ de colher de chá de pimenta-caiena

Sal marinho, de preferência iodado

Pimenta-do-reino quebrada

Suco de 1 limão-siciliano

2 cabeças de couve-flor

Coloque ½ xícara de azeite de oliva, a cebola, o alho em pó, o tempero italiano e a pimenta-caiena em uma tigela média. Acrescente o sal e a pimenta-do-reino a gosto e o suco de limão-siciliano. Misture com um batedor. Transfira para uma panela rasa.

Usando uma faca de chef grande, tire os cabos de couve-flor diretamente da cabeça. Coloque as pontas dos cabos numa tábua de corte. Fatie cada couve-flor no meio. Depois, corte em fatias de 1,5 cm a 2,5 cm (filés).

Ligue o exaustor se estiver cozinhando dentro de casa. Aqueça a grelha em temperatura média ou coloque uma frigideira própria para grelhar em fogo médio-alto na boca do fogão.

Usando pegadores, mergulhe os filés de couve-flor na marinada. Coloque na grelha ou frigideira e cozinhe de 5 a 8 minutos de cada lado, até dourar por fora e ficar macio por dentro. Transfira para um prato. Ajuste os temperos e sirva com mais azeite de oliva.


## SOBREMESAS


### PUDIM DE ARROZ *KONJAC* DE DOIS JEITOS

*Nunca é fácil para as suas papilas gustativas se despedir do açúcar e das lectinas dos grãos, ainda mais se sua mãe fazia um arroz-doce delicioso. Mas seu intestino e o resto do seu corpo vão agradecer pela mudança. O arroz konjac é feito da raiz konjac, cujo ingrediente principal é o glucomannan, um amido resistente incrível que seus amigos do intestino vão adorar. Nas poucas ocasiões*

*em que decidir comer uma sobremesa, que tal comer algo que alimente os moci-*
*nhos, e não os bandidos?*

*Fases 2-3*

Rende 4

Tempo de preparo: 30 minutos
Tempo de cozimento: 20 minutos

2 pacotes de arroz *konjak*
4 a 5 colheres de sopa de araruta em pó
3½ xícaras de leite de coco cremoso sem açúcar
1 colher de chá de ghee ou manteiga francesa ou italiana, e uma
porção a mais para untar a assadeira
1 xícara de inulina ou ½ xícara de eritritol
1 colher de sopa de extrato de baunilha puro
¼ de xícara de cacau em pó (não alcalino)
1 ovo de galinha criada em pasto ou com ômega-3, batido

Preaqueça o forno a 180°C.
Escorra o arroz *konjak* num escorredor e enxague em água corrente por cerca de um minuto. Reserve para escorrer mais.
Coloque 4 colheres de sopa da araruta em pó e ½ xícara do leite
de coco cremoso em uma tigela pequena e mexa para dissolver. Acrescente mais araruta se necessário.
Em uma panela pequena, coloque o ghee ou a manteiga e as 3 xícaras restantes de leite de coco. Cozinhe em fogo médio, mexendo com
frequência. Enquanto o leite esquenta, acrescente devagar e um de cada
vez, a inulina, o extrato de baunilha, o cacau em pó, o ovo e, por fim, o
arroz *konjak* escorrido, sempre mexendo para desfazer quaisquer pelotas
(em particular no cacau em pó).
Acrescente cerca de 1 colher de sopa da mistura de araruta dissol-
vida ao "arroz", mexendo para incorporar. Faça o mesmo com o restante
da araruta, 1 colher de sopa de cada vez, até atingir a espessura desejada.
Acrescente um pouco mais de leite de coco se parecer grosso demais.

Unte levemente uma assadeira pirex de 20 cm por 20 cm ou uma tigela de 20 cm com manteiga ou ghee. Passe o pudim para esse recipiente e asse de 15 a 20 minutos, até a parte de cima estar dourada. Retire do forno e deixe esfriar um pouco antes de servir ou refrigere e sirva gelado.

VARIAÇÃO: ARROZ-DOCE DE BAUNILHA: Tire o cacau em pó e acrescente 1 colher de chá de canela e ½ colher de chá de noz-moscada.

VERSÃO VEGANA: Substitua o ghee ou manteiga por 1 colher de chá de óleo de coco. Tire o ovo ou o substitua por ágar-ágar (dissolva 1 colher de sopa de ágar-ágar em 1 colher de sopa de água e bata bem; deixe descansar na geladeira por 15 minutos e bata novamente antes de adicionar à receita; essa quantidade equivale a 1 ovo).

## "SORVETE" DE AVOCADO COM GOTAS DE CHOCOLATE E HORTELÃ

*Certo, eu admito. Amo sorvete, mas não existe nada por aí que passe no teste do Programa do Paradoxo Vegetal. Vamos levar as plantas para o sorvete e adoçá-lo com a melhor comida que existe para os amigos do intestino, a inulina. Que paradoxo!*

*Esta é a minha versão fabulosa de uma receita em <www.alldayIdreamaboutfood.com>, blog da "Carolyn". Fiz algumas adaptações para colocar ainda mais plantas boas para você. Esta sobremesa deliciosa vai satisfazer seus desejos por sorvete e chocolate sem atrapalhar sua nova forma de alimentação.*

*Fases 2-3*

Serve 6

Tempo de preparo: 20 minutos
Tempo de geladeira: 2 horas
½ litro de leite de coco cremoso
¾ de xícara de inulina ou ⅓ de xícara de eritritol

1 colher de chá de café instantâneo em pó ou grãos de expresso finamente moídos

2 colheres de sopa de cacau em pó não adoçado (não alcalino)

85 g (cerca de uma barra) de chocolate escuro sem açúcar 85% a 90%, picado

1 colher de chá de extrato de baunilha puro

2 avocados, descascados e sem caroço

3 colheres de sopa de hortelã fresca picada ou 10 gotas de estévia, ou a gosto

½ xícara de gotas de chocolate extraescuro sem açúcar de 72% ou mais ou ½ xícara de barra picada de chocolate 100% cacau

Coloque o leite de coco, o adoçante, o pó de café e o cacau em pó em uma panela média. Bata com um batedor em fogo médio, até o adoçante ter se dissolvido e a mistura estar bem batida.

Desligue o fogo. Acrescente o chocolate picado e mexa até derreter.

Coloque a mistura de chocolate num processador de alimentos com a lâmina em S encaixada ou num liquidificador. Acrescente o extrato de baunilha, os avocados e a hortelã, e bata até ficar homogêneo. Sirva numa tigela, tampe e refrigere por 2 horas, até resfriar.

Acrescente as gotas de chocolate mexendo até estarem bem dispersas. Passe para uma sorveteira (ver Nota) e bata até estar grosso e firme. Vai ter a consistência de sorvete italiano.

Sirva imediatamente. Você também pode colocar no congelador para ter uma consistência mais firme e servir depois: transfira para um recipiente de metal ou vidro e cubra com papel-manteiga fechado com um elástico.

NOTA: Se você não tiver uma sorveteira, coloque a mistura num recipiente de metal, vidro ou cerâmica e leve ao congelador. Mexa a cada meia hora para quebrar os cristais de gelo e continue mexendo até atingir a consistência desejada.

## BOLO SEM FARINHA DE MANTEIGA DE AMÊNDOAS E CHOCOLATE

*Faça seu próprio minibolo com uma sinfonia de sabores para quando precisar de um docinho especial. Como o creme é 100% gordura, a raça da vaca não importa tanto quanto no caso do leite (é a parte de proteína do leite que sofre com a mutação caseína A1 na maioria das vacas).*

Fases 2-3

Serve 1

Tempo de preparo: 10 minutos
Tempo de cozimento: 1 minuto

2 colheres de sopa de cacau em pó não adoçado (não alcalino)
2 colheres de sopa de inulina, eritritol ou xilitol
¼ de colher de chá de fermento químico em pó sem alumínio
1 ovo grande de galinha criada em pasto ou com ômega-3
1 colher de sopa de creme de leite de vaca fresco
½ colher de chá de extrato de baunilha puro
1 colher de chá de manteiga francesa ou italiana com sal, ou ghee
1 colher de sopa de manteiga de amêndoas

Coloque o cacau em pó, o adoçante e o fermento químico em pó numa tigela pequena. Usando um garfo, bata para misturar e esmagar quaisquer caroços de fermento.

Coloque o ovo, o creme de leite fresco e o extrato de baunilha em outra tigela pequena, e bata para misturar.

Jogue os ingredientes úmidos sobre os secos e misture até todos estarem bem incorporados.

Unte com manteiga o fundo e as laterais de um ramequin de 11,5 cm de diâmetro. Coloque a massa.

Asse no micro-ondas em potência alta por 1 minuto e 20 segundos, e retire. Derreta a manteiga de amêndoas no forno de micro-ondas, regue em cima do bolo e sirva.

VERSÃO VEGANA: Substitua o creme de leite de vaca por 1 colher de sopa de leite de coco cremoso. Substitua a manteiga por 1 colher de chá de óleo de coco. Substitua o ovo por ágar-ágar (dissolva 1 colher de sopa de ágar-ágar em 1 colher de sopa de água e bata bem; deixe descansar na geladeira por 15 minutos e bata novamente antes de adicionar à receita; essa quantidade equivale a 1 ovo).

# Agradecimentos

Sem dúvida, o encontro com o paciente que mudou o trajeto da minha vida, "Big Ed", me colocou no caminho que levou do meu primeiro livro, *Dr. Gundry's Diet Evolution*, a este que você segura agora nas mãos. Obrigado de novo, Ed. Desde a publicação do meu livro anterior, dezenas de milhares de pacientes vieram a Palm Springs ou Santa Bárbara para me ver no International Heart and Lung Institute e, dentro dele, no Center for Restorative Medicine. Centenas de milhares de outras pessoas me escreveram para me contar sobre o sucesso que alcançaram seguindo o *Diet Evolution* e o programa subsequente, "Matrix", no qual este livro se baseia. Sem a busca incansável de meus pacientes por saúde e sua disposição a me deixar ter acesso aos resultados de seus exames sanguíneos a cada três meses durante anos a fio, *O Paradoxo Vegetal* nunca teria se transformado em realidade. Como diz minha dedicatória, devo a vocês tudo que sei ou aprendi.

Mais uma vez, minha esposa e maravilhosa alma gêmea, Penny, não apenas suportou muitos dias e noites sem a presença do meu cérebro e da minha atenção enquanto eu escrevia este livro, mas também os muitos dias e noites sem a minha presença física enquanto eu viajava para apresentar os resultados da minha pesquisa para um público mundial. Ela também tem sido a melhor crítica das primeiras versões dos meus manuscritos e das ideias "loucas" de suplementos. Obrigado de novo por sua paciência e seu amor. Tenho esse amor guardado e prometo retribuir com juros!

Assim como meu primeiro livro, este não teria sido possível sem os esforços incansáveis da minha colaboradora, Olivia Bell Buehl, que pega meus manuscritos prolixos e faz sua magia com as palavras para transformá-los em livros legíveis e utilizáveis. Em muitos sentidos, este foi um desafio ainda maior do que o nosso primeiro, mas fico muito contente por termos perseverado para entregar a você este guia esplêndido para a saúde.

Meu consultório é dirigido por Susan Lokken, meu braço direito e também assistente administrativa e diretora de departamento, que de alguma forma me leva aonde preciso estar, dá aos pacientes aquilo de que eles precisam, e mantém a ordem num ambiente cercado por pedidos de pessoas do mundo inteiro, conseguindo fazer com que elas pulem a lista de espera de sete meses para me consultar "amanhã", a fim de tratar um problema de saúde fatal. Sem Susan, nada neste livro teria acontecido.

Outro agradecimento gigantesco a Adda Harris, que reverteu seus problemas de saúde pessoal seguindo o Paradoxo Vegetal e, agora, consegue equilibrar o tratamento e o treinamento de pacientes sem nunca deixar de demonstrar uma preocupação acolhedora para qualquer problema que um paciente possa ter. Como dizemos, "Arrasa, garota!".

Só tenho elogios à minha ex-enfermeira, Jean Epstein, que colaborou em muitos dos meus artigos de pesquisa e trouxe alegria e amparo a tantos de nossos pacientes em comum. Sentimos sua falta todos os dias.

Não posso deixar de mencionar minha filha caçula, Melissa Perko, que gerencia a loja da minha esposa, Zense, na El Paseo Drive em Palm Desert, mas também mergulha de cabeça no meu consultório durante quatro meses todo verão para trazer ordem ao caos. Sei como é importante para você ter uma chance de dar ordens ao seu pai! E como é importante para mim ter você por perto!

O pontapé inicial para o Programa do Paradoxo Vegetal não teria acontecido sem minha querida amiga e apoiadora, a excelente chef Irina Skoeries — e agradeço a ela pelo entusiasmo e comprometimento incansáveis para tornar a saúde vibrante uma realidade para todos. Depois de testemunhar sua habilidade ajudando vários dos meus pacientes mais difíceis com alimentos nutritivos e deliciosos, soube que ela tinha de desenvolver a Desintoxicação Inicial de Três Dias para Fase 1! Obrigado, Irina!

Outro obrigado sincero a Celia Hamilton, de Palm Springs, que tirou tantos de meus pacientes da beira do desespero para a saúde vibrante com um cuidado carinhoso em ensinar e viver meus princípios.

Todos que visitaram meu consultório encontraram minha fantástica equipe de "sanguessugas", que convencem os pacientes a ceder uma dezena de frascos de sangue de tantos em tantos meses sem nenhuma dor! Acredite em mim, nada do que aprendi e escrevi aqui teria sido possível sem Laurie Acuna e sua equipe. Obrigado a todos.

Devo muitíssimo à minha agente, Shannon Marven, presidente da Dupree Miller, e sua ótima colaboradora, Dabney Rice, que me colocaram em contato com a Harper Wave e, de maneira constante e calma, me mantêm nos trilhos.

Obrigado às minhas editoras, Julie Will e Sarah Murphy, bem como à *publisher* Karen Rinaldi da Harper Wave. Vocês pegaram minhas ideias gerais e, com carinho mas firmeza, criaram este guia para a boa saúde! E obrigado à excelente equipe de apoio na Harper Wave, Hannah Robinson e Elizabeth Preske, meu revisor Trent Duffy e minha editora de produção Nikki Baldauf, Brian Perrin no marketing, e meus publicitários, Victoria Comella e Nick Davies.

Você talvez nunca teria ouvido falar de mim ou do meu trabalho sem a equipe incrível da GoldenHippoMedia, que, coletivamente, transformou o <www.gundrymd.com> no portal de informações de saúde de primeira que ele é hoje. Eles também são responsáveis pela produção e pelo marketing das minhas fórmulas de suplementos e produtos de pele para a Gundry MD. A todos os 450 membros da equipe — e vocês sabem quem são —, obrigado a cada um de vocês! Queria citar todos, mas, enfim, precisaria de todo um livro novo para isso!

# Notas

## 1. INTRODUÇÃO [pp. 9-16]

1. GUNDRY, S.R. "Abstract 309: Twelve year followup for managing coronary artery disease using a nutrigenomics based diet and supplement program with quarterly assessment of biomarkers". *Arteriosclerosis, Thrombosis, and Vascular Biology*, v. 35, p. A309, 2015.

GUNDRY, S.R.; EPSTEIN, J. "Abstract 137: Reversal of endothelial dysfunction using polyphenol rich foods and supplements coupled with avoidance of major dietary lectins", *Arteriosclerosis, Thrombosis, and Vascular Biology*, v. 33, p. A137, 2013.

## PARTE I: O DILEMA ALIMENTAR

### 1. A GUERRA ENTRE PLANTAS E ANIMAIS [pp. 19-41]

1. CHILDS et al. "Effects of shellfish consumption on lipoproteins in normo lipidemic men", *The American Journal of Clinical Nutrition*, v. 51, n. 6, pp. 1020-7, 1990.

2. WELLMAN et al. "Fragments of the earliest land plants", *Nature*, v. 425, n. 6955, pp. 282-5, 2003.

3. MONAHAN, P. Plants defend themselves with armor made of sand, 2016. Disponível em: <www.sciencemag.org/news/2016/03/plants-defend-themselves-armor--made-sand>. Acesso em: 10 dez. 2016.

4. NELSON, H.E. Why can't many carnivores and herbivores see color?, 2016. Disponível em: <www.quora.com/Why-cant-many-carnivores-and-herbivores-see--color>. Acesso em: 26 nov. 2016.

SCHAEFER et al. "Are fruit colors adapted to consumer vision and birds equally efficient in detecting colorful signals?", *The American Naturalist*, v. 169, s. 1, pp. S159-S69, 2007.

5. BENNETT, C. Chewing vibrations prompt plant to react with chemical releases, 2014. Disponível em: <www.agweb.com/article/plants-can-hear-pests-attack/>. Acesso em: 26 nov. 2016.

6. GAGLIANO et al. "Experience teaches plants to learn faster and forget slower in environments where it matters", *Oecologia*, v. 175, n. 1, pp. 63-72, 2014.

7. MEIRELES-FILHO, A.C.A.; KYRIACOU, C.P. "Circadian rhythms in insect disease vectors", *Memórias do Instituto Oswaldo Cruz*, v. 108, s. I, pp. 48-58, 2013.

8. BOEV et al. "Invertebrate and avian predators as drivers of chemical defensive strategies in tenthredinid sawflies", *BMC Evolutionary Biology*, v. 13, p. 198, 2013.

9. CHATTERJEE et al. "A BELL1-like gene of potato is light activated and wound inducible", *Plant Physiology*, v. 145, n. 4, pp. 1435-43, 2007.

10. PIERINI, C. Lectin lock: Natural defense against a hidden cause of digestive concerns and weight gain, 2009. Disponível em: <www.vrp.co.za/Public/ViewArticle.aspx?ArticleID=102>. Acesso em: 26 nov. 2016.

11. THE BEEF SITE. Ground limestone in beef cattle diets, 2009. Disponível em: <www.thebeefsite.com/articles/1936/ground-limestone-in-beef-cattle-diets/>. Acesso em: 10 dez. 2016.

12. BARANSKI et al. "Higher antioxidant and lower cadmium concentrations and lower incidence of pesticide residues in organically grown crops: A systematic literature review and meta-analyses", *British Journal of Nutrition*, v. 112, n. 5, pp. 794-811, 2014.

FALLER, A.L.K.; FIALHO, E. "Polyphenol content and antioxidant capacity in organic and conventional plant foods", *Journal of Food Composition and Analysis*, v. 23, n. 6, pp. 561-8, 2010.

13. LEIBER et al. "A study on the causes for the elevated n-3 fatty acids in cows' milk of alpine origin", *Lipids*, v. 40, n. 2, pp. 191-202, 2005.

14. GOODMAN, R. Ask a farmer: Does feeding corn harm cattle?, 2012. Disponível em: <agricultureproud.com/2012/09/27/ask-a-farmer-does-feeding-corn-harm-cattle/>. Acesso em: 26 nov. 2016.

15. SANZ, Y. "Effects of a gluten-free diet on gut microbiota and immune function in healthy adult humans", *Gut Microbes*, v. 1, n. 3, pp. 135-7, 2010.

16. CHILDREN'S HOSPITAL OF PITTSBURGH OF UPMC. About the small and large intestines, 2016. Disponível em: <www.chp.edu/our-services/transplant/intestine/education/about-small-large-intestines>. Acesso em: 27 nov. 2016.

DIEP, F. Human gut has the surface area of a studio apartment. Revising an old biology analogy, 2014. Disponível em: <www.popsci.com/article/science/human-gut-has-surface-area-studio-apartment>. Acesso em: 27 nov. 2016.

MAGSANIDE, S. Digestive 6, 2016. Disponível em: <quizlet.com/11845442/digestive-6-flash-cards/>. Acesso em: 27 nov. 2016.

17. PATEL et al. "Potato glycoalkaloids adversely affect intestinal permeability and aggravate inflammatory bowel disease", *Inflammatory Bowel Diseases*, v. 8, n. 5, pp. 340-6, 2002.

18. MOGENSEN, T.H. "Pathogen recognition and inflammatory signaling in innate immune defenses", *Clinical Microbiology Reviews*, v. 22, n. 2, pp. 240-73, 2009.

19. FÄLTH-MAGNUSSON, K.; MAGNUSSON, K.E. "Elevated levels of serum antibodies to the lectin wheat germ agglutinin in celiac children lend support to the gluten-lectin theory of celiac disease", *Pediatric Allergy and Immunology*, v. 6, n. 2, pp. 98-102, 1995.

HOLLANDER et al. "Increased intestinal permeability in patients with Crohn's disease and their relatives. A possible etiologic factor", *Annals of Internal Medicine*, v. 105, n. 6, pp. 883-5, 1986.

LIVINGSTON, J.N.; PURVIS, B.J. "Effects of wheat germ agglutinin on insulin binding and insulin sensitivity of fat cells", *The American Journal of Physiology*, v. 238, n. 3, pp. E267-E75, 1980.


## 2. LECTINAS À SOLTA [pp. 42-83]

1. AZVOLINSKY, A. Primates, gut microbes evolved together. Symbiotic gut bacteria evolved and diverged along with ape and human lineages, researchers find, 2016. Disponível em: <mobile.the-scientist.com/article/46603/primates-gut-microbes-evolved-together>. Acesso em: 27 nov. 2016.

2. ELSEVIER. Uterine microbiota play a key role in implantation and pregnancy success in in vitro fertilization, 2016. Disponível em: <www.sciencedaily.com/releases/2016/12/161206124717.htm>. Acesso em: 10 dez. 2016.

3. EADES, M.R. Obesity in ancient Egypt, 2007. Disponível em: <proteinpower.com/drmike/2007/07/01/obesity-in-ancient-egypt/#more-782>. Acesso em: 27 nov. 2016.

4. MELLANBY, M.; PATTISON, C.L. "Remarks on the influence of a cereal-free diet rich in vitamin D and calcium on dental caries in children", *The British Medical Journal*, v. 1, n. 3715, pp. 507-10, 1932.

5. PAL et al. "Milk intolerance, beta-casein and lactose". *Nutrients*, v. 7, n. 9, pp. 7285-97, 2015.

6. WOODFORD, K. *Devil in the Milk: Illness, Health and the Politics of A1 and A2 Milk.* White River Junction: Chelsea Green, 2009.

7. GROSS et al. "Increased consumption of refined carbohydrates and the epidemic of type 2 diabetes in the United States: an ecologic assessment", *The American Journal of Clinical Nutrition*, v. 79, n. 5, pp. 774-9, 2004.

8. SCIENTIFIC AMERICAN. Dirt poor: Have fruits and vegetables become less nutri-

tious?, 2016. Disponível em: <www.scientificamerican.com/article/soil-depletion-and-nutrition-loss/>. Acesso em: 28 nov. 2016.

9. GUNDRY, S.R. "Curing/remission of multiple autoimmune diseases is possible by manipulation of the human gut microbiome: The effect of a lectin limited, polyphenol enriched, prebiotic/probiotic regimen in 78 patients", *Journal of International Society of Microbiota*, v. 3, n. 1, 2016.

10. MÜLLER et al. "Fasting followed by vegetarian diet in patients with rheumatoid arthritis: A systematic review", *Scandinavian Journal of Rheumatology*, v. 30, n. 1, pp. 1-10, 2001.

11. LANZINI et al. "Complete recovery of intestinal mucosa occurs very rarely in adult coeliac patients despite adherence to gluten-free diet", *Alimentary Pharmacology & Therapeutics*, v. 29, n. 12, pp. 1299-1308, 2009.

12. SANZ, Y. "Effects of a gluten-free diet on gut microbiota and immune function in healthy adult humans", *Gut Microbes*, v. 1, n. 3, pp. 135-7, 2010.

13. CENTROS DE CONTROLE E PREVENÇÃO DE DOENÇAS DOS ESTADOS UNIDOS. Obesity and overweight, 2016. Disponível em: <www.cdc.gov/nchs/fastats/obesity-OVER-WEIGHT.htm>. Acesso em: 28 nov. 2016.

14. ENGEL et al. "Lectin staining of renal tubules in normal kidney", *Acta Pathologica, Microbiologica et Immunologica Scandinavica*, v. 105, n. 1, pp. 31-4, 1997.

15. CAMPBELL, T.C.; CAMPBELL, T.M. *The China Study: The Most Comprehensive Study of Nutrition Ever Conducted and the Startling Implications for Diet, Weight Loss and Long-Term Health*. Dallas: BenBella, 2006.

16. BEBEE, B. *The Hundred-Year DIET: Guidelines and Recipes for a Long and Vigorous Life*. Bloomington: iUniverse, 2008.

17. BLUM, D. Early puberty in girls, 2010. Disponível em: <truthjunkie.wordpress.com/2010/06/06/early-puberty-in-girls/>. Acesso em: 10 dez. 2016.

HOOD, E. "Are EDCs blurring issues of gender?", *Environmental Health Perspectives*, v. 113, n. 10, pp. A670-A7, 2005.


## 3. SEU INTESTINO SOB ATAQUE [pp. 84-103]

1. GOLDMAN, B. Low-fiber diet may cause irreversible depletion of gut bacteria over generations, 2016. Disponível em: <med.stanford.edu/news/all-news/2016/01/low-fiber-diet-may-cause-irreversible-depletion-of-gut-bacteria.html>. Acesso em: 28 nov. 2016.

2. SAMPSON et al. "Gut microbiota regulate motor deficits and neuroinflammation in a model of Parkinson's disease", *Cell*, v. 167, n. 6, pp. 1469-80, 2016.

3. MATSUI et al. "The pathophysiology of non-steroidal anti-inflammatory drug

(NSAID)-induced mucosal injuries in stomach and small intestine", *Journal of Clinical Biochemistry and Nutrition*, v. 48, n. 2, pp. 107-111, 2011.

4. TILLISCH, K. "The effects of gut microbiota on CNS function in humans", *Gut Microbes*, v. 5, n. 3, pp. 404-10, 2014.

5. ZHENG et al. "Dietary plant lectins appear to be transported from the gut to gain access to and alter dopaminergic neurons of Caenorhabditis elegans, a potential etiology of Parkinson's disease", *Frontiers in Nutrition*, v. 3, n. 7, 2016.

6. SONNENBURG, J.; SONNENBURG, E. *The Good Gut: Taking Control of Your Weight, Your Mood, and Your Long-Term Health*. Nova York: Penguin, 2015.


## 4. CONHECE TEU INIMIGO: OS SETE DESREGULADORES LETAIS [pp. 104-38]

1. WHITEMAN, H. CDC: Life expectancy in the US reaches record high, 2014. Disponível em: <www.medicalnewstoday.com/articles/283625.php>. Acesso em: 28 nov. 2016.

2. CENTROS DE CONTROLE E PREVENÇÃO DE DOENÇAS DOS ESTADOS UNIDOS.. Infant mortality, 2016. Disponível em: <www.cdc.gov/reproductivehealth/MaternalInfantHealth/InfantMortality.htm>. Acesso em: 28 nov. 2016.

3. KAPLAN, K. Premature births a big factor in high U.S. infant mortality rate, 2014. Disponível em: <www.latimes.com/science/sciencenow/la-sci-sn-infant-mortality-us-ranks-26th-20140924-story.html>. Acesso em: 28 nov. 2016.

4. DUKE HEALTH. Physical declines begin earlier than expected among U.S. adults, 2016. Disponível em: <www.sciencedaily.com/releases/2016/07/160721144805.htm>. Acesso em: 28 nov. 2016.

5. KANE, J. Health costs: How the U.S. compares with other countries, 2012. Disponível em: <www.pbs.org/newshour/rundown/health-costs-how-the-us-compares-with-other-countries/>. Acesso em: 28 nov. 2016.

6. BLASER, M.J.. *Missing Microbes: How the Overuse of Antibiotics Is Fueling Our Modern Plagues*. Nova York: Henry Holt and Company, 2014.

7. GONZALEZ, R. Maryland politicians chicken out on arsenic ban, 2012. Disponível em: <www.treehugger.com/health/maryland-politicians-chicken-out-arsenic-ban.html>. Acesso em: 10 dez. 2016.

8. LY, L. FDA finally bans most arsenic in chicken feed—oh, by the way, there's arsenic in your chicken, 2013. Disponível em: <www.kcet.org/food/fda-finally-bans-most-arsenic-in-chicken-feed-oh-by-the-way-theres-arsenic-in-your-chicken>. Acesso em: 10 dez. 2016.

9. REYES-HERRERA, I.; DONOGHUE, D.J. "Antibiotic residues distribute uniformly in broiler chicken breast muscle tissue", *Journal of Food Protection*, v. 71, n. 1, pp. 223-5, 2008.

10. TAJIMA, A. "Non-steroidal anti-inflammatory drug (NSAID)-induced small intestinal injury", *Pharmaceutica Analytica Acta*, v. 5, n. 1, p. 282, 2014.

11. GOMM et al. "Association of proton pump inhibitors with risk of dementia: A pharmacoepidemiological claims data analysis", *JAMA Neurology*, v. 73, n. 4, pp. 410-6, 2016.

12. MORRISON et al. "Risk factors associated with complications and mortality in patients with clostridium difficile infection", *Clinical Infectious Diseases*, v. 53, n. 12, pp. 1173-8, 2011.

13. LAHEIJ et al. "Risk of community-acquired pneumonia and use of gastric acid-suppressive drugs", *JAMA*, v. 292, n. 16, pp. 1955-60, 2004.

14. ABOU-DONIA et al. "Splenda alters gut microflora and increases intestinal p-glycoprotein and cytochrome p-450 in male rats", *Journal of Toxicology and Environmental Health*, v. 71, n. 21, pp. 1415-29, 2008.

15. AXE, J. How endocrine disruptors destroy your body + the dirty dozen to avoid, 2016. Disponível em: <draxe.com/endocrine-disruptors-how-to-avoid--excess-estrogen/?utm_source=promotional&utm_medium=email&utm_campaign=20161102_newsletter_curated_bbp+healingprotein>. Acesso em: 28 nov. 2016.

16. GORE et al. "EDC-2: The Endocrine Society's second scientific statement on endocrine-disrupting chemicals", *Endocrine Reviews*, v. 36, n. 6, pp. E1-E150, 2015.

17. AMERICAN CHEMICAL SOCIETY. Baby teethers soothe, but many contain low levels of BPA, 2016. Disponível em: <www.sciencedaily.com/releases/2016/12/161207092920.htm>. Acesso em: 10 dez. 2016.

18. NEWS-MEDICAL.NET. Food additive TBHQ may be linked to increase in food allergies, 2016. Disponível em: <www.news-medical.net/news/20160711/Food-additive--tBHQ-may-be-linked-to-increase-in-food-allergies.aspx>. Acesso em: 28 nov. 2016.

19. KAPIL et al. "Physiological role for nitrate-reducing oral bacteria in blood pressure control", *Free Radical Biology & Medicine*, v. 55, pp. 93-100, 2013.

20. HANLEY, D.A.; DAVISON, K.S. "Vitamin D insufficiency in North America", *The Journal of Nutrition*, v. 135, n. 2, pp. 332-7, 2005.

21. JANESICK, A.; BLUMBERG, B. "Endocrine disrupting chemicals and the developmental programming of adipogenesis and obesity", *Birth Defects Research Part C: Embryo Today: Reviews*, v. 93, n. 1, pp. 34-50, 2011.

22. No Brasil, é proibida a fabricação e importação de mamadeiras com BPA na composição. Em outras aplicações, o BPA é permitido, mas com um limite máximo de migração específica desta substância para o alimento. Mais informações disponíveis em: <http://portal.anvisa.gov.br/alimentos/embalagens/bisfenol-a>. Acesso em: 22 out. 2018. (N. E.)

23. UNION OF CONCERNED SCIENTISTS. Bad chemistry: How the chemical industry's trade association undermines the policies that protect us, 2015. Disponível

em: <www.ucsusa.org/center-science-and-democracy/fighting-misinformation/american-chemistry-council-report#.WD3f9MkabES>. Acesso em: 29 nov. 2016.

24. FOSTER et al. "Effects of di-n-butyl phthalate (DBP) on male reproductive development in the rat: implications for human risk assessment", *Food and Chemical Toxicology*, v. 38, s. 1, pp. S97-S9, 2000.

25. DUTY et al. "The relationship between environmental exposures to phthalates and DNA damage in human sperm using the neutral comet assay", *Environmental Health Perspectives*, v. 111, n. 9, pp. 1164-9, 2003.

26. COLÓN et al. "Identification of phthalate esters in the serum of young Puerto Rican girls with premature breast development", *Environmental Health Perspectives*, v. 108, n. 9, pp. 895-900, 2000.

27. LATINI et al. "In utero exposure to di-(2-ethylhexyl) phthalate and duration of human pregnancy", *Environmental Health Perspectives*, v. 111, n. 14, pp. 1783-5, 2003.

28. SCHECTER et al. "Phthalate concentrations and dietary exposure from food purchased in New York State", *Environmental Health Perspectives*, v. 121, n. 4, pp. 473-9, 2013.

29. GREGER, M. Chicken consumption & the feminization of male genitalia, 2011. Disponível em: <nutritionfacts.org/video/chicken-consumption-and-the-feminization-of-male-genitalia/>. Acesso em: 29 nov. 2016.

30. SWAN et al. "Prenatal phthalate exposure and reduced masculine play in boys", *International Journal of Andrology*, v. 33, n. 2, pp. 259-69, 2010.

31. MARANGHI et al. "Effects of the food contaminant semicarbazide following oral administration in juvenile Sprague-Dawley rats", *Food and Chemical Toxicology*, v. 47, n. 2, pp. 472-79, 2009.

MARANGHI et al. "The food contaminant semicarbazide acts as an endocrine disrupter: Evidence from an integrated in vivo/in vitro approach", *Chemico-Biological Interactions*, v. 183, n. 1, pp. 40-8, 2010.

32. EUROPEAN FOOD SAFETY AUTHORITY. EFSA publishes further evaluation on semicarbazide in food, 2005. Disponível em: <www.efsa.europa.eu/en/press/news/afc050701>. Acesso em: 29 nov. 2016.

33. LANDAU, E. Subway to remove "dough conditioner" chemical from bread, 2004. Disponível em: <www.cnn.com/2014/02/06/health/subway-bread-chemical/>. Acesso em: 15 jan. 2017.

34. KIM et al. "Occupational asthma due to azodicarbonamide", *Yonsei Medical Journal*, v. 45, n. 2, pp. 325-9, 2004.

CARY et al. Azodicarbonamide, 1999. Disponível em: <apps.who.int/iris/bitstream/10665/42200/1/9241530162.pdf>. Acesso em: 29 nov. 2016.

35. TASSIGNON et al. "Azodicarbonamide as a new T cell immunosuppressant: Synergy with cyclosporin A", *Clinical Immunology*, v. 100, n. 1, pp. 24-30, 2001.

36. CHEN et al. "Exposure to the BPA-Substitute Bisphenol S causes unique alterations of germline function", *PLoS Genetics*, v. 12, n. 7, p. e1006223, 2016.

37. GAMMON, C. Weed-whacking herbicide proves deadly to human cells, 2009. Disponível em: <www.scientificamerican.com/article/weed-whacking-herbicide-p/>. Acesso em: 29 nov. 2016.

38. FOOD DEMOCRACY NOW. Glysophosphate: Unsafe on any plate. Food testing results and scientific reasons for concern, 2016. Disponível em: <s3.amazonaws.com/media.fooddemocracynow.org/images/FDN_Glyphosate_FoodTesting_Report_p2016.pdf>. Acesso em: 29 nov. 2016.

39. SAMSEL, A.; SENEFF, S. "Glyphosate, pathways to modern diseases II: Celiac sprue and gluten intolerance", Interdisciplinary Toxicology, v. 6, n. 4, pp. 159-84, 2013.

40. CANTORNA et al. "Vitamin D, immune regulation, the microbiota, and inflammatory bowel disease", Experimental Biology & Medicine, v. 239, n. 11, pp. 1524-30, 2014.

41. VAN HOESEN, S. World Health Organization labels glyphosate probable carcinogen, 2015. Disponível em: <www.ewg.org/release/world-health-organization-labels-glyphosate-probable-carcinogen>. Acesso em: 29 nov. 2016.

42. GILLAM, C. FDA to start testing for glyphosate in food, 2016. Disponível em: <civileats.com/2016/02/17/fda-to-start-testing-for-glyphosate-in-food>. Acesso em: 15 fev. 2017.

43. UNIVERSIDADE DA CALIFÓRNIA EM SAN FRANCISCO. UCSF presentation reveals glyphosate contamination in people across America, 2016. Disponível em: <www.organicconsumers.org/news/ucsf-presentation-reveals-glyphosate-contamination--people-across-america>. Acesso em: 29 nov. 2016.

44. GALE, R.; NULL, G. Monsanto's sealed documents reveal the truth behind roundup's toxicological dangers, 2015. Disponível em: <www.organicconsumers.org/news/monsantos-sealed-documents-reveal-truth-behind-roundups-toxicological--dangers>. Acesso em: 29 nov. 2016.

45. ORGANIC CONSUMERS ASSOCIATION. World's first public testing for Monsanto's glyphosate begins today, 2015. Disponível em: <www.organicconsumers.org/press/world%E2%80%99s-first-public-testing-monsanto%E2%80%99s-glyphosate-begins--today>. Acesso em: 29 nov. 2016.

46. HAKIM, D. Doubts about the promised bounty of genetically modified crops, 2016. Disponível em: <www.nytimes.com/2016/10/30/business/gmo-promise-falls--short.html>. Acesso em: 29 nov. 2016.

47. No Brasil, segundo normativa da Associação Brasileira de Normas Técnicas (ABNT) publicada no final de agosto de 2015, os frangos rotulados como caipiras ou coloniais devem ser criados em sistema com acesso a áreas externas para pastejo, exercícios e manifestação de comportamentos inerentes à espécie e ser alimentados com ração constituída por ingredientes preferencialmente de origem vegetal, sendo proibido o uso de melhoradores de desempenho de base antibiótica. Mais informações em: <http://www.korin.com.br/blog/nova-lei-regula-a-producao-de-frangos-e--galinhas-caipiras/>. Acesso em: 26 out. 2018. (N. E.)

48. REID et al. "Timing and intensity of light correlate with body weight in adults", *PLoS One*, v. 9, n. 4, p. e92251, 2014.

## 5. COMO A DIETA MODERNA ENGORDA E ADOECE
[pp. 139-70]

1. NATIONAL INSTITUTE OF DIABETES AND DIGESTIVE AND KIDNEY DISEASES. Overweight and obesity statistics, 2012. Disponível em: <www.niddk.nih.gov/health-information/health-statistics/Pages/overweight-obesity-statistics.aspx>. Acesso em: 29 nov. 2016.

2. WING, R.R.; PHELAN, S. "Long-term weight loss maintenance", *The American Journal of Clinical Nutrition*, v. 82, s. 1, pp. 222S-5S, 2005.

3. ZHENG et al. "Dietary plant lectins appear to be transported from the gut to gain access to and alter dopaminergic neurons of Caenorhabditis Elegans, a potential etiology of Parkinson's disease", *Frontiers in Nutrition*, v. 3, p. 7, 2016.

4. SVENSSON et al. "Vagotomy and subsequent risk of Parkinson's disease", *Annals of Neurology*, v. 78, n. 4, pp. 522-9, 2015.

5. ASLANABADI et al. "Epicardial and pericardial fat volume correlate with the severity of coronary artery stenosis", *Journal of Cardiovascular and Thoracic Research*, v. 6, n. 4, pp. 235-9, 2014.

6. AUNE et al. "Nut consumption and risk of cardiovascular disease, total cancer, all-cause and cause-specific mortality: a systematic review and dose-response meta--analysis of prospective studies", *BMC Medicine*, v. 14, n. 1, p. 207, 2016.

7. LINDEBERG, Staffan. *Food and Western Disease*. John Wiley and Sons, 2010.

8. MARTINEZ et al. "Resistant starches types 2 and 4 have differential effects on the composition of the fecal microbiota in human subjects", *PLoS One*, v. 5, p. e15046, 2010.

9. UNIVERSITY OF MICHIGAN HEALTH SYSTEM. High-fiber diet keeps gut microbes from eating the colon's lining, protects against infection, animal study shows, 2016. Disponível em: <www.sciencedaily.com/releases/2016/11/161117134626.htm>. Acesso em: 20 nov. 2016.

10. AUST et al. "Estimation of available energy of dietary fibres by indirect calorimetry in rats", *European Journal of Nutrition*, v. 40, n. 1, pp. 23-9, 2001.

ANDERSON et al. "Relation between estimates of cornstarch digestibility by the Englyst in vitro method and glycemic response, subjective appetite, and short-term food intake in young men", *The American Journal of Clinical Nutrition*, v. 91, n. 4, pp. 932-9, 2010.

11. BODINHAM et al. "Acute ingestion of resistant starch reduces food intake in healthy adults", *British Journal of Nutrition*, v. 103, n. 6, pp. 917-22, 2010.

WILLIS et al. "Greater satiety response with resistant starch and corn bran in human subjects", *Nutrition Research*, v. 29, n. 2, pp. 100-5, 2009.

NILSSON et al. "Including indigestible carbohydrates in the evening meal of healthy subjects improves glucose tolerance, lowers inflammatory markers, and increases satiety after a subsequent standardized breakfast", *Journal of Nutrition*, v. 138, n. 4, pp. 732-9, 2008.

12. HIGGINS et al. "Resistant starch consumption promotes lipid oxidation", *Nutrition & Metabolism*, v. 1, n. 1, p. 8, 2004.

ROBERTSON et al." Insulin-sensitizing effects on muscle and adipose tissue after dietary fiber intake in men and women with metabolic syndrome", *The Journal of Clinical Endocrinology & Metabolism*, v. 97, n. 9, pp. 3326-32, 2012.

13. GITTNER, L.S. *From farm to fat kids: The intersection of agricultural and health policy* (Tese de doutorado), 2009. Disponível em: <etd.ohiolink.edu/ap/10?0::NO:10:P10_AC-CESSION_NUM:akron1254251814#abstract-files>. Acesso em: 30 nov. 2016.


## PARTE II: APRESENTANDO O PROGRAMA DO PARADOXO VEGETAL

### 6. REVEJA SEUS HÁBITOS [pp. 173-92]

1. CHENG et al. "Prolonged fasting reduces IGF-1/PKA to promote hematopoietics-tem-cell-based regeneration and reverse immunosuppression", *Cell Stem Cell*, v. 14, n. 6, pp. 810-23, 2014.

2. GERSCH et al. "Fructose, but not dextrose, accelerates the progression of chronic kidney disease", *American Journal of Physiology. Renal Physiology*, v. 293, n. 4, pp. F1256-61, 2007.

3. JAHREN, A.H.; KRAFT, R.A. "Carbon and nitrogen stable isotopes in fast food: signatures of corn and confinement", *Proceedings of the National Academy of Sciences of the United States of America*, v. 105, n. 46, pp. 17855-60, 2008.

BIELLO, D. That burger you're eating is mostly corn, 2008. Disponível em: <www.scientificamerican.com/article/that-burger-youre-eating-is-mostly-corn/>. Acesso em: 1º set. 2016.

4. BELLOWS, S. The hair detective, 2008. Disponível em: <uvamagazine.org/articles/the_hair_detective>. Acesso em: 1º set. 2016.

5. GUPTA, S. If we are what we eat, Americans are corn and soy, 2007. Disponível em: </www.cnn.com/2007/HEALTH/diet.fitness/09/22/kd.gupta.column/>. Acesso em: 1º set. 2016.

6. BRICKETT et al. "The impact of nutrient density, feed form, and photoperiod

on the walking ability and skeletal quality of broiler chickens", *Poultry Science*, v. 86, n. 10, pp. 2117-25, 2007.

7. JAKOBSEN et al. "Is Escherichia coli urinary tract infection a zoonosis? Proof of direct link with production animals and meat", *European Journal of Clinical Microbiology & Infectious Diseases*, v. 31, n. 6, pp. 1121-9, 2012.

8. GUTLEB et al. "Detection of multiple mycotoxin occurrences in soy animal feed by traditional mycological identification combined with molecular species identification", *Toxicology Reports*, v. 2, pp. 275-9, 2015.

9. PIOTROWSKA et al. "Mycotoxins in cereal and soybean-based food and feed". In: EL-SHEMY, H.A. (org.), *Soybean-Pest Resistance*. Rijeka, Croácia: InTech, 2013.

10. VIGGIANO et al. "Effects of an high-fat diet enriched in lard or in fish oil on the hypothalamic amp-activated protein kinase and inflammatory mediators", *Frontiers in Cellular Neuroscience*, v. 10, p.150, 2016.

11. AUNE et al. "Nut consumption and risk of cardiovascular disease, total cancer, all-cause and cause-specific mortality: a systematic review and dose-response meta--analysis of prospective studies", *BMC Medicine*, v. 14, n. 1, p. 207, 2016.

12. FONTANA et al. "Long-term effects of calorie or protein restriction on serum IGF-1 and IGFBP-3 concentration in humans", *Aging Cell*, v. 7, n. 5, pp. 681-7, 2008.

CONN, C.S.; QIAN, S.B. "mTOR signaling in protein homeostasis: Less is more?", *Cell Cycle*, v. 10, n. 12, pp. 1940-7, 2011.

13. ANANIEVA, E. "Targeting amino acid metabolism in cancer growth and antitumor immune response", *World Journal of Biological Chemistry*, v. 6, n. 4, pp. 281-9, 2015.

14. THE LOW HISTAMINE CHEF. Interview: Fasting mimicking diets for mast cell activation & allergies, 2015. Disponível em: <thelowhistaminechef.com/interview--fasting-mimicking-diets-for-mast-cell-activation-allergies/>. Acesso em: 1º set. 2016.


## 7. FASE 1: COMECE COM UMA DESINTOXICAÇÃO DE TRÊS DIAS [pp. 193-201]

1. THOMPSON, L. What does a three-day dietary cleanse do to your gut microbiome?, 2016. Disponível em: <americangut.org/what-does-a-three-day-dietary-cleanse--do-to-your-gut-microbiome/>. Acesso em: 3 set. 2016.

2. ANGELAKIS et al. "A Metagenomic investigation of the duodenal microbiota reveals links with obesity", *PLos One*, v. 10, n. 9, p. e0137784, 2015.

COLLINS, F. New take on how gastric bypass cures diabetes, 2013. Disponível em: <directorsblog.nih.gov/2013/07/30/new-take-on-how-gastric-bypass-cures-diabetes/>. Acesso em: 3 set. 2016.

## 8. FASE 2: REPARE E RESTAURE [pp. 202-30]

1. UNIVERSIDADE DA CALIFÓRNIA EM BERKELEY. Biologists home in on paleo gut for clues to our evolutionary history: Evolution of gut bacteria in humans and hominids parallels ape evolution, 2016. Disponível em: <www.sciencedaily.com/releases/2016/07/160721151457.htm>. Acesso em: 3 set. 2016.

2. WALDERHAUG, M. *Bad bug book, foodborne pathogenic microorganisms and natural toxins.* 2ª. ed. LAMPEL, K.A. (org.). Silver Spring: U.S. Food and Drug Administration, 2012.

3. CENTROS DE CONTROLE E PREVENÇÃO DE DOENÇAS. Pathogens causing US foodborne illnesses, hospitalizations, and deaths, 2000-2008, 2012. Disponível em: <www.cdc.gov/foodborneburden/pdfs/pathogens-complete-list-04-12.pdf>. Acesso em: 4 set. 2016.

4. BAE, S.; HONG, Y.C. "Exposure to bisphenol A from drinking canned beverages increases blood pressure: randomized crossover trial", *Hypertension*, v. 65, n. 2, pp. 313-9, 2015.

5. LEBOWITZ, N. Nightshades & toxicity: Are "healthy" vegetables poisoning you?, 2015. Dsponível em: <www.drnoahlebowitz.com/2015/01/02/nightshades/. Acesso em: 4 set. 2016.

6. PARKER et al. "A new enzyme-linked lectin/mucin antibody sandwich assay (CAM 17.1/WGA) assessed in combination with CA 19-9 and peanut lectin binding assay for the diagnosis of pancreatic cancer", *Cancer*, v. 70, n. 5, pp. 1062-8, 1992.

PATEL et al. "Potato glycoalkaloids adversely affect intestinal permeability and aggravate inflammatory bowel disease", *Inflammatory Bowel Diseases*, v. 8, n. 5, pp. 340-6, 2002.

7. CORDAIN, L. Are chia seeds permitted on the paleo diet?, 2013. Disponível em: <thepaleodiet.com/paleo-diet-special-report-chia-seeds/>. Acesso em: 15 jan. 2017.

8. KANNAN et al. "Expression of peanut agglutinin-binding mucin-type glycoprotein in human esophageal squamous cell carcinoma as a marker", *Molecular Cancer*, v. 2, n. 38, 2003.

9. WANG et al. "Identification of intact peanut lectin in peripheral venous blood", *Lancet*, v. 352, n. 9143, pp. 1831-2, 1998.

10. SINGH et al. "Peanut lectin stimulates proliferation of colon cancer cells by interaction with glycosylated CD44v6 isoforms and consequential activation of c-Met and MAPK: functional implications for disease-associated glycosylation changes", *Glycobiology*, v. 16, n. 7, pp. 594-601, 2006.

GABIUS, H-J.; GABIUS, S. (orgs.). *Glycosciences: Status & perspectives.* Weinheim, Alemanha: Wiley-VCH, 1996.

11. CENTROS DE CONTROLE E PREVENÇÃO DE DOENÇAS. Dermatitis associated with cashew nut consumption—Pennsylvania, 1983. Disponível em: <www.cdc.gov/mmwr/preview/mmwrhtml/00001269.htm>. Acesso em: 4 set. 2016.

12. GOODMAN, R.. Ask a farmer: Does feeding corn harm cattle?, 2012. Disponível em: <agricultureproud.com/2012/09/27/ask-a-farmer-does-feeding-corn-harm-cattle/>. Acesso em: 4 set. 2016.

13. RIZZELLO et al. "Highly efficient gluten degradation by lactobacilli and fungal proteases during food processing: New perspectives for celiac disease", *Applied and Environmental Microbiology*, v. 73, n. 14, pp. 4499-507.

14. CUADRADO et al. "Effect of natural fermentation on the lectin of lentils measured by immunological methods", *Food and Agricultural Immunology*, v. 14, n. 1, pp. 41-4, 2002.

15. FONTES, M. Are sprouted legumes paleo?, 2010. Disponível em: <thepaleodiet.com/paleo-diet-q-a-sprouted-legumes/#.VmNKHF876nM>. Acesso em: 4 set. 2016.

16. BUCHMANN et al. "Dihydroxy-7-methoxy-1,4-benzoxazin-3-one (DIMBOA) and 2,4-dihydroxy-1,4-benzoxazin-3-one (DIBOA), two naturally occurring benzoxazinones contained in sprouts of Gramineae are potent aneugens in humande rived liver cells (HepG2)", *Cancer Letters*, v. 246, n. 1-2, pp. 290-9, 2007.

17. YOU, W.; HENNEBERG, M. "Meat consumption providing a surplus energy in modern diet contributes to obesity prevalence: an ecological analysis", *BMC Nutrition*, v. 2, p. 22, 2016.

YOU, W.; HENNEBERG, M. "Meat in modern diet, just as bad as sugar, correlates with worldwide obesity: an ecological analysis", *Journal of Nutrition & Food Sciences*, v. 6, p. 517, 2016.

18. FONTELES et al. "Rosemarinic acid prevents against memory deficits in ischemic mice", *Behavioural Brain Research*, v. 297, pp. 91-103, 2016.

19. KIM et al. "Effects of linolenic acid supplementation in perilla oil on collagen-epinephrine closure time, activated partial thromboplastin time and Lp-PLA2 activity in non-diabetic and hypercholesterolaemic subjects", *Journal of Functional Foods*, v. 23, pp. 95-104, 2016.

20. DE LORGERIL, M.; SALEN, P. "Dietary prevention of coronary heart disease: The Lyon diet heart study and after", *World Review of Nutrition and Dietetics*, v. 95, pp. 103-14, 2005.

21. FAHS et al. "The effect of acute fish-oil supplementation on endothelial function and arterial stiffness following a high-fat meal", *Applied Physiology, Nutrition, and Metabolism*, v. 35, n. 3, pp. 294-302, 2010.

22. JOELVING, F. Lard lesson: Why fat lubricates your appetite, 2009. Disponível em: <www.scientificamerican.com/article/lard-lesson-why-fat-lubri/#>. Acesso em: 11 dez. 2016.

UNIVERSITY OF MICHIGAN HEALTH SYSTEM. High-fiber diet keeps gut microbes from eating the colon's lining, protects against infection, animal study shows, 2016. Disponível em: <www.sciencedaily.com/releases/2016/11/161117134626.htm>. Acesso em: 11 dez. 2016.

23. VIGGIANO et al. "Effects of an high-fat diet enriched in lard or in fish oil on the hypothalamic amp-activated protein kinase and inflammatory mediators", *Frontiers in Cellular Neuroscience*, v. 10, p. 150, 2016.

24. BAO et al. "Association of nut consumption with total and cause-specific mortality", *The New England Journal of Medicine*, v. 369, pp. 2001-11, 2013.

AUNE et al. "Nut consumption and risk of cardiovascular disease, total cancer, all-cause and cause-specific mortality: a systematic review and dose-response meta-analysis of prospective studies", *BMC Medicine*, v. 14, n. 1, p. 207, 2016.

25. CHEN et al. "Resveratrol attenuates trimethylamine-N-oxide (TMAO)-induced atherosclerosis by regulating TMAO synthesis and bile acid metabolism via remodeling of the gut microbiota", *mBio*, v. 7, n. 2, pp. e02210-e5, 2016.

26. POTTALA et al. "Higher RBC EPA + DHA corresponds with larger total brain and hippocampal volumes: WHIMS-MRI study", *Neurology*, v. 82, n. 5, pp. 435-42, 2014.

27. HANLEY, D.A.; DAVISON, K.S. "Vitamin D insufficiency in North America", *The Journal of Nutrition*, v. 135, n. 2, pp. 332-7, 2005.

CANTORNA et al. "Vitamin D, immune regulation, the microbiota, and inflammatory bowel disease", *Experimental Biology & Medicine*, v. 239, n. 11, pp. 1524-30, 2014.


## 9. FASE 3: COLHA AS RECOMPENSAS [pp. 231-49]

1. NICHOLS, H. Worldwide obesity: Meat protein has as much effect as sugar, 2016. Disponível em: </www.medicalnewstoday.com/articles/312080.php>. Acesso em: 6 set. 2016.

YOU, W.; HENNEBERG, M. "Meat consumption providing a surplus energy in modern diet contributes to obesity prevalence: an ecological analysis", *BMC Nutrition*, v. 2, p. 22, 2016.

YOU, W.; HENNEBERG, M. "Meat in modern diet, just as bad as sugar, correlates with worldwide obesity: an ecological analysis", *Journal of Nutrition & Food Sciences*, v. 6, p. 517, 2016.

VERNAUD et al. "Meat consumption and prospective weight change in participants of the EPIC-PANACEA study", *The American Journal of Clinical Nutrition*, v. 92, n. 2, pp. 398--407, 2010.

2. PAN et al. "Red meat consumption and mortality: Results from 2 prospective cohort studies", *Archives of Internal Medicine*, v. 172, n. 7, pp. 555-63, 2012.

3. zamora-Ros et. al. "Mediterranean Diet and Non Enzymatic Antioxidant Capacity in the predimed Study", *National Center for Biotechnology Information*, U.S. National Library of Medicine, 2013. Web. 16 fev. 2017.

4. MARTÍNEZ-GONZÁLEZ et al. "Mediterranean diet and the incidence of cardiovascular disease: a Spanish cohort," *Nutrition, Metabolism, and Cardiovascular Diseases*, v. 21, n. 4, pp. 237-44, 2011.

MARTÍNEZ-GONZÁLEZ et al. "Low consumption of fruit and vegetables and risk of chronic disease", *Public Health Nutrition*, v. 14, n. 12A, pp. 2309-15, 2011.

5. SCHÜNKE et al. "Lectin-binding in normal and fibrillated articular cartilage of human patellae", *Virchows Archiv A Pathological Anatomy and Histopathology*, v. 407, n. 2, pp. 221-31, 1985.

6. NATIONAL INSTITUTE ON AGING. NIH study finds calorie restriction does not affect survival, 2012. Disponível em: <www.nih.gov/news-events/news-releases/nih--study-finds-calorie-restriction-does-not-affect-survival >. Acesso em: 6 set. 2016.

7. COLMAN et al. "Caloric restriction reduces age-related and all-cause mortality in rhesus monkeys", *Nature Communications*, v. 5, p. 3557, 2014.

8. FONTANA et al. "Long-term effects of calorie or protein restriction on serum IGF-1 and IGFBP-3 concentration in humans", *Aging Cell*, v. 7, n. 5, pp. 681-7, 2008.

9. VITALE et al. "Low circulating IGF -I bioactivity is associated with human longevity: findings in centenarians' offspring", *Aging*, v. 4, n. 9, pp. 580-9, 2012.

10. CONN, C.S.; QIAN, S.B. "mTOR signaling in protein homeostasis: less is more?", *Cell Cycle*, v. 10, n. 12, pp. 1940-7, 2011.

11. ORLICH et al. "Vegetarian dietary patterns and mortality in Adventist health study 2", *JAMA International Medicine*, v. 173, n. 13, pp. 1230-8, 2013.

12. GRANT, W.B. "Using multicountry ecological and observational studies to determine dietary risk factors for Alzheimer's disease", *Journal of the American College of Nutrition*, v. 35, n. 5, pp. 476-89, 2016.

13. DRENICK et al. "Resistance to symptomatic insulin reactions after fasting", *The Journal of Clinical Investigation*, v. 51, n. 10, pp. 2757-62, 1972.

14. OWEN, O. E. "Ketone bodies as fuel for the brain during starvation", *Biochemistry and Molecular Biology Education*, v. 33, n. 4, pp. 246-51, 2005.

15. MCCLURE et al. "Abstract 3642: Fasting, a novel indicator of religiosity, may reduce the risk of coronary artery disease", *Circulation*, v. 116, pp. II_826-II_827, 2007.

16. CHOI et al. "A diet mimicking fasting promotes regeneration and reduces autoimmunity and Multiple Sclerosis symptoms", *Cell Reports*, v. 5, n. 10, pp. 2136-46.

17. BHAMMAR et al. "Effects of fractionized and continuous exercise on 24-h ambulatory blood pressure", *Medicine and Science in Sports and Exercise*, v. 44, n. 12, pp. 2270-6, 2012.

18. OBESITY SOCIETY. Eating dinner early, or skipping it, may be effective in fighting body fat, 2016. Disponível em: <www.sciencedaily.com/releases/2016/11/161103091229.htm>. Acesso em: 1º dez. 2016.

## 10. O PROGRAMA DE TRATAMENTO INTENSIVO DO PARADOXO VEGETAL CETOGÊNICO [pp. 250-71]

1. NICHOLS, H. Worldwide obesity: Meat protein has as much effect as sugar, 2016. Disponível em: <www.medicalnewstoday.com/articles/312080.php>. Acesso em: 6 set. 2016.

YOU, W.; HENNEBERG, M. "Meat consumption providing a surplus energy in modern diet contributes to obesity prevalence: an ecological analysis", *BMC Nutrition*, v. 2, p. 22, 2016.

YOU, W.; HENNEBERG, M. "Meat in modern diet, just as bad as sugar, correlates with worldwide obesity: an ecological analysis", *Journal of Nutrition & Food Sciences*, v. 6, p. 517, 2016.

2. VANDER HEIDEN et al. "Understanding the Warburg effect: the metabolic requirements of cell proliferation", *Science*, v. 324, n. 5930, pp. 1029-33, 2009.

3. FOX, M. Cancer cells slurp up fructose, US study finds, 2010. Disponível em: <mobile.reuters.com/article/idAFN0210830520100802?irpc=932>. Acesso em: 6 set. 2016.

4. MAALOUF et al. "The neuroprotective properties of calorie restriction, the ketogenic diet, and ketone bodies", *Brain Research Reviews*, v. 59, n. 2, pp. 293-315, 2009.

5. DRENICK et al. "Resistance to symptomatic insulin reactions after fasting", *Journal of Clinical Investigation*, v. 51, n. 10, pp. 2757-62, 1972.

6. GERSCH et al. "Fructose, but not dextrose, accelerates the progression of chronic kidney disease", *American Journal of Physiology. Renal Physiology*, v. 293, n. 4, pp. F1256-F61, 2007.

7. JOHNSON et al. "The effect of fructose on renal biology and disease", *Journal of the American Society of Nephrology*, v. 21, n. 12, pp. 2036-39, 2010.

8. ANANIEVA, E. "Targeting amino acid metabolism in cancer growth and anti--tumor response", *World Journal of Biological Chemistry*, v. 6, n. 4, pp. 281-9, 2015.

9. MERCOLA, J. Seven benefits of walnuts, 2014. Disponível em: <articles.mercola.com/sites/articles/archive/2014/05/19/7-walnuts-benefits.aspx>. Acesso em: 15 jan. 2017.


## 11. RECOMENDAÇÕES DE SUPLEMENTOS DO PARADOXO VEGETAL [pp. 272-81]

1. ASSOCIAÇÃO AMERICANA DO CORAÇÃO. A diet low in grains, beans and certain vegetables—combined with "anti-aging" supplements—improved blood vessel function, in a new study, 2013. Disponível em: <www.sciencedaily.com/releases/2013/05/130501193127.htm>. Acesso em: 8 set. 2016.

2. GOVERNO DOS ESTADOS UNIDOS. Senate document #264, 1936. Disponível em: <http://www.betterhealththruresearch.com/document264.htm>. Acesso em: 9 ago. 2016

3. THOMAS, D. "A study on the mineral depletion of the foods available to us as a nation over the period 1940 to 1991", *Nutrition and Health*, v. 17, n. 2, pp. 85-115, 2003.

4. CANTORNA et al. "Vitamin D, immune regulation, the microbiota, and inflammatory bowel disease", *Experimental Biology & Medicine*, v. 239, n. 11, pp. 1524-30, 2014.

5. STENBLOM et al. "Consumption of thylakoid-rich spinach extract reduces hunger, increases satiety and reduces cravings for palatable food in overweight women", *Appetite*, v. 91, pp. 209-19, 2015.

6. POTTALA et al. "Higher RBC EPA + DHA corresponds with larger total brain and hippocampal volumes: WHISM-MRI study", *Neurology*, v. 82, n. 5, pp. 435-42, 2014.

# Índice remissivo

2,4-D (ingrediente de herbicidas), 129

abacates, 177, 184, 200, 266-7, 307; Barquinhos de alface-romana recheados com guacamole, 319-20; maionese de abacate, 307; óleo de abacate, 196, 198, 204, 218-9, 262, 286, 294, 301, 307-8, 356; Salada de alface-romana com abacate e frango com pesto de coentro, 316, 318; Salteado de repolho e couve-crespa com salmão e abacate, 321-2; Smoothie verde, 314-5; "Sorvete" de abacate com gotas de chocolate e hortelã, 359-60; Wrap de alga marinha com frango, rúcula e abacate com molho de coentro, 318-9

abóboras, 20, 48, 159, 207, 212, 217, 265, 333; abóboras-de-verão, 239; família das, 48, 217, mudanças históricas na dieta humana e, 48; na lista do "Não", 216-7; reintrodução de lectinas à dieta e, 239

abobrinha, 48, 159, 176, 212, 217, 227, 235

Acciaroli (Nápoles), 245, 279

acelga, 195, 321

ácido alfalinolênico, 219, 308

ácido araquidônico (AA), 279

ácido gástrico, como defesa contra lectinas, 31, 35-6; *ver também* medicamentos bloqueadores de ácido

ácido siálico, 30, 58

ácido úrico, 259

ácidos graxos: de cadeia curta, 167, 222, 266; de cadeia longa, 219; função do trato gastrintestinal e, 91, 161, 167

açúcar: acúmulo de gordura e ganho de peso, 252; câncer e, 257; em alimentos sem glúten, 64; função do trato gastrintestinal e, 91; suplementos e controle do nível de glicose, 278; *ver também* frutas/frutos

acúmulo de gordura: frutas e, 176; funções das mitocôndrias e, 250-2; mimetismo de insulina e, 151-2

adoçantes artificiais: como desreguladores do holobioma, 118, 119, 120; fontes e substitutos para, 119, 120

adrenalina, 142, 237

adventistas do sétimo dia, 40, 168, 241, 245

aflatoxinas, proteínas animais e, 179-80

África, 26, 159, 162, 210-1, 217

Agatston, dr. Arthur, 57

Agente Laranja, 109, 129

agricultura: mudanças históricas na dieta humana e, 43, 45, 49-51, 143, 146-7; práticas agrícolas modernas e, 61-3

água, ingestão recomendada, 197, 201

AINES *ver* medicamentos anti-inflamatórios não esteroides

aipo, 195, 206; Sopa de aipo, 335-6

alcachofras, 22, 188, 195; Corações de alcachofra "fritos" assados, 353-4

alface-romana: Barquinhos de alface-romana recheados com guacamole, 319-20

algas: óleo de algas, 196, 219; Wrap de alga marinha com frango, rúcula e abacate com molho de coentro, 318-9

"alimentado com ração totalmente vegetariana", uso do termo, 134

alimentos brancos, evitar lectinas e, 52

alimentos integrais: arroz integral, 59; lectinas e, 52; *ver também* grãos integrais

alimentos processados: conservantes em, 65; mudanças históricas na dieta humana e, 49; respostas humanas a lectinas e, 50

alprazolam, 118

Alzheimer *ver* doença de Alzheimer

amaranto, 48; *ver também* pseudogrãos

amêndoas: Bolo sem farinha de manteiga de amêndoas e chocolate, 361-2; farinha de, 305; leite de, 307; manteiga de, 307; Muffin de farinha de amêndoas e de coco na caneca, 324-5

amendoim, 22, 29, 48, 142, 159-60, 212, 213, 333; óleo de, 170, 212

Américas, 48-9, 159, 211-2, 215, 217

amidos resistentes, 15, 95, 166, 168, 177, 221-2, 229, 266, 332; fontes de, 238; na lista do "Sim", 206; no Programa de Tratamento Intensivo Cetogênico, 264, 268

aminoácidos, 186-87, 244, 267, 275; bloqueadores de ácido, 116; função do trato gastrintestinal e, 91, 116; Roundup e, 130

aminoácidos essenciais, 130, 186-7, 309

animais criados ao ar livre, 33-4, 110; *ver também* frangos; vacas; frutos do mar; peixe; proteína animal

antiácidos *ver* medicamentos bloqueadores de ácido

antibióticos: proteínas animais e, 56, 109-11, 179; tomados por humanos, 97, 108-9, 225

APoB (apolipoproteína B), 166

ApoE4 (gene do Alzheimer), 189, 271, 347-8

arabeta (*Arabidopsis thaliana*), 28

araruta, farinha de, 305

armadilha da "combinação de proteína", 187

arroz: arroz branco da Índia, 236, 238; basmati, 236, 238, 304; branco versus integral, 210; em alimentos sem glúten, 64; grãos integrais e lectinas, 58; integral, 59; sem WGA (aglutinina do germe do trigo), 162

arroz *konjac*: Pudim de arroz *konjac* de dois jeitos, 357-9

arsênio, em fontes alimentares, 110, 125, 135, 170

artrite, história de sucesso do Programa, 142

artrite reumatoide (AR), 213; evitar lectinas e, 52; histórias de sucesso do Programa, 47, 52, 108, 213

Ásia, 59, 212

aspirina, 14, 61, 94, 112; *ver também* medicamentos anti-inflamatórios não esteroides (AINES)

ataxia por glúten, 65; *ver também* glúten

aterosclerose, 58, 163, 212, 275

Atkins (dieta), 157-8, 164, 255

Atkins, dr. Robert, 57, 254

ATP (molécula geradora de energia), 251-2, 257

aveia, 46, 54-6, 180, 185, 192, 227, 236, 276

aves *ver* frango

azeite de dendê, 256, 301

azeite de oliva extravirgem, 304

azeitonas, 184, 204, 262

azodicarbonamida, 126

bacon, 240, 256, 261

bactérias na boca, como defesa contra lectinas, 35

bananas, 176, 222, 266; banana-da-terra, 166, 206, 222, 228, 264, 266; Panquecas perfeitas de banana-da-terra, 330-1; Smoothie do Paradoxo, 329-30

banha de porco, 220

Barquinhos de alface-romana recheados com guacamole, 319-20

barras energéticas na lista do "Sim", 204

*Barriga de trigo* (Davis), 57

basmati, arroz, 236, 238, 304

batata, 27, 215

batatas-doces, 188, 205-6, 230, 262, 264; Curry de vegetais com "macarrão" de batata-doce, 351, 353; Macarrão, 352

baunilha, extrato de, 305, 330

Baytril, dado a animais, 111

bebidas: alcoólicas, 205, 263; Cappuccino para acordar, 333; Spritzer de vinagre balsâmico com gás, 334

berberina, 199, 276

berinjela, 27, 176, 215, 235, 238

beta-casomorfina, 47, 150

beterrabas: Hambúrgueres proteicos e suculentos de cogumelos e nozes, 343-4

BHT (hidroxitolueno butilado), 65-6, 121, 126, 161

biocidas, 50-1, 62, 97, 128, 129, 273; ver também Roundup (herbicida)

Biscoitos do Paradoxo, 331-2

Blue Zones, The (Buettner), 240, 245

bolos: Bolo sem farinha de manteiga de amêndoas e chocolate, 361-2; Bolos de painço totalmente modernos, 347-9; Muffin de canela e linhaça na caneca, 326-7; Muffin de cranberry (oxicoco) e laranja, 325; Muffin de farinha de amêndoas e de coco na caneca, 324-5; Muffins "verdes" de ovo e linguiça, 328

"bom para o coração", uso do termo, 135

boswéllia, extrato de, 53, 117, 225

BPA (bisfenol A), 121, 124, 127, 211

BPS (bisfenol S), 124, 127

Bredesen, dr. Dale, 248

brócolis: Brócolis assados com "arroz" de couve-flor e cebolas salteadas, 322, 324; Curry de vegetais com "macarrão" de batata-doce, 351, 353

brotos de feijões e grãos, lectinas e, 265

Buettner, Dan, 240, 245

búfala, leite de, 184, 205, 263, 307

butirato, 167, 256

cabra, leite de, 47, 147, 157, 184, 188, 205, 211, 223, 228, 263, 267, 273, 306-7, 339

cacau, 267, 305; em pó, 276, 304-5

café, 197; Cappuccino para acordar, 333; "Sorvete" de abacate com gotas de chocolate e hortelã, 359-60

cãibras nas pernas, suplementos para aliviar, 280

"caipira", uso do termo, 134

camarão, 221, 234-5, 240, 300

Campbell, T. Colin, 160

camundongos sem germes, 85

câncer: açúcares e, 257; autoimunidade e, 68; evitar lectinas e, 52; histórias de sucesso do Programa, 257, 269--70; Programa de Tratamento Intensivo do Paradoxo Vegetal Cetogênico e, 250, 268

cânhamo, 269; proteína de, 309

capim, 31, 33

Cappuccino para acordar, 333

Capsicum annuum (pimentão), 309

carboidratos ver dietas de baixo carboidrato/alta gordura

carbonato de cálcio, 117, 305; dado ao gado, 31, 49

cáries dentais, 46

carnes: motivos para evitar, 163; nas listas do "Sim", 207, 264; ver também frango; vacas

"carnes" vegetais, 207, 264

carnitina, 224, 275

cartilagem articular, 60

casca de salgueiro-branco, 117

cascas de psyllium, 277

caseína, 219; tipo A1, 47, 150, 169, 181, 208, 211, 265, 306, 308, 361; tipo A2, 47, 184, 228, 242

castanhas-de-caju, 48, 159, 213-4

cebola, 195; Brócolis assados com "arroz" de couve-flor e cebolas salteadas, 322, 324

células e comunicação celular, 27, 39, 74, 98-100

células nervosas (neurônios), 39, 69, 71, 100, 152-3, 167, 248, 250, 258; mimetismo de insulina e, 151-53

células T, TBHQ (terc-butil-hidroquinona) e, 122

cenouras: Bolos de painço totalmente modernos, 347-9; Curry de vegetais com "macarrão" de batata-doce, 351, 353

centeio, 54-6, 64, 185, 227, 236

centrífuga para salada, utilidade de, 310

cérebro: comunicação cérebro-intestino, 30, 100; substância negra (centro de transição), 153

cetonas: como combustível principal, 246; dietas cetogênicas, 159; fontes alimentares de, 255; gorduras vegetais e, 256; insulina e, 253-6; produzidas pelas células de gordura quando o açúcar está baixo, 251

cetoprofeno, 61

cetose: definição, 160, 256; dietas de baixo carboidrato/alta gordura e, 254, 256; exemplo de hibernação de, 160; ver também Programa de Tratamento Intensivo do Paradoxo Vegetal Cetogênico

cevada, 54, 56, 185, 227, 236

chia, sementes de, 48, 159, 212

chimpanzés, 162, 163

Chips bloqueadores de lectina de quiabo assado, 350-1

chocolate: Bolo sem farinha de manteiga de amêndoas e chocolate, 361-2; "Sorvete" de abacate com gotas de chocolate e hortelã, 359-60

ciclo de Krebs, 251, 256

Cipro, 111; ver também antibióticos

citocinas inflamatórias, 37

Clostridium difficile (bactéria), 110, 151

coco: farinha de, 305; Muffin de farinha de amêndoas e de coco na caneca, 324-5; óleo de, 65, 128, 146, 196, 204, 218-9, 221, 235-6, 262, 266-8, 297-302, 308, 355; ver também leite de coco

coentro: Curry de vegetais com "macarrão" de batata-doce, 351-3; Salada de alface-romana com abacate e frango com pesto de coentro, 316-8; Wrap de alga marinha com frango, rúcula e abacate com molho de coentro, 318-9

cogumelos: Hambúrgueres proteicos e suculentos de cogumelos e nozes, 343-4; "Minipizzas" grelhadas de cogumelos portobello ao pesto, 341-3; Sopa de cogumelos "crus", 338-9

colágeno marinho, 305, 355; Waffles de farinha de mandioca com uma dose de colágeno, 354-6

colesterol, 20, 67, 72, 131; HDL ("bom"), 145, 166, 189-90; história de sucesso do Programa na redução de, 189; LDL ("ruim"), 166, 189; "sem colesterol", 134

colina, 224, 275

colza (canola), 49, 169, 218; ver também óleo de canola

"combinação de proteína", armadilha da, 187

comidas contemporâneas ver dietas modernas

comunicação cérebro-intestino, 30, 100

condimentos e temperos, 196

confusão mental, 10, 30, 54, 180, 215, 232

conservantes, como desreguladores do holobioma, 121

coração: "bom para o coração" (uso do termo), 135; ver também doença arterial coronariana

Corações de alcachofra "fritos" assados, 353-4

Cordain, Loren, 212

cortador em espiral, utilidade de, 310

cosméticos ver produtos de higiene pessoal

Costa Rica, 240

couve-crespa: Couve-de-bruxelas ao limão-siciliano, couve-crespa e cebola com "filé" de repolho, 320-1; Feijão-de-lima cozido na pressão, peru e couve-crespa, 346-7; Muffins "verdes" de ovo e linguiça, 328; Salteado de repolho e couve-crespa com salmão e abacate, 321, 322

couve-de-bruxelas, 195, 206, 263; Couve-de-bruxelas ao limão-siciliano, couve-crespa e cebola com "filé" de repolho, 320-1

couve-flor: Brócolis assados com "arroz" de couve-flor e cebolas salteadas, 322-4; "Filés" de couve-flor marinados e grelhados, 356-7; Pizza de espinafre com crosta de couve-flor, 339-41; Purê de couve-flor assado com aroma de parmesão, 345-6

couve-rábano, 206, 264; Couve-rábano em lascas com pera crocante e nozes, 349-50

cozimento, invenção do, 42

cranberry (oxicoco), 278; Muffin de cranberry (oxicoco) e laranja, 325

Creta, ilha de (Grécia), 168

cretinismo (retardo mental congênito), 214

crianças, obesidade infantil e dieta moderna, 169

crômio, suplementos de, 278

crucíferos (família de verduras), 206, 222, 224, 226, 263, 349

Cummins, Ronnie, 133

cúrcuma, 267, 278, 351

curry em pó, 268; Curry de vegetais com "macarrão" de batata-doce, 351-3

Davis, dr. William, 57

DCHP (diciclohexil ftalato), 124

DDE (diclorodifenildicloroetileno), 121

DDT (diclorodifenildicloroetano), 121

DEHP (bis (2-etilhexil) ftalato), 124

demência, 11, 81, 106, 115, 142, 153, 160, 185, 225, 248-50, 348; ver também doença de Alzheimer

dentes: mudanças históricas na dieta humana e problemas dentais, 46; pastas de dente, 122, 128

Departamento de Agricultura dos Estados Unidos (DAEU), 132, 179

"deserto alimentar", 175

desnutrição: bloqueadores de ácido e, 116; doença celíaca e, 140

"desreguladores" do holobioma, 104-38; adoçantes artificiais, 118-20; antibióticos, 108-12; desreguladores endócrinos, 120-8; luz azul, 136-7; origens e substitutos para, 120; Roundup e alimentos geneticamente modificados, 128-33

Detox Project, 131, 132

DHA (ácido docosa-hexaenoico), 223, 225, 279

diabetes, 106, 152, 157; evitar lectinas e, 52; histórias de sucesso do Programa, 55, 148, 257-8; mudanças históricas na dieta humana e, 45, 47; tipo 1, 10-1, 47, 81, 258; tipo 2, 45, 52, 55, 106; tipo 3, 152

dieta "pescetariana", 40

Dieta da mente, A (Perlmutter), 57

Dieta do Coração de Lyon (França), 219

dieta mediterrânea, 168, 240-1

dieta paleolítica, 12, 19, 141, 159, 182, 212, 220; ver também dietas de baixo carboidrato/alta gordura

dietas cetogênicas, 159

dietas de baixo carboidrato/alta gordura, 57, 182; acúmulo de gordura e, 157-60, 163-5; insulina e, 255; ver também Kitava, ilha de (Papua Nova Guiné)

dietas modernas, 139-70; amidos resistentes e, 166-67; dieta de Kitava em comparação com, 145, 162, 165, 168; dietas de baixo carboidrato e acúmulo de gordura, 160-2; dietas de perda de peso e exercício, 144-5; dietas focadas em grãos e feijões e no acúmulo de gordura, 146-9, 156, 163; longevidade e, 168; obesidade infantil e, 169; peso/sobrepeso e, 139-42; tamanho do cérebro e do corpo humano, 143; WGA (aglutinina do germe do trigo), mimetismo da insulina e doenças, 151-8; ver também agricultura

dietas sem glúten: azodicarbonamina e, 126; motivos para evitar, 35-6, 54, 63-6, 141, 180-1, 214

dietas vegetarianas e veganas, 52, 90, 185-6

DIM (di-indolilmetano), 226, 276-7

D-manose, 278

DNOP (di-n-octilftalato), 124

doença arterial coronariana, 76, 156, 158, 160; elefantes e, 162-3; história de sucesso do Programa, 78-9

doença celíaca, 36, 54, 56, 140, 151; histórias de sucesso do Programa, 55, 90

doença de Alzheimer, 245, 250; ApoE4 e, 189, 271, 347; história de sucesso do Programa, 270-1

doença de Crohn, 109, 241; histórias de sucesso do Programa, 92, 101, 112

doença de Lou Gehrig, história de sucesso do Programa, 253

doença de Parkinson, 11, 142, 154, 160, 250

doença renal, 115, 258-61, 269; histórias de sucesso do Programa, 259-61

doença reumática cardíaca, 76

doenças e transtornos autoimunes, 10-2, 41, 52, 58, 66, 68-9, 81, 92, 96-7,

103, 123, 148-9, 163, 199, 230-1, 233, 241, 259, 274; como "fogo amigo", 78; dieta moderna e, 142, 149, 158, 160, 163-4

doenças, lectinas e padrões de, 66, 71; *ver também doenças específicas*

dores articulares, 10, 34, 54, 81, 108, 112; *ver também* artrite

*Dr. Gundry's Diet Evolution: Turn Off the Genes That Are Killing You and Your Waistline* (Gundry), 13

Dukan (dieta), 157

*E. Coli* (bactéria), 111

edamame (grãos de soja verde), 52, 188, 211

Egito, 46, 144

ELA *ver* doenca de Lou Gehrig

elefantes, 162-3

endívia, 195, 292

endócrinos, desreguladores, 120-8; adoçantes artificiais, 120; arsênio em alimentos, 125; conservantes, 121-2; depleção de vitamina D e, 123; estrogênio e, 123; ftalatos, 124, 125; origens e substitutos para, 126-8; pão, 126

enterócitos (células da mucosa intestinal), 90, 162, 225

enxaguantes bucais, 122, 128

enxaquecas, histórias de sucesso do Programa, 226

EPA (ácido eicosapentaenoico), 279

eritritol (adoçante natural), 120, 204, 262, 305

ervas e temperos, nas listas do "Sim", 204, 262

esclerose múltipla, história de sucesso do Programa, 180

esôfago de Barrett (lesão), história de sucesso do Programa, 116

espinafre, 195, 206, 264, 276; extrato de, 276-7; Muffins "verdes" de ovo e linguiça, 328; Pizza de espinafre com crosta de couve-flor, 339-41

Esselstyn, dr. Caldwell, 157, 160-1

estévia, 119-20, 197, 305, 315, 325, 327, 334, 360

estreptococo beta-hemolítico, 76

estrogênio, 66, 110, 122-3, 125-6, 170, 183, 280; agentes semelhante ao es-

trogênio, 120-2; arsênio como imitador de, 110; BHT e, 65; BPA e, 124

Europa, 26, 47, 59, 64, 124-6, 133, 211, 217, 270

exercícios, 197, 236; vantagens além da perda de peso, 144-5

extrato de baunilha, 305, 330

extrato de casca de pinheiro, 276

extrato de semente de uva, 199, 226, 276

farelo, 27, 57, 96, 121, 204, 209, 262; *ver também* grão integrais

faringite estreptocócica, 76

farinhas: nas listas do "Sim", 205, 262; farinha de amêndoas, 305; farinha de araruta, 305; farinha de coco, 305; farinha de linhaça, 306; farinha de mandioca, 306; Waffles de farinha de mandioca com uma dose de colágeno, 354

Fase 1 (Desintoxicação Inicial de Três Dias), 183, 193-201, 247; alimentos incluídos na, 194-5; dicas para o sucesso na, 200; importância da, 193-4; laxante de ervas na, 198; quantidade e tipos de comida na, 196, 198; resultados esperados da, 200; suplementos e, 199; — RECEITAS, 312-24; fontes alimentares, 195; lista resumida de, 312; sugestões para o dia a dia, 285-7

Fase 2 (Repare e Restaure), 183, 202--30; alimentos para comer, 222; alimentos para evitar, 221-2; dicas para o sucesso na, 202-3; duração, 220, 231; lista do "Não" de alimentos com lectinas, 203, 207-20, 221, 233, 235; lista do "Sim" de alimentos aceitáveis, 203, 204-35, 221, 235; medicamentos para evitar, 225; suplementos para usar, 225; — RECEITAS: bebidas, 332, 333, 334; café da manhã, 324-31; lanches, 331; lista resumida de, 312; pratos principais e acompanhamentos, 335-57; sobremesas, 357-62; sugestões de receitas para o dia a dia, 287-93

Fase 3 (Jejum Vegano Modificado de Cinco Dias: Colha as recompensas), 184, 231-49; jejum e, 246-8; redução de proteínas e gorduras animais,

239-46; reintrodução de lectinas e, 232-; sugestões de receitas para o dia a dia, 294, 296

fator de crescimento de insulina (IGF-1), 243-4, 246-7

fator de crescimento semelhante à insulina (IGF), 170

FDA (Food and Drug Administration), 110-1, 124, 129, 132, 135, 272

febre reumática, 76

Feed the World Project, 131

feijões: alimentos sem glúten e, 55; enlatados e mal cozidos, 211; Feijão-de-lima cozido na pressão, peru e couve-crespa, 346-7; feijões-roxos, 210-1; mudanças históricas na dieta humana e, 43, 45, 48; na lista do "Não", 210, 211; panelas de pressão e reintrodução de, 235, 238; reações humanas a lectinas e, 52

fenilalanina, 130

fermentação: câncer e, 257; redução de lectinas e, 46, 64, 100, 214, 216

fermentação natural, pão branco de, 64

fermento químico em pó sem alumínio, 304, 306

fertilizantes petroquímicos, 51, 61

fibromialgia, 82, 96; evitar lectinas e, 52

figos, 223

"Filés" de couve-flor marinados e grelhados, 356-7

fitatos, 27

fitoquímicos de plantas verdes (suplementos), 276

flavonoides, 39, 272, 324

flexibilidade metabólica, 136, 165, 248, 268

FOS (fruto-oligossacarídeos), 95, 222-4, 277; ver também amidos resistentes

França, 64; Dieta do Coração de Lyon, 219; paradoxo francês, 60

frango: antibióticos e, 110-1; arsênio e, 169; "caipira", 110, 135, 183; lectinas na ração e, 31-2, 178-80; nas listas do "Sim", 206

frango, receitas de: Salada de alface-romana com abacate e frango com pesto de coentro, 316-8; Salada de rúcula com frango e vinagrete de limão-siciliano, 315-6; Wrap de alga marinha com frango, rúcula e abacate com molho de coentro, 318-9

Fraser, dr. Gary, 245

*From Farm to Fat Kids* (Gittner), 169

frutas/frutos: como "docinhos", 176, 184, 221, 223, 259, 278; cor como indicador de maturidade, 24-5; nas listas do "Não", 207, 265; nas listas dos "Sim", 204, 262; suco de, 223; vegetais com sementes como, 20, 69, 176, 217; verdes, 24, 26, 62

frutos do mar, 163, 184, 196-7, 221; colesterol em, 20; selvagens (dieta "pescetariana"), 40

frutose, 10, 25, 177, 259, 278; câncer e, 257; defesas vegetais e, 25; ganho de peso e, 239; rins e, 176, 259

ftalatos, 124-6, 170

Fuhrman, dr. Joel, 157, 161

G, receptores acoplados à proteína, 74, 75

garrafas plásticas, BPA e, 121

gases artificiais (para fazer frutos verdes parecerem maduras), 26

ghee (manteiga clarificada), 184, 205, 219, 256, 263, 266-8, 301, 306

girassol, sementes de, 159, 212

Gittner, Lisaann Schelli, 169

glicogênio, 280

glicose: adoçantes artificiais e, 119; câncer e, 257; flexibilidade metabólica e, 136, 165, 248, 268; homens de Kitava e, 166; insulina e, 39, 246; luz azul e, 136; plantas e, 25

glifosato, 129-32, 133; ver também Roundup (herbicida)

glomerulonefrite, 259

glucomannan, 304, 357

glucosamina, 60-1, 278

glúten: ataxia por glúten, 65; azodicarbonamida e, 126; como lectina, 20, 29, 57, 185; fermentação e, 216; ganho de peso e, 55-6; permeabilidade intestinal e, 96; Roundup (herbicida) e, 131; transglutaminase e, 64-5, 96, 107; ver também dietas sem glúten

*goji berries*, 159, 215

gorduras e óleos, 196, 198; nas listas do "Não", 208, 218; nas listas do "Sim", 204, 262 gorduras vegetais, cetonas e, 255-6

gorilas, 87, 162

GOS (galacto-oligossacarídeos), 277

gota (doença), 259

grãos: glúten e lectina em, 54; lectinas em rações animais e, 31-3; mudanças históricas na dieta humana e, 43, 45, 48; nas listas do "Não", 208, 265; reações humanas às lectinas e, 51-2; reintrodução das lectinas à dieta e, 238

grãos integrais: açúcar no sangue e, 240; BHT e, 121, 126; farelo e, 27, 57, 96, 121, 209; lectinas e, 58-60; na lista do "Não", 209; rompimentos da parede intestinal e, 96, 107; Roundup e, 130

Grécia, 168, 240

gripe low-carb (gripe de Atkins), 255-6

guacamole: Barquinhos de alface-romana recheados com guacamole, 319-20

Guiliano, Mireille, 60

Hambúrgueres proteicos e suculentos de cogumelos e nozes, 343-4

Hauser, Gaylord, 198

HbA1Cs (um marcador de diabetes), 78, 80, 148, 261, 278

hera-venenosa, 213

herbicidas, 14, 50, 62, 128-9, 133; ver também biocidas; Roundup

higienizadores de mãos, 122, 128

Hipócrates, 70, 96-7, 139, 174

hipotireoidismo, 66-7, 96, 125, 233

histórias de sucesso dos Programas do Paradoxo Vegetal, 213; alergia a nozes, 237; alternativas à cirurgia, 156; artrite, 142; artrite reumatoide, 47, 52, 108, 213; câncer, 257, 269-70; cuidado de síndrome de Down, 190; demência (doença de Alzheimer), 270; diabetes, 55, 148, 257-8; doença arterial coronariana, 78-9; doença celíaca, 55, 90; doença de Crohn, 92, 101, 112; doença de Lou Gehrig, 253; eliminação de pão e iogurte, 241; enxaquecas, 226; esclerose múltipla, 180; esôfago de Barrett, 116; evitar quinoa e, 214; gatilhos de ração animal, 234; idosos e, 191; insuficiência renal, 259-61; perda de peso, 140; redução

do colesterol, 189; síndrome de Raynaud, 113; síndrome POT (queda súbita da pressão arterial), 23; sintomas de lúpus, 34, 90, 175; terceira idade, 191; vitiligo, 173

holobioma: função no trato gastrintestinal, 86-8; importância do, 84-5; micróbios e sistema de comunicação do corpo, 88-100; parto e micróbios iniciais no, 88

homocisteína, 275

hormese, 63

hormônios: desreguladores hormonais ver desreguladores endócrinos; lectina e mimetismo de sinais hormonais, 38; lipase hormonossensível, 254-5

hortifrútis, 33, 61, 235

IBPS (inibidores da bomba de prótons), 114-6; ver também medicamentos bloqueadores de ácido

ibuprofeno, 31, 61, 94, 96, 100, 112-3

Icária, ilha de (Grécia), 240

idosos, história de sucesso do Programa, 191

incas, 214-6

Índia, 217

Índia, arroz branco da, 236, 238

indígenas, 212, 216

indol-3-carbinol, 226

Indonésia, 64

infecções do trato urinário, 111, 278

infecções, lectinas e suscetibilidade a, 30

inhame, 162, 166, 168, 188, 206, 264

inhame-da-índia, 168

inibidores de tripsina, 27

insulina: cetonas e, 253-6; fator de crescimento de insulina (IGF-1), 243-4, 246-7; fator de crescimento semelhante à insulina (IGF), 170; glicose e, 39, 246; resistência à, 9, 57, 81, 152, 160, 253, 261

intestino: comunicação cérebro-intestino, 30, 100; delgado, 87, 94-5, 112, 115, 166, 194; grosso (cólon), 82, 87, 110, 112, 114-5, 150, 167, 194; movimentos intestinais, 93, 232, 241, 277; redes intestinais, 94-5, 113; síndrome do intestino permeável, 27, 40, 96-7,

115, 199; *ver também* trato gastrintestinal

inulina (adoçante natural), 120, 204, 222, 262, 277, 306, 353

iogurte, 48, 157, 188, 205, 208, 223, 228, 242, 263, 265, 306-7

isoleucina, 187, 244

Itália, 60, 64, 168, 214, 240, 263, 279, 308

Jackson, Michael, 69

jejum, 236; como alternativa à restrição de proteína animal, 246-8; intermitente, 184, 227, 234, 247, 268; Jejum Vegano Modificado de Cinco Dias, 232, 247, 294

kafirina (lectina), 64

*kani-kama*, 65

Kellogg, dr. John, 59, 161

Kellogg, Will Keith, 59, 161

Kitava, ilha de (Papua Nova Guiné), 145--6, 162, 165-6, 168, 354

*konjac*, raiz, 304, 357; *ver também* arroz *konjac*

laticínios, 9, 15, 47, 125, 150, 177, 182, 184, 194, 205, 208, 211, 245, 263, 265, 306; de leite de búfala, 184, 205, 263, 307; de leite de cabra, 47, 147, 157, 184, 188, 205, 211, 223, 228, 263, 267, 273, 306-7, 339; de leite de ovelha, 47, 147, 184, 205, 211, 223, 228, 263, 273, 306, 308; *ver também* queijos

lauril éter sulfato de sódio (sles), 128

laxante de ervas, 198

lecitina (substância gordurosa de plantas e animais), 29

lectinas, 21, 29, 253; como proteínas "pegajosas", 30; defesas humanas contra, 34-6; encontrada em produtos animais modernos, 30-3; funções mitocondriais e, 250; mimetismo molecular e, 37-8, 71, 75-7, 97; padrões de doenças de pacientes e, 66-71; paradoxo vegetal e, 22, 26-30, 63; paredes intestinais e, 35-7, 40, 42-3, 89-92, 95-7; perturbação da comunicação celular e, 27, 38-9; reações do corpo a, 137; reintrodução na dieta, 232-9; suplementos para bloquear, 278

leguminosas, 14-5, 32, 34, 43, 45-6, 48, 50, 52, 55-6, 64, 69, 79, 143, 147, 158, 183, 185, 207, 216, 235, 238, 287, 294, 310, 347; *ver também* feijões

leite de amêndoas, 307

leite de coco, 307; Curry de vegetais com "macarrão" de batata-doce, 351, 353; leite de coco cremoso, 204, 262, 268, 298-9, 301, 307, 362; Pudim de arroz *konjac* de dois jeitos, 357, 359; "Sorvete" de abacate com gotas de chocolate e hortelã, 359-60

leite materno, 88, 179, 277

lentilhas, 14-5, 207, 210-1, 216, 265

leptina (hormônio): como sinal de saciedade, 136; glicose e, 25, 29; resistência à, 137

leucina, 187, 244

leucócitos, 37-8, 73-4, 77, 81, 115, 137, 154, 224, 226, 250

levedura nutricional, 307, 342

levedura, substituída por transglutaminase em alimentos sem glúten, 64

Levinovitz, Alan, 158

L-glutamina, 226

limão, suco de, 134

limão-siciliano: Couve-de-bruxelas ao limão-siciliano, couve-crespa e cebola com "filé" de repolho, 320-1; Salada de rúcula com frango e vinagrete de limão-siciliano, 315-6

Lindeberg, Staffan, 146, 165-6

linguiça: Muffins "verdes" de ovo e linguiça, 328

linhaça: farinha de, 306; óleo de, 184, 196, 198, 306

lipase hormonossensível, 254, 255

lipoproteína lipase, 253

liquidificadores, utilidade de, 310

lista do "Sim", de alimentos aceitáveis, 203, 204-7, 221, 235

listas do "Não" de alimentos com lectinas, 203, 207-8, 220-1, 233, 235

Loma Linda (Califórnia), 168, 240

longevidade: expectativa de vida versus expectativa de saúde, 105-6; Programa do Paradoxo Vegetal e, 240-6

Longo, dr. Valter, 187, 247

lps (lipopolissacarídeos), 77, 107, 115, 219; funções mitocondriais e, 250;

insulina e, 253; peso e, 154; rompimentos da parede intestinal e, 91, 95

lúpus, 81, 96, 176; histórias de sucesso do Programa, 34, 90, 175

luz azul: como desregulador do holobioma, 136-7; evitar a, 236; listada, com substitutos, 137

luz do dia, necessidade de exposição à, 165, 236

maçã, 176; suco de, 169; vinagre de, 291

macacos rhesus, restrição de calorias e, 212, 242-3

macadâmias, 149, 184, 223, 237, 267; Novo e melhorado mundialmente famoso mix de nozes do dr. G, 332-3; óleo de, 268

macarrões, 352; macarrão konjac, 205, 263, 289, 300, 302; macarrão shirataki, 222, 229; nas listas do "Não", 207; nas listas do "Sim", 205

magnésio, 51; suplementos de, 280

maionese de abacate, 307

maltodextrina, 305

mamão, 177, 222, 266

mamona, 210

mangas, 176, 222, 266

manjericão, 195, 206, 264, 316; molho pesto de, 341

manteiga de amêndoas, 307

Mãos de pedra (filme), 141

mariscos ver frutos do mar

medicamentos anti-inflamatórios não esteroides (AINES), 61, 67; como desreguladores do holobioma, 112-4; eliminação de, 225; listados (com substitutos), 117, 225; rompimentos da parede intestinal e, 91, 94, 97

medicamentos bloqueadores de ácido, 31, 67-8, 225; como desreguladores do holobioma, 114-7; listados (com substitutos), 117; violações da parede intestinal e, 97, 100

medicina restaurativa (medicina funcional), 66, 226

Mediterrâneo, mar: dieta mediterrânea, 168, 240-1

mel, 307

melanócitos, 69-71

melatonina, 136; suplementos de, 118

Mentira do glúten — e outros mitos sobre o que você come, A (Levinovitz), 158

metabolismo: flexibilidade metabólica, 136, 165, 248, 268; síndrome metabólica, 10, 51, 138

metilcobalamina (vitamina $B_{12}$), suplementos de, 274

metilfolato, suplementos de, 274

metilparabeno (conservante), 122, 127

metionina, 187, 244

microbioma ver holobioma

micro-ondas (forno), utilidade do, 228, 308, 310

milho: Bt (geneticamente modificado), 179; na dieta moderna, 50, 55, 59, 64, 110, 161, 169-70; na lista do "Não", 214; ração para animais que comemos, 31--4, 49, 135, 148, 177-9

mimetismo molecular das lectinas, 37--8, 71, 75-7, 97

"Minipizzas" grelhadas de cogumelos portobello ao pesto, 341, 343

miniprocessador de alimentos, utilidade de, 310

mirtilos: Waffles de farinha de mandioca com uma dose de colágeno, 354-6

mitocôndrias, papel no processamento e no acúmulo de gordura, 250-2, 255

molhos para salada: Salada de sorgo com radicchio, 336-8; Vinagrete de limão--siciliano, 316

moluscos, 163, 196, 267

mórmons, 246

mozarela, 307; Hambúrgueres proteicos e suculentos de cogumelos e nozes, 343-4; "Minipizzas" grelhadas de cogumelos portobello ao pesto, 341-3

MTHFR (metilenotetrahidrofolato redutase), genes, 274

MTOR (eceptor de "alvo da rapamicina em mamíferos"), 244

muco nasal como defesa contra lectinas, 35

mucosas: crescimento de células-tronco enterócitas, 225; função de defesa no trato gastrintestinal, 35-7, 40, 42, 43, 88-91, 94-5, 112

Muffet, Thomas, 139

muffins: Muffin de canela e linhaça na caneca, 326-7; Muffin de cranberry (oxicoco) e laranja, 325; Muffin de farinha de amêndoas e de coco na caneca, 324-5; Muffins "verdes" de ovo e linguiça, 328

*Mulheres francesas não engordam* (Guiliano), 60

Nápoles, 245-6

naproxeno, 61, 96, 100, 112-3, 117

nariz: lectinas e problemas nasais crônicos, 54; muco nasal, 35

National Institute on Aging (NIA), 242

Nefertiti, rainha do Egito, 46

nervo vago, 100, 153; vagotomia, 154

Neu₅Ac (molécula de açúcar), 162-3

Neu$_5$Ac (molécula de açúcar), 162-3

Neu$_5$Gc (molécula de açúcar), 162-4, 184, 211, 221, 228, 240, 256

neurônios *ver* células nervosas

Nexium, 116; *ver também* medicamentos bloqueadores de ácido

Nicoya, península de (Costa Rica), 240

Nigéria, 347-8

nitarsone (forma de arsênio), 110

nori, 195, 308; Wrap de alga marinha com frango, rúcula e abacate com molho de coentro, 318, 319

Novo e melhorado mundialmente famoso mix de nozes do dr. G, 332-3

Novo Mundo *ver* Américas

nozes, 267; Couve-rábano em lascas com pera crocante e nozes, 349-50; Hambúrgueres proteicos e suculentos de cogumelos e nozes, 343-4; Novo e melhorado mundialmente famoso mix de nozes do dr. G, 332-3; Sopa de cogumelos "crus", 338-9

nozes e sementes: alergias a (histórias de sucesso do Programa), 237; nas listas do "Não", 207, 265; nas listas do "Sim", 204, 262; polifenóis e, 223

Okinawa (Japão), 168, 240

óleos: de abacate, 196, 198, 204, 218-9, 262, 286, 294, 301, 307-8, 356; de algas, 196, 219; de amendoim, 170, 212; de canola, 218, 266; de coco, 65, 128, 146, 196, 204, 218-9, 221, 235-6, 262, 266-8, 297-302, 308, 355; de fígado de bacalhau, 46, 219, 223; de linhaça, 184, 196, 198, 306; de macadâmias,

268; de peixe, 161, 219-20, 223; suplementos de, 225, 279; de perilla, 184, 196, 219, 268, 288, 291, 293, 297-9, 301, 308, 336; de soja, 170; de TCMS (triglicerídeos de cadeia média), 184, 196, 218, 219, 256, 266, 268, 297, 299, 301-2

ômega-3, gorduras, 33, 184, 206, 212, 219, 228, 248, 264, 279, 306, 308-9, 325-8, 330, 332, 340, 348, 355, 358, 361; suplementos de, 279

ômega-6, gorduras, 33, 121, 134-5, 160, 183, 184

Organic Consumers Association (OCA), 131

orgânicos (frutas, verduras e legumes), 33

organismos geneticamente modificados (OGM), 34, 49, 62, 179; Roundup (herbicida) e, 128-33

orizenina (lectina), 64

Ornish, Dean, 157, 160, 161

ovelha, leite de, 47, 147, 184, 205, 211, 223, 228, 263, 273, 306, 308

ovos: Biscoitos do Paradoxo, 331-2; Bolo sem farinha de manteiga de amêndoas e chocolate, 361-2; Bolos de painço totalmente modernos, 347-9; Muffin de canela e linhaça na caneca, 326-7; Muffin de cranberry (oxicoco) e laranja, 325; Muffin de farinha de amêndoas e de coco na caneca, 324-5; Muffins "verdes" de ovo e linguiça, 328; Panquecas perfeitas de banana-da-terra, 330-1; Pizza de espinafre com crosta de couve-flor, 339-41; Pudim de arroz *konjac* de dois jeitos, 357-9; Waffles de farinha de mandioca com uma dose de colágeno, 354-6

oxicoco *ver* cranberry

óxido de etileno, 26

P450 (enzimas citocromo), 131

painço, 162, 238, 307; Bolos de painço totalmente modernos, 347, 349

*Paleo Diet, The* (Cordain), 212

panela de pressão: destruição de lectinas, 185, 215-6, 227, 235, 238; Feijão-de-lima cozido na pressão, peru e couve-crespa, 346; utilidade de, 310 panelas antiaderentes, substâncias químicas em, 127

panicina (lectina), 64

Panquecas perfeitas de banana-da-terra, 330-1

pão: branco, 57, 60, 64, 209; branco de fermentação natural, 64; branco versus integral, 209, 210; inflamação e, 108; lectinas e, 241; substâncias químicas em, 126

papel térmico, BPA em, 127

páprica ver pimenta caiena

parabenos, 121-2, 127-8

paracetamol, 225

paradoxo francês, 60

"parcialmente hidrogenado", uso do termo, 135

Parkinson ver doença de Parkinson

pasta de dente, 122, 128

PCBS (bifenilos policlorados), 121

peixes, 20, 69, 147, 159, 163, 177, 184, 186, 197, 218, 221-2, 240, 246, 265, 267, 279, 297, 313; guia para a alimentação segura com, 229; na lista do "Sim", 205, 263; óleo de peixe, 161, 219-20, 223; "orgânico", 135

penisetina (lectina), 64

pepino, 20, 217, 235

peras: Couve-rábano em lascas com pera crocante e nozes, 349-50

perilla ver óleo de perilla

Perlmutter, dr. David, 57

peru: Feijão-de-lima cozido na pressão, peru e couve-crespa, 346-7; Muffins "verdes" de ovo e linguiça, 328

peso, problemas de, 9-10, 139-45, 233; adoçantes artificiais e, 119; alimentos sem glúten e, 55; grãos integrais e lectinas e, 59; história de sucesso do Programa, 140; lectinas e, 30; peso adequado, 231, 239; TLRs e mensagem para acumular gordura, 38; trigo e, 56

pesto, molho: de manjericão, 341; "Minipizzas" grelhadas de cogumelos portobello ao pesto, 341-3; Salada de alface-romana com abacate e frango com pesto de coentro, 316

PFOA (ácido perfluoro-octanoico), 127

picles, 176

picnogenol, 226, 276

pimenta caiena, 308

pimenta vermelha italiana, 216

pimenta-do-reino, 309

pimentão, 15, 27, 159, 176, 238-9, 308

pistaches, 188, 204, 223, 237, 262; Novo e melhorado mundialmente famoso mix de nozes do dr. G, 332

pizza, 169-70, "Minipizzas" grelhadas de cogumelos portobello ao pesto, 341-3; Pizza de espinafre com crosta de couve-flor, 339-41

planta sensitiva (Mimosa pudica), 28

plantas, táticas para controlar a dispersão de sementes, 20; consciência de serem comidas e, 27-9; sementes "peladas" e guerra biológica, 27; sementes de cobertura dura e dissuasores físicos, 22-6

pneumonia, 63, 109; bloqueadores de ácido e risco de, 116

polifenóis, 33, 39, 209, 222-4, 226, 241, 272, 275, 280, 305, 324, 334, 336; suplementos de, 276

polissacarídeos, 30

potássio: suplementos de, 280

prebióticos, 102, 114, 167, 224, 277; suplementos, 276-8

pressão arterial, 67, 122, 145, 166, 191, 211, 217, 234, 246, 259; síndrome POT (queda súbita da pressão arterial), 23

probióticos, 100, 102, 109, 114, 224, 226, 277

problemas nasais crônicos, lectinas e, 54

processador de alimentos, utilidade de, 311

produtos de higiene pessoal, 75, 102, 107-8, 122, 128, 170; ftalatos em, 124; parabenos em, 121-2, 127

Programa de Tratamento Intensivo do Paradoxo Vegetal Cetogênico, 183, 184, 248; alimentos aceitáveis e inaceitáveis, 252-6, 262-8; duração, 268; gorduras vegetais e, 255-6; insulina, cetonas e consumo de proteína, 253-6; papel das mitocôndrias no processamento e acúmulo de gordura, 250-1, 255; remédios para diabetes e insuficiência renal e, 258-61; sugestões de receitas para o dia a dia, 296-

-302; suplementos em, 268, 280; *ver também* histórias de sucesso dos Programas do Paradoxo Vegetal

Programa de Tratamento Intensivo do Plano Cetogênico, 159, 250, 258-1, 269

Programa do Paradoxo Vegetal: benefícios, 19-20; como programa centrado no microbioma e nas mitocôndrias, 40; desculpas para não começar (desmascaradas), 188-91; dicas de ingredientes, 304-9; dicas de utensílios de cozinha, 310; dicas para usar, 303; falta de desejos alimentares e, 181, 220; peso/sobrepso e, 139-40, 148; problemas de saúde resolvidos pelo, 80, 81-2; regras, 173-82; sem contagem de calorias no, 177; vegetarianos e veganos e, 185-8; visão geral, 182-5; *ver também* histórias de sucesso dos Programas do Paradoxo Vegetal; *fases específicas*

*prosciutto*, 207, 264; "Minipizzas" grelhadas de cogumelos portobello ao pesto, 341-3

Protein Power (dieta), 157, 255

proteína animal: acúmulo de gordura e ganho de peso, 253; antibióticos e, 56, 109-11, 179; fora da dieta, 239-46; lectinas como proteínas "pegajosas", 30; níveis de insulina e, 255-7; quantidades diárias adequadas de, 186-8; restrição de, 233, 236, 267; vacas e proteínas semelhantes a lectinas, 47; *ver também* frango; vacas; frutos do mar; peixes

proteína de cânhamo em pó, 309

protetores solares, 121-3, 127-8

pseudogrãos: em alimentos sem glúten, 54; evitar (história de sucesso do Programa), 214; mudanças históricas na dieta humana e, 48; panelas de pressão e reintrodução de, 185, 235; respostas humanas a lectinas e, 52

PTFE (politetrafluoretileno), 127

Pudim de arroz *konjac* de dois jeitos, 357, 359

Purê de couve-flor assado com aroma de parmesão, 345-6

queijo Parmigiano-Reggiano, 308; Couve-rábano em lascas com pera cro-

cante e nozes, 349-50; "Minipizzas" grelhadas de cogumelos portobello ao pesto, 341-3; Purê de couve-flor assado com aroma de parmesão, 345-6

queijo Pecorino-Romano, 308

quiabo: Chips bloqueadores de lectina de quiabo assado, 350-1

quilomícrons, 219

quinoa, 48, 52, 55, 214-6; *ver também* pseudogrãos

radicchio: Salada de sorgo com radicchio, 336, 338

rapamicina, 244

receptores acoplados à proteína G, 74-5

redes intestinais, 94-5, 113

Regra Número 1 do Programa do Paradoxo Vegetal, 174-5, 202

Regra Número 2 do Programa do Paradoxo Vegetal, 181, 202

Regra Número 3 do Programa do Paradoxo Vegetal, 176

Regra Número 4 do Programa do Paradoxo Vegetal, 177-80

repolho, 28, 195, 206, 222, 224, 263; Couve-de-bruxelas ao limão-siciliano, couve-crespa e cebola com "filé" de repolho, 320-1; Salteado de repolho e couve-crespa com salmão e abacate, 321-2

resistência à insulina, 9, 57, 81, 152, 160, 253, 261

resistência à leptina, 137

restrição de calorias, 242; *ver também* jejum

resveratrol, 276, 334

ricina (lectina), 210

ritmos circadianos: humanos e, 119, 138, 165, 251; plantas e, 29

rótulos de produtos alimentícios, 122, 133-5

Roundup (herbicida), 14, 97, 129-31, 133, 161, 183, 242, 273; substitutos para, 133

rúcula: Salada de rúcula com frango e vinagrete de limão-siciliano, 315-6; Wrap de alga marinha com frango, rúcula e abacate com molho de coentro, 318-9

sal marinho, 309

saladas: Barquinhos de alface-romana recheados com guacamole, 319-20; centrífuga para salada, 310; Salada de alface-romana com abacate e frango com pesto de coentro, 316; Salada de rúcula com frango e vinagrete de limão-siciliano, 315-6; Salada de sorgo com radicchio, 336-8

saliva como defesa contra lectinas, 35

salmão, 135, 188, 196, 205, 221, 240, 263, 279, 285, 345; colágeno marinho de, 355; Salteado de repolho e couve-crespa com salmão e abacate, 321-2

sarcopenia, 116

Sardenha (Itália), 168, 240

*seitan* (proteína de glúten), 64

selênio, 278

"sem colesterol", uso do termo, 134

"sem gorduras trans", uso do termo, 135

"sem ingredientes artificiais", uso do termo, 135

sementes: "legumes" como frutos botânicos, 20, 69, 176, 217; reintrodução de lectinas na dieta e, 235, 238; *ver também* nozes e sementes; plantas, táticas para controlar a dispersão de sementes

serotonina, 99, 130, 131

sibo (crescimento excessivo de bactérias no intestino delgado), 115, 195

sinais hormonais, lectina e mimetismo de, 38

síndrome de Down, história de sucesso do Programa, 190

síndrome de Raynaud, história de sucesso do Programa e, 113

síndrome do intestino permeável, 27, 40, 96-7, 115, 199

síndrome metabólica, 10, 51, 138

síndrome pot (queda súbita da pressão arterial), história de sucesso do Programa, 23

sistema imunológico: bactérias intestinais e "educação" do, 44-5, 49, 63; casamento de padrões de doenças e lectinas, 73-5; lectinas, revestimento intestinal e ativação de, 37-8, 47, 77; reações a déficits de energia, 252; trato intestinal e, 86-8, 91-5

sistema nervoso parassimpático, 100

Skoeries, Irina, 195, 303

smoothies, 268, 309-10; Smoothie do Paradoxo, 329-30; Smoothie verde, 314-5

soja, 55, 211; antibióticos e, 56; mudanças históricas na dieta humana e, 49--51, 169; na ração animal, 31-3, 110, 170, 177, 179; óleo de, 170; Roundup e, 131

solanáceas, plantas da família das: mudanças históricas na dieta humana e, 48; nas listas do "Não", 212, 215; reintrodução das lectinas à dieta e, 238; toxinas e, 27

solanina (lectina), 212

soníferos (listados com substitutos), 118

sono: oito horas por noite, 197, 236; qualidade do, 145, 233

Soothill, John, 174

sopas: Sopa de aipo, 335-6; Sopa de cogumelos "crus", 338-9

sorgo, 309; Salada de sorgo com radicchio, 336, 338

sorvetes, 208, 265; "Sorvete" de abacate com gotas de chocolate e hortelã, 359-60

South Beach (dieta), 57, 157-8, 255

Spritzer de vinagre balsâmico com gás, 334

substância negra (centro de transição no cérebro), 153

substâncias químicas antibacterianas (em produtos de higiene pessoal), 122, 128

suco de limão, 134

Sugar Ray (boxeador), 141

suplementos, 272-81; bloqueadores de lectina, 278; crômio, 278; fitoquímicos de plantas verdes, 276; ideias erradas sobre, 281; magnésio, 280; melatonina, 118; nas fases do Programa, 199, 225-6, 236, 268, 280; necessidades de, 272; para defesa de açúcar, 278; polifenóis, 276; potássio, 280; vitamina B, 274-5; vitamina D, 274; zinco, 278

taro, 162, 166-7, 168, 222

tbhq (terc-butil-hidroquinona), 122

TCMS (triglicerídeos de cadeia média), 184, 219, 256, 266; óleo de, 184, 196, 218-9, 256, 266, 268, 297, 299, 301-2
teff (grão), 64
temazepam, 118
tempeh, 196, 207, 229, 264, 286-7, 294--6, 298-300, 302, 309, 316, 318-9, 322, 329, 347
temperos e condimentos, 196
terceira idade, história de sucesso do Programa, 191
tireoidite de Hashimoto, 66, 96
tirosina, 130, 131
TLRS (receptores do tipo Toll), 38, 73-5, 154, 160
TMAO (N-óxido de trimetilamina), 224-5
"todos os ingredientes orgânicos", uso do termo, 135
tofu, 52, 188, 211, 222
tomate, 176
tomates, 235, 238; como frutos botânicos, 15; inflamação e, 27; lectinas e, 159, 215-7; modificação genética e, 49; molho de, 216; ver também solanáceas, plantas da família das
"totalmente natural", uso do termo, 134
transglutaminase, 64-5, 96, 107, 127
"transplantes fecais", 150
trato gastrintestinal: como pele virada do avesso, 87; função do holobioma no, 86-8; lectinas e barreira mucosa no, 35-7, 40, 42-3, 88-95, 112, 137; micro-organismos e peso, 150; WGA (aglutinina do germe do trigo) e, 57--8; ver também intestino
triclosan, 122, 128
triglicerídeos, 259
triglicerídeos de cadeia média ver TCMS
trigo, 56, 185; glúten e lectina no, 51, 54
trigo-sarraceno, 52, 55, 208, 266; ver também pseudogrãos
tripsina, inibidores de, 27
triptofano, 130

úlceras, 154
Universidade de Saint Louis, 243
Universidade de Wisconsin, 242
Usher (artista), história de sucesso do Programa e, 140-1
uvas, extrato de semente, 199, 226, 276

vacas: alimentadas à base de gramíneas, 344; alimentadas à base de milho, 148, 179-80; carne bovina "orgânica", 135; ftalatos e, 125; raças e proteínas semelhantes a lectinas, 47-8; rações modernas e lectinas, 31-2
vagotomia, 154
vegetais: na lista do "Sim", 206; proteína em, 188; vegetais com sementes como frutos botânicos, 20, 69, 176, 217
vegetarianismo ver dietas vegetarianas e veganas
VEGF (fator de crescimento endotelial muscular), 164
verduras, 20, 26, 33, 61, 63, 69, 169, 182, 184, 195, 206, 222, 264, 272-3, 276, 310; crucíferas, 206, 222, 224, 226, 263, 349; no Programa de Tratamento Intensivo Cetogênico, 268
via de chiquimato, 130-1
vinagres, 204, 223, 262; vinagre balsâmico, 223; Spritzer de vinagre balsâmico com gás, 334; vinagre branco, 133; vinagre de maçã, 291
Vinagrete de limão-siciliano, 316
vinho, 60, 193, 241, 246, 276
viriditas ("poder do verde" segundo de Hipócrates), 70
vitamina B, 274, 307; suplementos de, 275
vitamina D, 114, 123, 131, 225-6, 270, 274; suplementos de, 274
vitiligo, história de sucesso do Programa, 173

Waffles de farinha de mandioca com uma dose de colágeno, 354, 356
WGA (aglutinina do germe do trigo), 30, 39, 92, 107; ausência no arroz, 162; efeitos da, 57-8; em dietas, 59; glucosamina e, 60; mimetismo da insulina e, 151-8; pão e, 209
whey protein, 309
Wrap de alga marinha com frango, rúcula e abacate com molho de coentro, 318-9

xarope de milho, 10, 120, 178, 228, 278, 325

yacon, 120, 222

zeína (lectina), 64
Zhao, Liping, 106

Zolpidem, 118
zonas azuis (longevidade), 233, 240-1,
243, 245
zonulina, 37

# Sobre o autor

Steven R. Gundry, MD, se formou pela Universidade Yale, com honras especiais em evolução biológica humanas. Depois de completar a Alpha Omega Alpha do Medical College of Georgia, o dr. Gundry fez residências em cirurgia geral e cirurgia cardiotorácica na Universidade de Michigan e atuou como associado da clínica nos Institutos Nacionais de Saúde. Ele inventou aparelhos que revertem a morte celular vista em ataques cardíacos; variações desses equipamentos se tornaram a Medtronic Gundry Retrograde Cardioplegia Cannula, o aparelho do tipo mais utilizado em todo o mundo para proteger o coração durante cirurgias de coração aberto. Depois de ter uma bolsa em cirurgia cardíaca congênita no Hospital for Sick Children, Great Ormond Street, em Londres, e de trabalhar por dois anos como professor na Escola de Medicina da Universidade de Maryland, o dr. Gundry foi chamado para ser professor e diretor de cirurgia cardiotorácica na Escola de Medicina da Universidade de Loma Linda.

Durante sua permanência em Loma Linda, o dr. Gundry foi pioneiro no campo de xenotransplante, o estudo de como o sistema imunológico e as proteínas de vasos sanguíneos de uma espécie reagem ao coração transplantado de uma outra espécie. Ele foi um dos vinte pesquisadores originais do primeiro aparelho de assistência ao ventrículo esquerdo implantável aprovado pela FDA. O dr. Gundry é o inventor da Gundry Ministernotomy, a técnica cirúrgica minimamente invasiva mais utilizada para realizar operações na válvula aórtica; do Gundry Lateral Tunnel, um tecido vivo capaz de reconstruir partes do coração em crianças com malformação congênita; e da Skoosh Venous Cannula, a cânula mais utilizada em operações cardíacas minimamente invasivas.

Como consultor da Computer Motion (agora Intuitive Surgical), o dr. Gundry foi um dos pais da cirurgia cardíaca robótica. Recebeu a aprovação da FDA para cirurgia minimamente invasiva assistida por robô para operações de bypass coronariano e de válvula mitral. Possui patentes em bypasses coronarianos e de conexão de vasos sanguíneos sem a necessidade de suturas, bem como em reparo de válvula mitral sem a necessidade de suturas e da máquina de coração-pulmão.

O dr. Gundry trabalhou na diretoria da American Society of Artificial Internal Organs e foi membro do conselho fundador e tesoureiro da International Society of Minimally Invasive Cardiothoracic Surgery. Também atuou em dois mandatos sucessivos como presidente da diretoria da Associação Americana do Coração, Desert Division. Foi eleito membro do American College of Surgeons, do American College of Cardiology, da American Surgical Association, da American Academy of Pediatrics e do College of Chest Physicians. Atuou diversas vezes como avaliador de resumos nas reuniões anuais da Associação Americana do Coração. Autor de mais de trezentos artigos, capítulos e resumos em revistas acadêmicas sobre pesquisas imunológicas, genéticas, nutricionais e lipídicas, também operou em mais de trinta países, incluindo em diversas missões de caridade.

Em 2000, inspirado pela reversão surpreendente de doença arterial coronariana em um paciente "inoperável" com o uso de uma combinação de mudanças na dieta e suplementos nutracêuticos, o dr. Gundry mudou o rumo de sua carreira. Sendo ele próprio obeso e tendo fracassado em diversas dietas, adaptou sua tese da Universidade Yale para elaborar uma dieta baseada na codificação evolutiva e na interação do nosso microbioma ancestral, dos nossos genes e do nosso ambiente. Seguir esse programa possibilitou que ele revertesse seus diversos problemas de saúde. No processo, perdeu trinta quilos sem dificuldade e mantém o mesmo peso há dezessete anos. Essas descobertas o levaram a fundar o International Heart and Lung Institute — e, como parte dele, o Center of Restorative Medicine — em Palm Springs e Santa Bárbara, Califórnia. Lá, dedica sua pesquisa e prática clínica à reversão dietética e nutracêutica de muitas doenças, incluindo cardiopatia, diabetes, doenças autoimunes, câncer, artrite, insuficiência cardíaca, e problemas neurológicos como demência e doença de Alzheimer, utilizando exames de sangue e medidas de fluxo sanguíneo sofisticados a fim de maximizar a expectativa de saúde e a longevidade de seus pacientes.

Essa pesquisa resultou na publicação de seu primeiro best-seller, *Dr. Gundry's Diet Evolution: Turn Off the Genes That Are Killing You and Your Waistline* [A evolução da dieta do dr. Gundry: Desligue os genes que estão acabando com você e com a sua cintura], em 2008. Depois do sucesso desse livro, ele se tornou uma das maiores autoridades do mundo no microbioma humano e na interação entre o intestino, os alimentos que ingerimos, os produtos que utilizamos, nossa saúde física e mental e nosso bem-estar. Nos últimos anos, mais de 50% de sua prática se dedicou à reversão de doenças autoimunes complexas em pacientes encaminhados a ele por profissionais de saúde de todo o mundo.

O dr. Gundry foi citado como um dos melhores médicos dos Estados Unidos por 21 anos seguidos pela Castle Connolly, a empresa independente de classificação médica; um dos melhores médicos pela *Palm Springs Life* por quinze anos seguidos; e um dos melhores médicos pela *Los Angeles Magazine* nos últimos seis anos.

É o criador das orientações nutricionais para os Six Senses Resorts and Spas de todo o mundo e conselheiro científico sênior da Pegasus Capital Advisors. Foi convidado para palestrar em reuniões da Stanford e da MIT Vrain Summit sobre o impacto do intestino na saúde cerebral e em sua deterioração. Em 2016, fundou a GundryMD, sua própria linha de suplementos nutricêuticos e de cuidados de pele.

A mulher do dr. Gundry, Penny, e suas cachorras, Pearl, Minnie e Sadie, moram em Palm Springs e Montecito, na Califórnia. Suas filhas adultas, Elizabeth e Melissa, seus maridos, Tim e Ray, e seus netos Sophie e Oliver, moram por perto.

TIPOGRAFIA Adriane por Marconi Lima
DIAGRAMAÇÃO acomte
PAPEL Pólen Natural
IMPRESSÃO Gráfica Bartira, maio de 2023

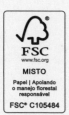

A marca FSC® é a garantia de que a madeira utilizada na fabricação do papel deste livro provém de florestas que foram gerenciadas de maneira ambientalmente correta, socialmente justa e economicamente viável, além de outras fontes de origem controlada.